2011—2012

# 中医药学

# 学科发展报告

REPORT ON ADVANCES IN TCM AND CHINESE MATERIA MEDICA

中国科学技术协会　主编
中华中医药学会　编著

中国科学技术出版社
·北　京·

**图书在版编目(CIP)数据**

2011—2012 中医药学学科发展报告/中国科学技术协会主编;中华中医药学会编著. —北京:中国科学技术出版社,2012.4

(中国科协学科发展研究系列报告)

ISBN 978-7-5046-6042-8

Ⅰ.①2… Ⅱ.①中… ②中… Ⅲ.①中国医药学-学科发展-研究报告-中国-2011—2012 Ⅳ.①R2-12

中国版本图书馆 CIP 数据核字(2012)第 042181 号

**选题策划** 许 英
**责任编辑** 许 英 王 菡
**封面设计** 中文天地
**责任校对** 刘洪岩
**责任印制** 王 沛

**出　　版** 中国科学技术出版社
**发　　行** 科学普及出版社发行部
**地　　址** 北京市海淀区中关村南大街 16 号
**邮　　编** 100081
**发行电话** 010-62173865
**传　　真** 010-62179148
**网　　址** http://www.cspbooks.com.cn

**开　　本** 787mm×1092mm 1/16
**字　　数** 288 千字
**印　　张** 12
**印　　数** 1—2500 册
**版　　次** 2012 年 4 月第 1 版
**印　　次** 2012 年 4 月第 1 次印刷
**印　　刷** 北京凯鑫彩色印刷有限公司

**书　　号** ISBN 978-7-5046-6042-8/R·1564
**定　　价** 36.00 元

# 2011—2012
# 中医药学学科发展报告

REPORT ON ADVANCES IN TCM AND CHINESE MATERIA MEDICA

**顾问组成员** （按姓氏笔画排序）

马建中 王国强 王 琦 王新陆 吕玉波
孙树椿 严世芸 吴以岭 吴 浈 张大宁
张伯礼 李大鹏 李清杰 杨明会 陈传宏
徐镜人 高思华 曹洪欣 谢阳谷

**专 家 组**

组 长 李俊德

副组长 曹正逵 谢 钟

成 员 （按姓氏笔画排序）

王天芳 王玉蓉 王庆国 王垂杰 王承德
仝小林 任德权 刘大新 刘理想 刘铜华
孙晓波 严道南 张 宁 张华东 张声生
张其成 李 峰 李宇航 肖小河 苏庆民
陈长勋 陈淑长 罗杰英 段晓华 贺 娟
徐旭英 郭会军 黄璐琦 温长路 焦亚斌
谢世平 鄢 丹 雷 燕 翟双庆

**学术秘书** 刘 平 刘延华 孙永章 朱 桂 王 奕
庄乾竹 李劲松 郭宇博

# 序

科学技术作为人类智慧的结晶，不仅推动经济社会发展，而且不断丰富和发展科学文化，形成了以科学精神为精髓的人类社会的共同信念、价值标准和行为规范。学科的构建、调整和发展，也与其内在的学科文化的形成、整合、体制化过程密切相关。优秀的学科文化是学科成熟的标志，影响着学科发展的趋势和学科前沿的演进，是学科核心竞争力的重要内容。中国科协自2006年以来，坚持持续推进学科建设，力求在总结学科发展成果、研究学科发展规律、预测学科发展趋势的基础上，探究学科发展的文化特征，以此强化推动新兴学科萌芽、促进优势学科发展的内在动力，推进学科交叉、融合与渗透，培育学科新的生长点，提升原始创新能力。

截至2010年，有87个全国学会参与了学科发展系列研究，编写出版了学科发展系列报告131卷，并且每年定期发布。各相关学科的研究成果、趋势分析及其中蕴涵的鲜明学术风格、学科文化，越来越显现出重要的社会影响力和学术价值，受到科技界、学术团体和政府部门的高度重视以及国外主要学术机构和团体的关注，并成为科技政策和规划制定学术研究课题立项、技术创新与应用以及跨学科研究的重要参考资料和国内外知名图书馆的馆藏资料。

2011年，中国科协继续组织中国空间科学学会等23个全国学会分别对空间科学、地理学(人文–经济地理学)、昆虫学、生态学、环境科学技术、资源科学、仪器科学与技术、标准化科学技术、计算机科学与技术、测绘科学与技术、有色金属冶金工程技术、材料腐蚀、水产学、园艺学、作物学、中医药学、生物医学工程、针灸学、公共卫生与预防医学、技术经济学、图书馆学、色彩学、国土经济学等学科进行学科发展研究，完成23卷学科发展系列报告以及1卷学科发展综合报告，共计近800万字。

参与本次研究发布的，既有历史长久的基础学科，也有新兴的交叉学科和紧密结合经济社会建设的应用技术学科。学科发展系列报告的内容既有学术理论探索创新的最新总结，也有产学研结合的突出成果；既有基础领域的研究进展，也有应用领域的开发进展，内容丰富，分析透彻，研究深入，成果显著。

参与本次学科发展研究和报告编写的诸多专家学者，在完成繁重的科研项目、教学任务的同时，投入大量精力，汇集资料，潜心研究，群策群力，精雕细琢，体现出高度的使命感、责任感和无私奉献的精神。在本次学科发展报告付梓之际，我衷心地感谢所有为学科发展研究和报告编写奉献智慧的专家学者及工作人员，正是你们辛勤的工作才有呈现给读者的丰硕研究成果。同时我也期待，随着时间的久远，这些研究成果愈来愈能够显露出时代的价值，成为我国科技发展和学科建设中的重要参考依据。

2012年3月

# 前 言

推动学科发展是学术团体的基本职责之一，是推进科技自主创新的重要工作内容。从2006年起中国科协建立了学科发展研究及发布制度，对推进学科交叉、融合与渗透，促进多学科协调发展，充分发挥中国科协及所属全国学会的学术权威性起到了积极的作用。

按照中国科协2011年4月《关于开展2011年学科发展研究及发布活动的通知》精神，中华中医药学会在《2006—2007年中医药学学科发展报告》、《2008—2009年中医药学学科发展报告》的基础上，又组织开展了本书的研究与编写工作。首先成立了由学会主要领导牵头的课题组，负责项目的整体组织协调，成员组则由熟悉中医药学科最新动态和发展状况、有较高学术水平的科技工作者以及各学科权威专家组成。

参与专家本着高度负责的态度，站在学科发展全局的高度，全面、客观地总结了2010—2011年本专业在学术、技术方面的发展动态，经反复论证，将达成的共识经过系统的整理与总结，形成了报告的初稿。

为保证报告的公认性，避免以偏概全，2011年11月，学会按照中国科协的要求，召开了由60多位权威专家参加的研讨会，就综合报告及专题报告撰写的有关问题进行了充分的研讨，形成系统意见，进一步进行修改。此后又召集各学科领域的专家学者进行多次论证和修改，各位专家对学科发展报告提出了许多宝贵意见。按照专家们的建议，课题组进一步对材料进行研究，并多次协调联系有关专科分会和相关单位的专家进行协助修改。在各方的共同努力下，中医药学科发展报告终于顺利撰写完成。本书不仅是对中医药众多学科领域的一次很好的总结，而且为今后中医药学的发展奠定了基础，具有十分深远的意义。全书包含中医药学学科发展综合报告及中医基础、临床、中药领域的13个专题报告，每个报告的整体框架按照学科现状、研究成果、存在问题以及发展趋势四大部分撰写。其中，“学科发展现状”和“研究成果”部分主要总结和评述近几年尤其是2010—2011年本学科的新理论、新学说、新观点、新方法、新成果、新技术等，同时反映在科研、教学、临床、科研、学术交流等方面的概况和进展。“存在问题”部分主要指出了学术发展、科研成果推广应用等方面存在的主要问题，并提出解决措施。“发展趋势”部分主要分析了本学科新的战略需求和发展重点方向，提出本学科未来发展趋势、发展策略和对策。

本书经过几十位骨干中医药专家的起草和权威专家的反复审稿、修改、统稿并最终定稿，历时近一年，具有思路清晰、语言简洁、重点突出、综合性强等特点，适宜中医药医疗、科研、教学、产业、管理及相关部门工作者参考之用。本书的出版将为制定中医药学科发展方向与科研思路提供基础资料，在促进中医药的自主创新，促进中医药学科健康协调发展中将发挥积极作用。

本书的编写得到了中国科协和本学会相关分会专家、各界同仁的关心、支持与帮助，在此一并表示衷心感谢。

在编写过程中，由于时间关系，不足和纰漏之处在所难免，希望广大读者批评指正，以便我们进一步改进。

中华中医药学会

2012 年 2 月

# 目　录

序 …… 韩启德
前言 …… 中华中医药学会

## 综合报告

中医药学学科发展 …… (3)
一、引言 …… (3)
二、发展概况 …… (4)
三、本学科最新研究进展 …… (7)
四、本学科存在的问题与发展趋势 …… (29)
参考文献 …… (32)

## 专题报告

内经学学科发展研究 …… (35)
中医药文化学科发展研究 …… (45)
仲景学术研究学科发展研究 …… (56)
中医诊断学科发展研究 …… (67)
中医糖尿病学科发展研究 …… (73)
中医风湿病学科发展研究 …… (85)
中医药防治艾滋病学科发展研究 …… (96)
中医周围血管学科发展研究 …… (102)
中医脾胃病学科发展研究 …… (109)
中医耳鼻咽喉学科发展研究 …… (119)
中成药学科发展研究 …… (127)
中药药剂学学科发展研究 …… (139)
中药实验药理与临床药理学科发展研究 …… (149)

# ABSTRACTS IN ENGLISH

## Comprehensive Report

Report of the Development of the Disciplines of Traditional Chinese Medicine ········ (161)

## Reports on Special Topics

Discipline Development Report of Nei Jing Discipline ······························ (165)
Discipline Development Report of Traditional Chinese Medicine Culture Discipline ······ (166)
Discipline Development Report of Zhongjing's Academic Studies Discipline ······ (168)
Discipline Development Report of Diagnostics of Traditional Chinese Medicine ········ (170)
Discipline Development Report of Diabetes Mellitus in Traditional Chinese Medicine ································································· (171)
Discipline Development Report of Rheumatology in Traditional Chinese Medicine ································································· (173)
Development Research Report on the Discipline of Prevention and Treatment of AIDS in Traditional Chinese Medicine ············································· (175)
Development Research Report on the Discipline of Periphral Vascular Disease in Traditional Chinese Medicine ······················································ (176)
Development Research Report on the Discipline of Spleen - Stomach (Gastrointestinal) Diseases in Traditional Chinese Medicine ··················· (177)
Development Research Report on the Discipline of Otolaryngology in Traditional Chinese Medicine ································································ (178)
Development Research Report on the Discipline of Patent Formulas in Traditional Chinese Medicine ································································ (178)
Development Research Report on the Discipline of Pharmacy in Traditional Chinese Medicine ································································ (179)
Development Research Report on the Discipline of Experimental Pharmacology and Clinical Pharmacology in Traditional Chinese Medicine ····················· (180)

# 综合报告

# 中医药学学科发展

## 一、引　言

中医药学是我国原创的医学科学。它是中华民族优秀传统文化的重要组成部分，是我国医疗体系的重要支撑点，在维护我国国民健康服务中具有重要地位和作用。中医药作为我国医学的特色和重要的医药卫生资源，与西医药相互补充、相互促进、协调发展，共同担负着维护和增进人民健康的任务，已成为我国医药卫生事业的重要特征和显著优势。

数千年来，历代医家通过不断的深入观察和反复的临床实践，采用与其他医学不同的视角和思维方式，全面总结了对人的健康与疾病的认识，形成了系统的理论与技术方法，建立了独特的医学体系。许多专家学者认为，中医药学原创思维的主要内涵是以整体观念为核心，注重科学与人文的融合，强调“天人合一”、“身心合一”，从整体联系、功能与运动变化的角度来把握人的健康与疾病的规律，在这一思维模式指导下，中医药在长期的临床实践中得到不断丰富发展，形成了鲜明的特点。

当前，医学模式正向生物—心理—社会医学模式转变，医学目的也调整为“预防疾病与损伤，维持和提高健康水平”。中医药学的整体观以及注重个体化、人性化、“治未病”的特点和优势，与调整了的医学目的相吻合，与转变了的医学模式相一致，为发挥中医药特色优势提供了良好契机。

科学发展观把实现人的全面发展作为根本目标，而健康是人类全面发展的基础。中医药在维护和增进人的健康中具有独特作用，关系每个人的切身利益。党的十七大以来，科学发展观的深入贯彻落实，以改善民生为重点的社会建设加速推进，中医药事业更加受到重视，2009 年 4 月出台的《国务院关于扶持和促进中医药事业发展的若干意见》全面体现了党和国家对发展中医药事业的高度重视，明确提出了发展中医药事业的政策要求和保障措施，为中医药事业全面协调可持续发展提供了坚实的政策保障。2011 年 6 月，卫生部和国家中医药管理局联合出台了《关于在深化医药卫生体制改革工作中进一步发挥中医药作用的意见》，对深化医改五项重点工作中如何发挥中医药作用进行了全面部署。基本医疗保障制度建设，更加注重鼓励中医药服务的介入和利用。基本药物制度建设中，坚持中西药并重原则，鼓励对中药的使用。在公共卫生服务均等化工作中，积极推进中医药预防保健技术和方法的应用。在城乡基层医疗卫生服务体系建设中，注重提高中医药服务的可及性。积极推进公立中医医院改革试点，注重促进中医药特色优势发挥。

改革开放以来，尤其是经过“十一五”时期，我国综合国力持续增强，财政收入不断增加，对中医药投入也大幅上升。尤其是 2009 年深化医药卫生体制改革正式启动后，国家发展改革委、财政部等有关部门不断加大中医药投入力度，中央财政支持全国中医药事业发展专项资金从 2006 年的 5.8 亿元持续增长到 2011 年的 59.5 亿元。随着我国经济平稳快速增长，社会保障体系逐步健全，必将为中医药事业发展提供更加有力的经济支撑。

"十二五"时期，中医药事业面临着难得的发展机遇。党中央、国务院高度重视中医药工作，对中医药的投入力度不断加大，发展环境将得到进一步改善。随着我国进入全面建设小康社会的新阶段，人民生活水平不断提高，健康意识和理念不断增强，对中医药知识和服务的需求将日益增长。随着医药卫生体制改革进一步深入，对疗效确切的中医药需求必将越来越大。随着健康观念的改变和医学模式的转变，中医药整体思维、个体化辨证论治以及"治未病"保健方法的优势进一步凸显，国际社会与当代生命科学越来越重视和关注中医药，将为中医药提供更加广阔的发展空间和强有力的技术支撑。中医药原创思维一旦和先进技术方法结合，则会把中医药的原创新潜力转化为自主创新能力，将中医药的资源和知识优势转化为产业和经济优势，中药产业已逐步成为我国战略性新兴产业的重要内容，必将成为我国新的经济增长点，为产业结构调整和经济发展方式转变做出重大贡献。中医药事业"整体思维、系统运行、三观互动、科学发展"的发展理念和思想方法日益深入人心，为新时期推进中医药事业和中医药学科全面发展提供了强劲动力。

## 二、发展概况

近年来，中医药学科以发挥优势特色与加强继承创新为主线，以提高防病治病能力和学术水平为中心，以创新人才培养为着力点，努力提高中医药为临床、经济建设等社会需求服务的科技支撑能力，全面推动了中医药学科的蓬勃发展。

截至 2009 年，全国共有中医(含中西医结合、民族医)医疗机构 4030 所，其中中医类医院 3164 所，比 2005 年分别增长了 8.19%和 5.15%；全国中医医疗机构床位数 427463 张，比 2005 年增长了 35.36%。越来越多的人民群众接受中医药服务，全国中医门急诊服务总人次每年以 14.3%的速度递增，目前已达到 5.65 亿人次(不包括村卫生室)；全国中医出院人数每年则以 19.3%的速度递增，现已达到 1239.7 万人。截至 2010 年年底，全国中医医疗机构人员总数 697427 人。其中中医药人员数比 2009 年增加 12639 人，增长了8.99%；全国卫生机构有中医执业医师 256361 人，中医执业助理医师 37743 人，执业中药师(士)97100 人，见习中医师 13168 人。全国拥有高等中医药院校 46 所(其中大学 14 所，学院 11 所，高等专科学校 9 所，3 所分校、大专班，9 所独立学院)、中等中医药学校 65 所。91 所高等西医院校及 136 所高等非医药院校及研究院所开设了中医药专业，157 所中等西医药院校及 189 所中等非医药院校设置了中医药专业。其中，4 所非医药院校及研究院所具有培养中医药专业研究生的资质。

从"八五"到"十一五"期间，国家自然科学基金累计对 4000 多个中医中药学项目进行了资助，金额达 10.3 亿元，包括中医基础理论、中医临床、针灸、推拿、康复、中西医结合医学、中药药物学、中药药理学、民族医药学以及中医药新方法和新技术等领域在内的基础研究。"十一五"期间国家自然科学基金对中医药研究项目的资助力度大幅提高，由"十五"期间的 1.77 亿元提高到 6.25 亿元，资助项目也由 800 多项增加到 2300 多项。

"十一五"期间，中医药学术继承研究深入开展，系统整理了 210 位名老中医药专家学术思想和临床诊疗经验，一批老中医药专家和民族医药专家学术经验得到有效传承，培养了一批优秀的中医药临床骨干人才和学术特点突出、临床优势明显的中医药重点学科和重点专科。中医药古籍文献、民族医药文献的保护整理与数字化工作全面开展。国家启动并投资建设16家中医临床研究基地，推动了全国各地一大批中医临床研究基地、重点研究室和实验室的建设，中医药科研创新能力进一步增强，科研基础设施和支撑条件显著改善，经穴特异性、脉络学说及方剂配伍规律等基本科学问题得到初步阐释。中医药防治重大疾病及常见病、多发病的科研体系初步建立。中医药科学研究硕果累累，2006—2010年共有25项中医药成果获得国家科学技术进步二等奖。

中医药院校教育获得较快发展，教育教学改革稳步推进，培养了一大批中医药本、专科人才和研究生人才，缓解和补充了各级各类中医药机构的人才短缺现象，充实了中医药临床、科研、教育、产业及国际交流与合作等各个领域。93个中医药重点学科建设点通过验收，323个中医药重点学科建设点进入新一轮重点学科建设，初步形成了一批在医学科学和生命科学领域居领先地位的重点学科及一批结构合理、素质、水平较高的学术创新团队和较完善的中医药学科梯队，有力地推进了中医药学术进步和人才培养。

中医药继续教育覆盖率和中医药专业技术人员受教育率进一步扩大。建立了348个中医药继续教育基地，初步形成了中医药继续教育实施网络。高层次和基层中医药人才培养工作成效显著，完成了第三批全国老中医药专家学术经验继承工作和第一批全国优秀中医临床人才研修项目，建立了师承教育与临床医学专业学位衔接制度，培养了千余名高层次中医临床人才和中药技术人才。进一步完善中医师承和确有专长人员准入制度，开展了朝医、壮医医师资格考试。有10万余名乡村医生参加了乡村医生中医专业中专学历教育，2万余名乡镇卫生院中医骨干接受了中医药知识与技能培训，1万余名城市社区中医药人员参加了中医类别全科医师岗位培训，提高了农村和城市社区中医药服务能力。举办了近20期中医医院院长培训班和城市卫生局长培训班，培训了约5000名中医药管理人才。组织评选出首批30名“国医大师”，产生了巨大影响。

中医药在对多发病、常见病具有较好疗效的同时，应对突发公共卫生事件和重大疾病防治的能力与水平也明显增强。在具有传染病收治条件的中医医院、中西医结合医院和传染病医院建设了一批中医、中西医结合治疗传染病临床基地，建立了41个中医药防治传染病重点研究室，中医药防治传染病临床科研体系初步形成。重点专科（专病）建设项目继续强化建设，截至2009年，共建设省级重点专科（专病）1471个。

中医药预防保健服务健康工程启动实施，先后确定4批共103家“治未病”预防保健服务试点单位，涵盖了除西藏以外的30个省（自治区、直辖市）和部队系统，确定了5个试点地区及广东、上海两个试点省、直辖市，以推进区域性试点工作。“治未病”预防保健服务提供体系的框架正在逐步形成，中医药预防保健服务初显成效。

中药产业可持续发展能力得到增强，中药产业水平不断得到提升。采取综合措施加强对中药材的管理，保护中药种质和遗传资源，加强优选优育和中药种源研究。中药新药创制能力显著增强。加强了中成药临床应用指导和管理，制定相关政策积极推动中药制剂的发展，推广应用中药饮片小包装。加快了中药产业的技术改造和设备更新。加快了GMP改造和建设步伐，使中药生产企业整体能力得到了增强，中药工业总产值继续保持高位增长。第四次全国中药资源普查工作进展顺利，中药资源保护、开发和合理利用得到重视和加强。

深入贯彻落实《国务院关于扶持和促进中医药事业发展的若干意见》取得了新进展。2010 年，经过中医药行业共同努力，《中医药法(草拟稿)》完成初稿，并已上报。《中医药法》列入第十一届全国人大立法规划，标志着中医药立法纳入国家立法日程。国家中医药管理局加强与有关部门的沟通协调，制定完善相关政策。地方中医药立法工作进一步推进，深圳出台《深圳经济特区中医药条例》，内蒙古修订发布新的中医药地方性法规。地方党委、政府对中医药工作的重视程度和推动力度前所未有，各地紧密结合实际，细化实施相关措施，吉林、上海、福建、海南、云南、西藏、甘肃、河南、重庆、辽宁、黑龙江、湖南、陕西、河北等 14 个省(自治区、直辖市)出台了扶持和促进中医药发展的实施意见或加快中医药发展的行动计划，特别是广西一揽子出台了加快中医药民族医药发展的决定、壮瑶医药振兴计划和中医药民族医药发展十大重点工程实施方案等。吉林、陕西、河北、贵州、湖南 5 省还以省政府名义召开了中医药、中药产业发展大会。自《国务院关于扶持和促进中医药事业发展的若干意见》发布以来，已有 19 个省(自治区、直辖市)出台了贯彻落实的实施意见或扶持促进中医药事业发展的专门文件，11 个省(自治区、直辖市)以党委或政府名义召开了中医药民族医药会议。上海成立市政府领导牵头的中医药事业发展领导小组，设立中医药发展办公室，并要求各区县建立相应的组织体系；天津市中医药管理局正式挂牌；浙江将省中医药管理局由卫生厅内设处室改为卫生厅领导和管理的正处级局，局长高配，编制增加；贵州中医药局增加了处室和编制。中医药管理体制得到加强，全国副厅级中医药管理局已达 12 个。在上海浦东新区、北京东城区开展中医药发展综合改革试点的基础上，2011 年国家中医药管理局又与甘肃省人民政府签署了建设中医药发展综合改革试点示范省的协议，与海南省人民政府签署了促进中医药事业发展合作协议，与重庆市人民政府签署了促进统筹城乡中医药事业发展合作协议，就支持西藏藏医药事业发展、新疆生产建设兵团中医药事业跨越式发展出台了具体意见，将“促进中医药事业发展”纳入了卫生部与上海市人民政府进一步深化部市合作协议中。国家“十二五”规划纲要将支持中医药发展作为单节列出，成为“完善基本医疗卫生制度”六项重点任务之一；国家“十二五”科技发展规划将中医药作为大力加强民生科技的重要方面；中医药事业发展“十二五”规划编制完成；各地中医药“十二五”规划编制与实施顺利推进，对中医药的投入力度大幅提升。中医药工作列入各级党委和政府的重要议事日程，中央和地方建立起更紧密的联动机制，国家中医药管理局与甘肃、海南、重庆等地签署相关协议，扶持和促进中医药发展的政策措施进一步细化和实化。

2011 年，为落实党的十七届六中全会关于文化大繁荣大发展的精神，全国中医药文化建设工作会议召开，提出中医药文化发展的目标任务和工作措施。中医药人文教育、科普持续推进，中医养生保健深受群众喜爱。《黄帝内经》、《本草纲目》列入了世界记忆亚太地区名录，中医药行业首次摸清了“家底”，为中医药行业准确把握发展现状、科学提出目标任务提供了有力支撑，中药资源普查试点工作在安徽等 6 个省(区)启动；屠呦呦研究员荣获 2011 年美国拉斯克奖，体现了中医药的巨大开发潜力和广阔发展前景。

## 三、本学科最新研究进展

### (一)学科建设继续完善

1. 中医药学科组织与人才建设稳步发展

按照国务院学位办颁布的学科分类办法,目前中医药学科已经分化出中医学、中西医结合、中药学3个一级学科,其中中医学又包含中医基础理论、中医临床基础、中医医史文献、方剂学、中医诊断学、中医内科学、中医外科学、中医骨伤科学、中医妇科学、中医儿科学、中医五官科学、针灸推拿学、民族医学13个二级学科。截至2011年,中华中医药学会已成立的专科达70个,涵盖了全部二级学科及进一步分化的三级学科。

全国高等中医药院校在校生总数达到460939人,高等西医院校中医药专业在校生总数达57364人。高等中医院校在校专任教师21807人,其中正高级职称3388人,副高级职称7250人,中级职称7358人。教师队伍中博士学历3205人,硕士学历8189人。高等中医药院校在读硕士研究生27477人,博士研究生3683人。普通本、专科生322803人,留学生5860人。目前拥有部委属中医科研机构10个,省属中医科研机构46个,地市属中医科研机构34个,从事中医药科技活动的专业技术人员总数达9662人。其中高级专业技术职称2758人,中级专业技术职称2985人,初级专业技术职称3103人。中医药教研结构、规模和队伍的稳步发展为中医药学科的不断壮大搭建了稳固的平台,医疗、教学、科研领域形成了较为合理的高、中、初级中医药人才梯队。

院校教育改革加快推进。推进中医药院校省部局共建工作。制定了《中医药重点学科建设规划》,对170个中医临床重点学科予以支持。

高层次人才和基层人员培养在各地普遍受到重视。重庆遴选出25名中医药高级人才,并投入300万元,力争培养出一批巴渝中医药名家;湖北开展"中医大师"和"中医名师"评选活动,营造名医辈出的社会环境。2010年,全国有2.4万名乡村医生参加中医专业中专学历教育,近万名中医师接受中医类别全科医师岗位规范化培训。甘肃培养中医药人才所开展的"西医学中医,中医学经典"活动和五级师承教育工作有声有色。河南采取降分录取、定向就业、政府补助等办法,为农村定向培养中医药人才。

中医药继续教育进一步加强。实施了694项国家级中医药继续教育项目,遴选了273个局级中医药优势学科继续教育基地,30个城市社区和45个农村中医药知识与技能培训示范基地。各地也普遍建立了省、市、县三级中医药继续教育基地。启动了中医刮痧师、中药调剂员职业技能人员鉴定工作。2011年启动"中医药继承与创新人才工程"项目。推进以培养高层次人才为目的的老中医药专家学术经验继承、优秀中医临床人才研修、学科带头人培养等项目,建立了226个全国名老中医药专家传承工作室。加强基层人才培养,培训县级中医临床技术骨干2375名。通过省部局共建,努力促进中医药院校教育教学改革,明确了323个中医药重点学科建设点的建设规划。加快推进职业教育和继续教育,成立了全国中医药职业教育教学指导委员会。

### 2. 国家需求引领着中医药学科发展方向

我国政府对于中医药的科学研究、技术开发和产业化等方面实施系列专项。2010 年中央财政安排专项资金 52.43 亿元，是新中国成立以来最多的一年。重点支持了 16 个国家中医临床研究基地、41 所地市级以上重点中医医院、147 所县中医医院建设以及中医药服务能力建设。

中医药继承创新取得新发展。推动中医临床研究基地建设，16 家基地业务建设方案通过审查，建立协作机制和专家工作制度，围绕 14 类重点疾病中医药防治的特色优势和临床关键问题，开展协作研究。

2003 年 SARS 的肆虐、2009 年“甲流”的爆发，中医药防治重大传染病的潜力和疗效日益受到重视。国家中医药管理局确定了全国中医药防治传染病研究中心和 41 家中医药防治传染病重点研究室。

“艾滋病和病毒性肝炎等重大传染病防治”科技重大专项是《国家中长期科学和技术发展规划纲要（2006—2020 年）》确定的 16 个科技重大专项之一，包括艾滋病、病毒性肝炎、结核病、能力建设（含传染病综合防治示范区）和中医药防治重大传染病五大项目，分别于 2008 年和 2009 年启动了“艾滋病中医证候学研究”、“无症状 HIV 感染者中医药早期干预研究”、“中医药治疗艾滋病临床科研基地建设”、“中医药治疗慢性乙型肝炎临床科研基地建设”等两批课题，中医药项目共立项 22 个课题，总经费约 3.3 亿元。

**2008—2009 年国家科技重大专项中医药防治传染病领域立项课题**

| 序号 | 项目（课题）名称 | 牵头单位 |
|---|---|---|
| 2008 年立项课题 | | |
| 1 | 艾滋病中医证候学研究 | 中国中医科学院 |
| 2 | 无症状 HIV 感染者中医药早期干预研究 | 河南省中医药研究院 |
| 3 | 艾滋病机会性感染及减少 HAART 毒副作用的中医药治疗方案/方法研究 | 北京地坛医院 |
| 4 | 中医药对 HAART 后免疫重建功能的影响研究 | 中国中医科学院广安门医院 |
| 5 | 抗 HIV 中药复方优化及中医动物模型研究 | 广州中医药大学 |
| 6 | 慢性乙型肝炎证候规律及中西医结合治疗方案研究 | 北京中医药大学 |
| 7 | 慢性重型肝炎证候规律及中西医结合治疗方案研究 | 解放军第 302 医院 |
| 8 | 慢性乙肝病毒携带者的证候规律及中医药治疗方案研究 | 深圳市中医院 |
| 9 | 慢性丙型肝炎证候规律及中西医结合治疗方案研究 | 上海中医药大学附属曙光医院 |
| 10 | 肺结核证候规律及中西医结合治疗方案研究 | 吉林省中医药科学院 |

续表

| 序号 | 项目(课题)名称 | 牵头单位 |
| --- | --- | --- |
| 11 | 耐药肺结核中医药治疗方案研究 | 上海中医药大学附属龙华医院 |
| 12 | 中医药治疗艾滋病疗效评价标准研究 | 中国中医科学院中医临床基础医学研究所 |
| 13 | 重大传染病中医药应急救治能力建设 | 中国中医科学院中医基础理论研究所 |
| | 2009 年立项课题 | |
| 14 | 中医药治疗艾滋病临床科研基地建设 | 北京地坛医院 |
| 15 | 中医药防治艾滋病临床科研基地建设 | 河南中医学院第一附属医院 |
| 16 | 中医药治疗慢性乙型肝炎临床科研基地建设 | 北京佑安医院 |
| 17 | 中医药防治病毒性肝炎的临床科研基地建设 | 解放军第 302 医院 |
| 18 | 中医药治疗肺结核临床科研基地建设 | 长沙市中心医院 |
| 19 | 中医药防治艾滋病、病毒性肝炎等疾病临床科研一体化技术平台体系构建及应用研究 | 中国中医科学院 |
| 20 | 病毒性肝炎证候生物学基础研究平台的建立 | 上海市中医药研究院 |
| 21 | 病毒性肝炎中医证候生物学技术平台研究 | 成都中医药大学 |
| 22 | HIV/AIDS 中医基本证候系统生物学研究 | 清华大学 |

2009 年国家中医药管理局公益性行业科研专项重点支持中医药防治传染病研究，对“基于传染病中医临床应急模式的人才支撑研究”、“甲型 H1N1 流感重症中医药治疗临床研究”、“中医药治疗手足口病的临床方案与诊疗规律研究”等 10 个课题进行立项，总经费约 1 亿元。2010 年 2 月，国家中医药管理局公布了 40 余个中医药防治传染病重点研究室(临床基地)建设单位名单及建设要求。

中医药传承及基础研究进一步加强，开展了 400 种重要古籍文献的整理，为 181 位名老中医药专家建立传承工作室，建立了名老中医临床经验学术思想综合服务平台，并出版了《国医大师传承研究精粹》。国家中医药管理局同国家民委、卫生部、国家食品药品监管局印发了《全国民族医药近期重点工作实施方案(2010—2012 年)》，对 150 部民族医药特色文献和 140 个民族医药诊疗技术进行规范整理和研究，这是首次从国家层面对民族医药进行大规模整理研究。确立了 16 个民族医药重点学科建设点。

中药资源普查前期准备工作加快推进，中药资源普查技术规范、中药资源分类与代码、基于我国自主卫星遥感数据的主要资源监测及服务等基础性工作启动，国家中医药管理局与发改委共同实施的现代中药产业发展专项进展顺利。

## (二)科学研究立项及成果数目增多

2010 年，国家自然科学基金委员会共资助中医学与中药学面上研究项目 782 项，金额达 2.11 亿元；资助中医学与中药学其他类别项目 23 项，金额为 1800 多万元。据不完全统计，由国家自然科学基金资助的中医学与中药学项目，至今已荣获省部级二等奖以上的奖项超过百项。其中，陈可冀等获得国家科技进步奖一等奖 1 项，韩济生、杨宝峰、陈竺等分别获得数个国家自然科学奖二等奖、数十个国家科技进步奖二等奖，获得省部级一、二等奖的项目则更多。

自 2005 年启动“973”计划中医理论基础研究专项以来，取得重要进展，已开展 21 个专项研究，其中 7 个已通过项目验收，国家财政已累计投入 3.47 亿元经费支持。

2009—2011 年期间，先后有 26 项中医药科研科技成果获得国家科技进步奖二等奖。

2010 年，中医药科学研究与技术开发机构在研课题情况：全国中医药类科研课题数 2102 项，其中中医部委属科研机构 564 项，中医省属科研机构 1429 项。按类别科研统计，其中基础研究 280 项，应用研究 735 项，试验发展 770 项，研究与试验发展成果应用 226 项，科技服务 91 项。

2010 年科学研究与技术开发机构科技成果情况：发表科技论文 4480 篇，其中国外发表 301 篇，出版科技著作 215 种，发明专利 174 项，形成国家或行业标准 60 项。

2010 年，国家“973”计划专项共受理 22 份中医理论专项项目的申报书，7 个项目通过初评进入复评答辩。科技部发布 2011 年度国家重点基础研究发展计划（“973”计划）项目申报指南。项目申报指南涵盖九大领域，在人口与健康领域包含的 15 个重要研究方向中，3 个中医研究方向受到重点支持，分别是：基于临床的方剂配伍规律、基于临床的经穴特异性规律及其影响因素、基于微血管病变性疾病的血脉瘀阻相关理论。针对以上 3 个方向的研究，重在诠释方剂配伍、经穴效应、血脉瘀阻等中医理论的科学内涵，为临床组方用药、针灸选穴、治疗微血管病变性疾病提供科学依据。

由北京中医药大学教授王琦为首席科学家的“973”计划“中医原创思维与健康状态辨识方法体系研究”项目启动。该项目对揭开中医理论背景、哲学体系、思维模式和价值观的重大理论具有一定意义，对“健康医学”具有现实意义。

**2009—2011 年国家科技进步奖二等奖中医药类获奖项目**

| 年度 | 项目名称 | 主要完成单位 |
|---|---|---|
| 2009 | 中国药用植物种质资源迁地保护与利用 | 中国医学科学院药用植物研究所，中国医学科学院药用植物研究所广西分所，中国医学科学院药用植物研究所云南分所，中国医学科学院药用植物研究所海南分所 |
| | 开郁清热法在 2 型糖尿病中的应用 | 卫生部中日友好医院，天津天士力集团有限公司，中国中医科学院广安门医院 |
| | 当归提取物治疗高血压病的作用机制与临床研究 | 浙江中医药大学，温州医学院 |
| | 复杂性疾病维医病证及其方药的一体化研究 | 新疆医科大学，新疆维吾尔自治区维吾尔医药研究所，新疆奇康哈博维药有限公司 |
| | 旋提手法治疗神经根型颈椎病的临床和基础研究及应用 | 中国中医科学院望京医院，广东省中医院珠海医院，上海中医药大学附属岳阳中西医结合医院，北京电力医院，南方医科大学 |

续表

| 年度 | 项目名称 | 主要完成单位 |
| --- | --- | --- |
| 2009 | 基于中医药特点的中药体内外药效物质组生物/化学集成表征新方法 | 中国药科大学 |
| | 参松养心胶囊治疗心律失常应用研究 | 河北以岭医药集团有限公司，中国医学科学院阜外心血管病医院，南京医科大学第一附属医院，首都医科大学附属北京朝阳医院，天津中医药大学第一附属医院 |
| | 中药超微粉体关键技术的研究及产业化 | 湖南省中医药研究院，湖南春光九汇现代中药有限公司，湖南中医药大学 |
| | 中医临床科研信息共享系统 | 中国中医科学院，中国中医科学院中医临床基础医学研究所，中国中医科学院广安门医院，中国中医科学院西苑医院，北京中医药大学东直门医院，中国中医科学院中医药信息研究所，北京方略医信科技有限责任公司 |
| 2010 | 经方现代应用的临床与基础研究 | 北京中医药大学，广州中医药大学 |
| | 抑郁症中医证候学规律的研究 | 北京中医药大学，北京大学精神卫生研究所，中国中医科学院广安门医院 |
| | 中药质量控制综合评价技术创新及其应用 | 上海中医药大学，上海中药标准化研究中心 |
| | 肾阳虚证的神经内分泌学基础与临床应用 | 复旦大学附属华山医院，复旦大学附属妇产科医院，复旦大学附属中山医院，复旦大学附属儿科医院 |
| | 基于中医药特点的中药样品库的建立与新药研究 | 中国人民解放军第二军医大学 |
| 2011 | 道地药材形成机理研究及应用 | 中国中医科学院中药研究所，中国医学科学院药用植物研究所，山东省分析测试中心，天津大学 |
| | 中药资源化学研究体系建立及其应用 | 南京中医药大学，江苏康缘药业股份有限公司，江苏省中医药研究院，甘肃岷归中药材科技有限公司 |
| | 芪参益气滴丸对心肌梗死二级预防的临床试验 | 天津中医药大学，中国中医科学院，北京大学第一医院，中国中医科学院西苑医院，天津天士力制药股份有限公司 |
| | 人参新品种选育与规范化栽培及系列产品开发 | 吉林农业大学，中国农业科学院特产研究所，修正药业集团，吉林敖东药业集团股份有限公司 |
| | 益气化瘀法治疗椎间盘退变性疾病的基础研究和临床应用 | 上海中医药大学附属龙华医院，上海市黄浦区中心医院，上海现代中医药股份有限公司 |
| | 代谢综合征的中医认识及整体治疗 | 中国中医科学院广安门医院，天津天士力集团有限公司 |

续表

| 年度 | 项目名称 | 主要完成单位 |
|---|---|---|
| 2011 | 中药莲花清瘟治疗流行性感冒研究 | 石家庄以岭药业股份有限公司，首都医科大学附属北京佑安医院 |
| | 从毒瘀虚论治系统性红斑狼疮的增效减毒方案构建与应用 | 浙江中医药大学，中国中医科学院广安门医院，上海中医药大学附属龙华医院，浙江大学医学院附属第二医院，天津中医药大学第一附属医院，浙江大学 |
| | 肝脾肾同治法辨证治疗 2 型糖尿病临床研究 | 北京中医药大学，中国中医科学院研究生院，中国中医科学院广安门医院，北京中医药大学东直门医院，北京中医药大学东方医院，北京世纪坛医院 |
| | 人参皂苷新作用靶点及其临床应用 | 中国人民解放军第二军医大学 |
| | 中药配方颗粒产业化关键技术研究与应用 | 广东省中医研究所，江阴天江药业有限公司，广东一方制药有限公司 |
| | 面向临床的中药药性与品质评价模式和方法 | 中国人民解放军第三〇二医院，武汉大学 |

**2009—2011 年中华中医药学会科学技术奖一等奖获奖项目**

| 年度 | 项目名称 | 主要完成单位 |
|---|---|---|
| 2009 | 肝脾肾同治法辨证治疗 2 型糖尿病研究 | 北京中医药大学，中国中医科学院研究生院，中国中医科学院广安门医院，北京中医药大学东直门医院，北京中医药大学东方医院，北京世纪坛医院 |
| | 药用植物种质资源标准化整理、整合及共享试点 | 中国中医科学院中药研究所，北京中医药大学，中国医学科学院药用植物研究所，广西壮族自治区药用植物园，重庆市中药研究院，中国农业科学院特产研究所，中国科学院植物研究所，浙江省中药研究所，中国药材集团公司，江西中医学院 |
| | 基于证据的冠心病心绞痛中医诊疗指南研究 | 中国中医科学院广安门医院，中国中医科学院西苑医院 |
| | 风哮、风咳理论及其临床应用 | 中日友好医院 |
| | 基于老年单纯收缩期高血压的辨证及病证结合治疗模式的应用研究 | 中国中医科学院西苑医院，北京市延庆县中医医院 |
| | 中药 2 类新药——喘可治注射液对艾滋病、哮喘患者的临床应用 | 广州健心药业有限公司 |
| | 消抗灵Ⅱ号治疗解脲支原体感染的临床与实验研究 | 黑龙江中医药大学 |
| | 中药 ADME/Tox（肠吸收屏障网络）研究技术与中医药研究应用 | 江苏省中医药研究院 |

续表

| 年度 | 项目名称 | 主要完成单位 |
| --- | --- | --- |
| 2010 | 脾瘅相关理论研究及其应用 | 中国中医科学院广安门医院，天津天士力集团有限公司 |
| | 恒古骨伤愈合剂治疗激素相关性股骨头坏死的基础研究及临床应用 | 昆明医学院第一附属医院，昆明学院 |
| | 抗疲劳诊治方法的基础与应用研究 | 中国人民解放军第二一一医院 |
| | "脑心同治"理论及脑心通胶囊治疗中风、胸痹的基础和临床研究 | 陕西步长制药有限公司 |
| | 中医古籍抢救、发掘与利用 | 中国中医科学院，中国中医科学院中医药信息研究所，中国中医科学院中国医史文献研究所，中国中医科学院中医临床基础医学研究所 |
| | 中药配方颗粒的创制与产业化应用 | 江阴天江药业有限公司 |
| | 拖线技术在难愈性窦瘘类疾病治疗中的临床应用与发展 | 上海中医药大学附属龙华医院 |
| | 证候规范及四阶三网的辨证体系 | 北京中医药大学，湖南中医药大学，广州市香港科大霍英东研究院，中国中医科学院中医临床基础医学研究所 |
| | 中医特色体检中体质辨识服务于公共卫生的应用研究 | 北京中医药大学，炎黄东方(北京)健康科技有限公司，北京中医协会，中国中医药科技开发交流中心，广东省中医院，浙江省中医院 |
| | 基于热力学思想的中药寒热药性评价研究 | 中国人民解放军第三〇二医院 |
| 2011 | 补肾活血法治疗帕金森病的基础及应用研究 | 中国人民解放军总医院 |
| | 中医肺病咳喘的辨治研究 | 中日友好医院，北京中医药大学，武警总医院 |
| | 桂枝茯苓胶囊生产过程质量控制关键技术研究 | 江苏康缘药业股份有限公司 |
| | 充血性心力衰竭能量代谢调控及中药干预作用 | 中国人民解放军第252医院，解放军总医院，中国中医科学院广安门医院，上海中医药大学基础医学院，解放军白求恩国际和平医院 |
| | 中药全过程质量控制技术及其在生脉注射液工业生产中的应用 | 江苏苏中药业集团股份有限公司 |
| | 中药改善人类精子超微结构及子代安全性评价 | 北京中医药大学 |

续表

| 年度 | 项目名称 | 主要完成单位 |
|---|---|---|
| 2011 | 大宗道地药材茯苓栽培与加工关键技术研究及产业化 | 湖南补天药业有限公司，湖南中医药大学，湖南省中医药研究院，靖州苗族侗族自治县茯苓专业协会 |
| | 缺血性中风早期康复和避免复发中医方案研究 | 中国中医科学院中医临床基础医学研究所，中国中医科学院，北京中医药大学东直门医院，首都医科大学附属天坛医院，天津中医药大学第二附属医院，河南中医学院第一附属医院，首都医科大学附属安贞医院　山东中医药大学第二附属医院，广东省中医院，邢台市人民医院 |
| | 通降理论治疗胃食管反流病的基础研究及临床应用 | 中国中医科学院西苑医院，中国中医科学院广安门医院 |
| | 银杏达莫注射剂制备工艺创新与临床应用 | 贵州益佰制药股份有限公司，北京中医药大学东直门医院 |

## (三)科学研究推动各学科稳步发展

### 1. 中医基础研究

在证候如血瘀证、血虚证、肝脏证候等方面进行了长期深入研究，为揭示血瘀证、血虚证、肝脏证候的科学内涵积累了大量科学数据和经验，并与基因组学、蛋白质组学等结合进行了探索研究。

(1)抑郁症中医证候学规律的研究。该研究首次以首发、原发的抑郁症患者为研究对象，首次用贝叶斯(Bayes)网络结合聚类分析、中医理论及其他基本统计方法来研究抑郁症的中医证候规律，制定了抑郁症中医诊断标准的中医治疗方案，分析了抑郁症中医证候、HAMD 抑郁量表七个因子、抑郁程度、患者个人情况之间的内在联系，弥补了单纯运用各种基本统计方法在处理复杂非线性关系中的缺陷；首次结合数理方法和方证对应研究方法研究抑郁症中医证候，弥补了单纯基于专家经验或数理方法研究证候的局限性。该研究对中医证候研究的方法学进行了有益的探索，解决了以往研究与临床严重脱节的难题，在整体水平上，已达到了国内领先、国际先进水平，获得 2010 年国家科学技术进步奖二等奖。

(2)经方现代应用的临床与基础研究。该研究在吸纳中西医学最新研究成果的基础上，建立了一套经方现代研究的技术路线，开展了经方临床应用范式、组方原理、配伍规律、质量控制、作用机制等系列研究，为经方乃至中医药研究提供了新方法。在成果技术基础上开发的创新中药或保健食品莲花毒感平、乙肝三降颗粒、胃宝，全部实现了技术转让。该研究提升了经方研究的理论和技术水平，获得 2010 年度国家科学技术进步奖二等奖。

(3)肾阳虚证的神经内分泌学基础与临床应用。该研究首次发现并反复证实，在不同疾病中，肾阳虚患者都具有肾上腺皮质功能低下特点。进一步研究发现，肾阳虚证患者的下丘脑-垂体及肾上腺、甲状腺、性腺轴均存在不同程度的功能紊乱，不仅如此，研究人员还分别找到了他们的基因表达分子特征。补肾药物为什么能改善肾阳虚证呢？研究人员在下丘脑处找到了药物作用的靶点，补肾药物在这里通过调节下丘脑的功能，进而广泛影响神经内分泌免疫网络。补肾药物能系统纠正相关基因表达失调，并刺激内源性肾上腺皮质干细胞的增殖和迁移，促使肾上腺皮质再生，从而提高肾上腺皮质的储备功能。该研究通过提高肾上腺皮质功能，抑制了特异性 IgE 的季节性升高，并通过提高肾上腺皮质功能，有效地降低并减轻了支气管哮喘季节性发作的频率及程度。该研究首次使中医脏象理论的核心概念之一——“肾阳虚证”及治疗机制的研究达到定性和定位的水平；首次提出了产生全国性影响的中西医结合方法论原则，明确了中西医结合发展的基本原则，即“辨病与辨证相结合”、“微观辨证与宏观辨证相结合”，有力推动了全国的中医和中西医结合科技进步和中医国际化。研究成果获得 2010 年度国家科学技术进步奖二等奖。

2. 中医临床研究

临床研究方面，获奖项目设计中医内、外、妇、骨伤等各科内容，在一些临床多发病、难治病的研究方面有了很大的进展。

(1)中药莲花清瘟治疗流行性感冒研究。该研究在国内首先运用络病理论“三维立体网络系统”的络脉空间位置概念，探讨外感温热病及瘟疫病邪由阳络传至经脉这一病程阶段的病机特点及易于传入脏腑阴络的传变规律，制定“清瘟解毒，宣肺泄热”治法，组方特色突出，研制出“非典”期间第一个通过国家绿色通道进入药审，治疗流行性感冒初期又抗 SARS 病毒的国家专利新药莲花清瘟胶囊。实验研究证实，该药具有整体调节优势：①广谱抗病毒，有效抑菌：对甲型流感病毒 H3N2 与多种流感及副流感、ARS、禽流感、疱疹、腺病毒等均具有显著抑制作用，同时可抑制金黄色葡萄球菌、肺炎球菌、流感杆菌等。②明显退热、抗炎，迅速缓解症状：改善病原体进入机体后引起的炎症反应，止咳化痰，缓解症状。③调节免疫，增强机体抗病康复能力：增强细胞和体液免疫功能。急性毒性试验和长期毒性试验结果证实用药安全。

临床试验研究证实该药治疗流感疗效确切，随机、双盲、阳性对照、多中心研究表明症状疗效显效率(78.5%)，体温显效率(73.%)。对急性病毒性上呼吸道感染两项研究总有效率为 91.2%、90.0%，显著高于维 C 银翘片，且发热、恶寒、咽干、咽痛、头痛症状改善显著优于对照组。治疗前后疾病病情总积分变化与对照组比较 P<0.0001。临床用药安全。该研究成果获得 2011 年度国家科学技术进步奖二等奖。

(2)开郁清热法在 2 型糖尿病中的应用。该项目通过文献及流行病学研究，系统阐明了肥胖 2 型糖尿病中医病机及诊治规律，填补了中医治疗肥胖 2 型糖尿病的空白。分别以安慰剂及二甲双胍为对照，以国际公认糖化血红蛋白为疗效指标，率先开展了中医药降低血糖作用的多中心临床研究。以开郁清热法为切入点，确证了中医药显著的降糖疗效，并阐释了其作用机制，解决了中医药降糖的难题。通过重用苦寒、佐以辛热的方法，在降糖的基础上，解决了长期应用苦寒药的安全性问题。研究成果作为中医行业标准被纳入《糖尿病中医防治指南》，提高了中医治疗糖尿病的整体疗效，推动了中医糖尿病学科的发展，获得 2009 年度国家科学技术进步奖二等奖。

(3)肝脾肾同治法辨证治疗 2 型糖尿病临床研究。脾肾辨证治疗 2 型糖尿病是研究者在总结多年的临床心得的基础上，依据中医学对消渴病的基本认识和西医学对糖尿病的病理生理认识而提出的糖尿病辨证治疗的基本观点。多年来，以此观点指导临床，取得了良好的效果。研究通过多中心临床研究，收集 265 例 2 型糖尿病进行临床辨证治疗，进一步证实了立足肝脾肾辨治糖尿病的疗效及科学内涵。通过多中心大样本的临床观察，发现肝脾肾同治法的系列方药对于空腹血糖、餐后血糖、中医症状等有着确切的临床效果，并且无毒副反应，安全可靠。目前该研究成果已经广泛应用于临床实践中，并取得了很好的临床效果。该研究分别获得 2009 年度中华中医药学会科学技术奖一等奖、2011 年度国家科学技术进步奖二等奖。

(4)基于证据的冠心病心绞痛中医诊疗指南研究。本项目创新了中医临床证据的分级与评分方法，确立了冠心病心绞痛中医诊疗指南关于诊断、辨证、治疗、用药等一系列的证据体系，并初步建立了基于证据的冠心病心绞痛中医诊疗指南，获得 2009 年度中华中医药学会科学技术进步奖一等奖。

(5)参松养心胶囊治疗心律失常应用研究：参松养心胶囊是国家高技术产品、国家重点新产品，每年服用该药治疗心律失常的患者在 300 万人以上。本研究在全国各地的 36 家大型综合性三甲医院展开，其中包括北京阜外心血管病医院、首都医科大学朝阳医院、南京医科大学第一附属医院、山东大学齐鲁医院等，参与研究的医学专家达 500 多名。研究结果表明，参松养心胶囊治疗非器质性室性早搏显著优于安慰剂；治疗器质性室性早搏显著优于西药美西律(慢心律)；治疗阵发性房颤的疗效与西药普罗帕酮(心律平)相当。

该研究在国内首先开展了中药抗心律失常的循证医学研究。循证医学研究是近年来在世界范围内兴起的较为权威、客观的药物评价方法。它的研究特点是：大范围、多样本、随机、双盲。通过循证医学研究验证的药物疗效，往往能够得到国际公认。目前中药开展循证医学研究的极少。参松养心胶囊相关研究的成功，不仅为我国的中成药临床研究起到了积极的示范作用，而且向国内外医学界表明，中药可以接受主流医学科研方法的评价，疗效值得信服，这对中药的现代化、国际化具有重大意义。该研究成果获得 2009 年度国家科学技术进步奖二等奖。

(6)芪参益气滴丸对心肌梗死二级预防的临床试验。该研究在前期临床预试验基础上，采用随机、双盲、多中心的研究方法，以肠溶阿司匹林为阳性对照药，以心血管性死亡、非致死性再梗死、非致死性卒中为主要终点，开展芪参益气滴丸对心肌梗死二级预防的大规模临床研究，主要目的是评价芪参益气滴丸对心肌梗死后患者心血管事件的预防作用，其次是芪参益气滴丸对其他临床事件发生及患者生活质量的影响。在全国 16 个分中心、84 家中西医院同时进行，近 500 名研究人员组成的科研团队，在 5 年多的时间里，在 3500 余例心肌梗死患者中开展中医药循证医学研究，平均随访达 37 个月。研究结果发现，两组受试者的主要终点事件发生率相当。基础实验表明，芪参益气滴丸除具有血小板抑制作用，尚有稳定动脉粥样硬化斑块及心肌保护作用。

该研究是第一个在世界卫生组织(WHO)注册的中医药循证研究。第一个具有自主知识产权的中医药大规模、多中心随机对照临床试验；第一个以心血管事件为终点的心肌梗死中医药二级预防研究。该课题有两个主要创新点：①发现芪参益气滴丸对于心肌梗死二级预防具有与肠溶阿司匹林相似的疗效。②建立了中医药循证医学的相关技术和方法，既符合国际循证医学研究规范，又注重发挥中医药特色，是中医药循证医学研究的范例。研究成果获得2011年度国家科学技术进步奖二等奖。

(7)当归提取物治疗高血压病的作用机制与临床研究。我国高血压患者控制率仅6.1%，至少1.5亿名患者和临界高血压者未被控制，且需要早期、长期或终生治疗。目前尚缺少久用安全的药物。研制降压伴降脂及降血粘度的中药新药，对防治高血压及降低高血压并发症具有十分重要的意义。该项目经20多年努力，完成了当归提取物抗高血压中医药理论、药效及机制、临床及药效物质等系统研究，创制了符合国际高血压治疗新目标、且特色明显的新药。当归提取物降压显著，并加快微循环、降血黏度、利尿、调血脂及免疫等；发现了其通过兴奋M受体、拮抗钙通道、降低肾素-血管紧张素活性和降脂、降黏等综合作用而降压；进一步证明其降压成分为鞣酸、腺苷、牛磺酸和阿魏酸等；提出“机制结合药效综合阐述中药作用机制”的新观点，为充分显示中药治疗高血压优势和潜力提供了理论基础，并为研制高效特色中药提出了新思路。经中国中医科学院西苑医院等对400例Ⅱ期高血压患者规范的双盲随机对照研究和42例及37例对照研究表明，其降压总有效率和证候有效率与化药硝苯地平类同或优效；未见明显不良反应。并可降低血黏度和调血脂及免疫，这些作用有利于控制血压和降低并发症，显示了中药特色和远期疗效及安全性优势，将使大量高血压患者受益。研究成果获得2009年度国家科学技术进步奖二等奖。

(8)基于老年单纯收缩期高血压的辨证及病证结合治疗模式的应用研究。该研究采用多中心、双盲、区组随机、平行对照的临床研究设计，评价了基于辨证及病证结合模式的降压胶囊及其联合尼莫地平治疗老年单纯收缩期高血压(EISH)的疗效，属国内较早开展的基于EISH的中药及病证结合模式的研究，为临床提供了参考。研究结果说明，降压胶囊及其联合尼莫地平应用于老年高血压病患者，安全性高，效优价廉，适合我国国情，有利于基层社区医院或经济欠发达地区推广应用。该项目研究成果目前已在北京市延庆县多个社区中心进行推广应用，取得了较好的经济和社会效益，获得2009年度中华中医药学会科学技术奖一等奖。

(9)从毒瘀虚论治系统性红斑狼疮(SLE)的增效减毒方案构建与应用。系统性红斑狼疮是一种典型的难治性风湿病，目前临床治疗使用最多的仍是糖皮质激素和免疫抑制剂等，虽有一定疗效，但长期或大剂量应用易产生高血压、高血脂、骨质疏松和继发感染等一系列副作用或并发症。本课题组应用中医解毒祛瘀滋阴法结合激素为主治疗SLE，通过多中心回顾性调查研究发现，不仅能提高临床疗效，而且在减轻毒副作用、防治并发症方面具有一定优势。该研究成果获得2011年度国家科学技术进步奖二等奖。

(10)益气化瘀法治疗椎间盘退变性疾病的基础研究和临床应用:该研究根据中医气血理论，经过长期的临床实践，确立了“调和气血防治椎间盘退变性疾病”的学术思想，创立了防治椎间盘退变性疾病的经验方——“益气化瘀方”。开展一系列临床和实验研究，对“益气化瘀方”的有效性和作用机制进行了系统观察和深入探索，进而验证了“益气化瘀方”的科学性及可靠性，益气化瘀方增加椎间盘营养供应，抑制炎性物质释放，延缓椎间盘细胞外基质降解和细胞凋亡，正向调节细胞内外信号转导过程，延缓椎间盘退变，使椎间盘的内环境处于相对平衡状态。该研究以“益气化瘀法防治椎间盘退变性疾病”为主题，从中医理论、文献、临床和基础研究等方面进行了系统、深入的研究，解决了应用中医药防治这类疾病在机制研究方面缺乏合适动物模型的难题，突破了研究的“瓶颈”，阐明了“益气化瘀法”防治椎间盘退变性疾病的作用机制，确立了“调和气血防治椎间盘退变性疾病”的学术思想，丰富并发展了中医气血理论。研究成果获得 2011 年度国家科学技术进步奖二等奖。

(11)旋提手法治疗神经根型颈椎病的临床和基础研究及应用。该研究继承、改进传统旋转手法，建立旋提手法及操作规范，确立了旋提手法临床力学参数，建立了手法量化考核新模式。采用多中心随机对照的临床研究方法，应用人体压痛力学定量测试仪，以头盔式颈椎活动量化为主要效应指标，评价旋提手法治疗神经根型颈椎病的有效性和安全性。并通过基础研究，观察旋提手法对颈椎髓核内压力和椎体位移的影响，进一步证实其有效性和安全性及其机制。项目完成旋提手法治疗神经根型颈椎病的临床和基础研究，为治疗神经根型颈椎病提供了一套安、便、廉、验的方法，开创手法研究新模式，促进中医特色疗法的规范化研究和推广、应用。本项目将神经根型颈椎病的传统治疗手法上升到可量化、可重复、适宜推广的科学高度，实现了手法研究质的飞跃，对手法研究及国际化具有引领和推动作用，获 2009 年度国家科学技术进步奖二等奖。

(12)人参皂苷新作用靶点及其临床应用。糖皮质激素(GC)已被广泛用于治疗多种难治性疾病，但其副作用严重制约了其临床应用。GC 通过与其受体 GR 结合发挥作用，若能提高 GR 水平，就有可能能达到对 GC“增效减副”作用，但迄今医药学界尚未发现这种药物或方法。该研究在中医理论指导下，以 GR 作为重点观察指标，从中医经典方剂到单味中药再到中药组分，循序渐进地筛选出能够调节 GR 有效组分——人参皂苷，并将其应用于临床，起到了对 GC“增效减副”的作用。

该研究的创新性集中体现在。基于动物实验和临床检测结果，首先提出了“GR 减少是阴虚、阳虚证的共同病理基础之一”的学术观点；首次发现了一个可以调节 GR 的药物(人参皂苷)，并对人参皂苷升高 GR 的机理进行了深入研究；首次为临床需要 GC 治疗的患者提供了一个简易、有效的联合治疗方案(常规 GC 治疗，加服人参总皂苷 100mg/d)。研究成果已在全国 8 个地区、12 家医院使用人参总皂苷联合糖皮质激素治疗具有明显阴阳虚证的肿瘤、风湿病、红斑狼疮、哮喘等患者 5700 多例，明显减少了激素或免疫抑制剂的治疗时间和维持量，获得了优于单纯西药或单纯中药的疗效，为中西医结合治疗诸多疑难疾病开辟了新的途径。研究成果获得 2011 年度国家科学技术进步奖二等奖。

(13)中医临床科研信息共享系统。该项目构建了中药饮片编码信息系统、中医临床信息采集系统、名老中医临床诊疗信息采集系统、中医临床数据库系统。研发了中医临床术语集合中医临床病历规范术语集，填补了我国中医临床规范术语应用领域的空白。建立了一套以信息挖掘技术为基础和平台的老中医经验传承方法，是对传统的个案经验总结模式的新突破；首次引入随机行走模型用于中医动态、纵向数据的疗效评价，引入复杂网络模型用于中医核心处方结构的分析和展示研究。该系统已在国内 15 家科研、医疗单位使用，已成为多项国家级课题的技术支撑，将全面推进中医药临床、科研的进程，促进临床经验、诊治规律的发现、转化与运用，提升中医药防病治病、保障健康能力和水平，获得 2009 年度国家科学技术进步奖二等奖。

### 3. 中药研究

中药研究方面，获奖项目涉及中药的品种、分布、采集、贮存、有效成分提取及药效学研究等多个方面。

(1)中国药用植物种质资源迁地保护与利用。面对缺乏药用植物种质资源迁地保护关键技术、缺乏有效的药用植物种质资源保护平台和缺乏药用植物种质资源的高效利用的研究现状,该研究组织中国医学科学院药用植物所及其广西分所、云南分所、海南分所的科研力量,共同努力,针对关键技术难题和困难局面,开展了资源调查、整理、技术创新和推广应用工作。该成果创新建立了我国药用植物种质资源迁地、离体保护技术体系,在我国热带、亚热带和温带地区建立了全世界规模最大的药用植物种质迁地保护专业平台,建立运行了中国第一座国家药用植物种质资源库。迁地和离体保护的药用物种达 7000 余种,珍稀濒危物种 200 余种,种质数量近 3 万份。调查整理并编写完成《中国本草图录》,为国际上药用植物资源方面最大型彩图科学专著。该成果对我国中药种质资源保存、防止中药种质资源大量灭绝、丧失,掌握中医药发展的战略资源,推进具有自主知识产权中药现代化的发展产生了深刻、长远影响,有利于推动中国医药经济的发展、促进了生态环境保护。研究成果获得 2009 年度国家科学技术进步奖二等奖。

(2)人工种植龙胆等药用植物斑枯病的无公害防治技术。该研究在阐明病害季节性流行动态规律,揭示斑枯病发病规律及机制的基础上,建立了斑枯病的病情进展数学模型,为防治提供了经济有效的描述体系;分离发现新变种病原菌 2 个,发明植物源性病原体抑制剂及杀灭剂 4 种;在此基础上,发明种子处理及防病种子制备技术,创建了农业技术与生物防治等相结合、预防与治疗相结合的药用植物病害综合防治技术体系,实现了中药材规范化种植中病害无公害防治技术的原始创新。该技术获国家发明专利 5 项,并在黑龙江省及辽宁省五个种植基地推广应用 10 年,为解决药用植物大面积种植的瓶颈问题,提高药材产量和质量,保证中药材资源可持续利用起到了普示作用,获得 2009 年度国家技术发明奖二等奖。

(3)药用植物种质资源标准化整理、整合及共享试点。该研究对分布全国 20 余个省市、57 家研究院所和大专院校所掌握的药用植物种质资源情况进行调查,对 324 种、18000 余份药用植物种质资源的生态环境、生物学性状等进行了标准化整理和数字化表达,采集资源图像 30000 余张,建立了“中国药用植物种质资源信息共享网络”和“中国药用植物种质资源信息共享系统”,并将经过标准化整理、整合的种质资源信息录入到系统中,实现了药用植物种质资源信息与实物共享。通过共享系统,并以种质资源圃为载体,实现信息共享 910616 人次,并向全国 137 家单位提供 176 种药用植物种子,283.9 万株种苗。接待参观访问 9200 人次,资源展示 138 次,为“973”计划等 44 项国家级项目提供了大量信息和研究资料,支持了各省部级科研项目 76 项,产生经济效益 77628 万元和巨大的社会效益,荣获 2009 年中华中医药学会科学技术奖一等奖。

(4)中药质量控制综合评价技术创新及其应用。目前,中药的质量控制方法,多是基于简单的经验和微形态鉴别,或是基于单一或少数指标成分的定性定量分析,均不足以反映其内在的质量。为此,该研究将中药资源—形态鉴定—理化分析、DNA 分子标记—活性(毒性)评价—化学对照品批量制备各单元先进技术有机整合,构建了全国首家具有中医药特色的现代中药质量控制与综合评价技术创新体系。建立石斛等 31 种多基源、易混淆药材专属性鉴别标准;将特征指纹图谱分析与多指标成分含量测定相结合,以降脂药物红曲为代表，通过深入的方法学研究和适用性评价，成功建立了用1种对照品同步测定12种相关成分含量的方法，为中药复杂体系中多组分定量方法建立提供了范例；并在此基础上，首次阐明了车前子、板蓝根等29种药材与功效相吻合或相关的特征性指标成分，经系统的方法学评价和交叉验证，研究、制订了这些中药的国家、地方标准，填补了《中国药典》相关品种质量标准的空白。针对有毒中药缺乏安全标准这一热点、难点问题，课题组以千里光、川楝子等为代表药物，在阐明其毒性/药效成分、代谢途径、安全窗口基础上，首次提出针对不同有毒中药毒性与药效成分的关系，分别制订限度或含量范围的质控理念，既保障了其使用，又保证了安全。这一创新对于其他有毒中药安全标准的研究和制定具有重要指导意义。

课题组研究、制订的33种药材、25种饮片、2种制剂、30种化学对照品的质量标准，为《中国药典》(2005年、2010年版)采纳；高效液相色谱-质谱联用技术、薄层色谱-生物自显影技术为《中国药典》(2010年版)采纳；33种药材薄层色谱鉴别收入《中华人民共和国药典中药材薄层色谱彩色图集》；4种药材、5种饮片标准为地方标准采用；10种制剂标准成为企业标准，对国际植物药标准的制定起到示范和引领作用。该研究成果获得2010年国家科学技术进步奖二等奖。

(5)基于中医药特点的中药样品库的建立与新药研究。中医药是我国拥有自主知识产权的领域，是创新药物研发潜力巨大的宝库，如何用现代科学技术推动创新中药研发一直是学术界关注的课题。该研究以基于中医药特点的现代中药研究为总体思路，整合化学、分析、药理及生命科学技术，以中药样品库建设、药理活性追踪筛选和化学物质组整体表征为重点内容，以创新中药研制为目标，构建了基于中医药特点的中药新药研究模式，成功研制9个现代中药，其中3个一类新药，有效部位新药4个，复方新药2个。研究成果在中药企业中得到推广应用。基于该研究，该项目建立了国内较大规模中药样品库和数据库，建成了涵盖8000种中药提取物，6000个中药单体成分，100个中药有效部位和200个中药复方的样品库；建立了中药信息数据库以及中药化合物数据库。这些样品库、数据库及基于其建立的中药多维信息平台和相关软件将可以作为基于中医药特点的新药研究的基础性平台。课题组采用化学与生物学研究相结合的方法，对临床疗效确切的，具有补中益气、活血化瘀、清热解毒等功效的150种中药的药效物质进行了深入研究，获得了一批具有心脑血管、神经保护、抗肿瘤、抗炎、抗病毒及免疫抑制等活性较好的化合物和有效部位。研究人员从150种中草药中共分离鉴定了4460个化合物，有效部位100个，其中国际上首次发现的新成分454个，新骨架10个，9个化合物被*Natural Product Reports*评为国际热点化合物。本研究不仅极大地丰富了本项目建立的中药化合物样品库，还为进一步的作用机制、质量控制、新药研究提供了科学依据和物质基础。目前，本项目建成了国内规模较大的中药样品库及数据库，已为国内外上百家科研机构提供上千种样品，成为推动我国中药创新药物研制的重要源头。研究成果获得2010国家科学技术进步奖二等奖。

(6)中药超微粉体关键技术的研究及产业化。该研究是将超微粉体这一高新技术，引入中药领域，使中药材植物细胞破壁率提高，促进药物成分溶出，提高药材利用率，节约中药材资源。课题组在-60℃的条件下用超音速气流使原药材相互碰撞，药材细胞破壁率达到95%，形成粒度为微米级的粉末，再通过特殊工艺制成粒径为1～75微米的饮片。这样中药材有效成分的溶出率和被人体吸收的比例就大大提高，不用煎且携带方便。1克的超微西洋参饮片，其有效成分和被人体吸收的数量至少相当于2克原药材。该研究取得了多项领先的成绩：获得了第一个超微粉体加工发明专利；创建了第一个超微粉体质量评价体系；出版了第一部中药粉体工程学专著；打造了第一个超微粉体技术平台；创建了第一个中药超微粉体产业化示范工程。中药超微饮片自2003年投产来，在1380多家医院、诊所、乡镇卫生院、药店等使用；中药超微粉体技术在“古汉养生源”、“天麻首乌片”等中成药中运用。超微粉体技术引进中药领域，使中药材细胞破壁，比表面积增大，粒径达到微米级，对提高中药材的利用率，增强药物疗效，保护中药资源具有重要的现实意义，同时这一新技术将全面提高中药、中成药质量，促进中药与世界接轨，更好地走向国际市场，使传统中医药能为人类的健康作出更大的贡献。该研究成果获得2009年度国家科学技术进步奖二等奖。

(7)中药配方颗粒产业化关键技术研究与应用。为解决传统饮片汤剂使用的不方便性、质量的不稳定性及疗效的不确定性等问题，该项目通过对中药配方颗粒产业化关键技术的研究与应用，完成了对植物药、动物药、矿物药共计723种单味中药的提取、浓缩、喷雾干燥和制粒工艺研究，较好地解决了制备工艺和质量控制方面的技术难题，制订了723种中药配方颗粒的工艺规程、质量控制标准，其中对564种进行了系统的特征指纹图谱研究。对723个品种、3000余批次产品进行了质量稳定性考察和与饮片的等量性对比折算研究；完成了逍遥散等10个复方分煎与合煎的药效学对比研究、归脾汤等10个复方近1000例临床疗效对比观察研究，同时进行了对300多个品种的新工艺、新设备、新技术和新辅料的实验研究，各项研究均取得了阶段性研究成果，为国家有关部门制定中药配方颗粒统一的制备工艺和质量标准提供了科学依据和可参照的范例，为中药配方颗粒的产业化、标准化和规范化奠定了坚实的技术基础，并为加快中药配方颗粒实施批准文号管理提供了翔实的技术资料，对加速中药现代化和国际化进程，具有十分重要的现实意义。目前，研究成果已全面实现产业化，形成了以中药配方颗粒为基础的现代中药研发产业链和质量技术平台，产品已在全国2000多家三甲医院应用，并成功远销到英、美及东南亚等国家和地区。研究成果获得2011年度国家科学技术进步奖二等奖。

### (四)中医药防治传染病能力明显提升

中医药应对突发公共卫生事件和重大疾病防治能力与水平明显提高。国家中医药管理局开展了615个国家级重点专科(专病)和3453个农村中医特色专科建设，建设省级重点专科(专病)1471个，建立了41个中医药防治传染病重点研究室，在进一步提高中医药防治常见病、多发病能力的基础上，重点加强了重大慢病、疑难病种、中医药防治优势病种和重点传染病的中医药防治工作，研究提出了一批重大疑难疾病的综合治疗方案及常见病临床实践指南，进一步提升了中医药临床疗效。中医药在治疗艾滋病、甲型H1N1流感等突发事件和重大传染病防治中发挥了独特作用，成效显著。玉树抗震救灾中中医药在预防高原反应、减少危重患者死亡率、防治呼吸道传染病和肠道传染病、骨折外伤等方面发挥了重要作用。

中医药科技攻关在应对突发公共卫生事件中也发挥了积极作用。中草药筛选和中药临床试验在防治甲型 H1N1 流感中取得了引人瞩目的成果。麻杏石甘汤、银翘散加减方、莲花清瘟胶囊、金花清感方经国内多家权威机构研究证实,对新发呼吸道传染病疗效确切,可有效地应对甲型 H1N1 流感等突发公共卫生事件,部分内容被美国卫生部网站等多个国际主流网站相继转载报道。

2009 年甲型流感疫情发生后,国家中医药管理局在第一时间全程参与防治甲型流感的组织协调工作,组织中医药专家展开临床救治和科学研究,及时制定《甲型流感中医药预防方案(2009 版)》,指导全国中医药防治甲型流感工作。构建了以医疗机构与科研机构相结合、国家地方分级协调配合的防控网络,并及时启动了中医药防治传染病科研专项。

为提高中医药防治"甲流"等传染病的能力,加强中医药传染病防治工作的研究水平,适应中医药对"甲流"防治工作的需要,为"甲流"防治工作提供科技支撑,国家中医药管理局在 2009 年甲型 H1N1 流感防控工作的关键时期,启动了《中医药防治甲型 H1N1 流感手足口病与流行性乙型脑炎的临床方案与诊疗规律研究》,在 2009 年 10 月—2011 年 10 月的短时间内建立了覆盖全国的从临床到基础从科研到应用的中医药防治传染病体系,迅速开展了系统全面的中医药防治"甲流"临床与基础研究,建立了 41 家中医药防治传染病重点研究室(临床基地),并注重在全国范围内开展中医药防治传染病人才培训及西部地区传染病防治能力建设。专项同时进行了对"甲流"相关药物的筛选与研发,构建了抗"甲流"有效中药筛选体系与信息数据库,中医药防治"甲流"的文献研究,并开发了中医药防治疫病综合信息平台、中央随机系统与数据管理系统平台,传染病视频会议系统平台,及"甲流"中药筛选平台。

由中国中医科学院中药研究所、中国医学科学院实验动物研究所和北京工业大学承担的基础研究,从治疗感冒、流感、SARS、禽流感和政府 2008 年公布的甲型 H1N1 流感诊疗方案所涉及的中药处方及部分中成药共计 40 多种,进行了筛选和比较研究,结果证实:中药处方及部分中成药对甲型 H1N1 流感病毒流行株所致的小鼠肺炎死亡保护具有显著作用;中药处方及部分中成药同时具有解热作用,能改善发热症状;中药处方及部分中成药对多毒株所致肺炎模型有效,可在季节性流感大流行尚未分型时早期辨证使用。

由北京地坛医院、佑安医院开展的甲型 H1N1 流感的临床研究证实:通过临床专家遴选的中药处方及部分中成药的功能主治与甲型 H1N1 流感病机、证候特点及基本治法相吻合,具有广泛的临床应用基础;甲型 H1N1 流感可分为风热犯卫和热毒袭肺两个证候,单纯以经过遴选的中药进行治疗,即能够改善发热、咽痛、咳嗽等症状,退热时间平均为 1.5 天,咳嗽消失时间平均为 4.6 天,咽痛消失时间平均为 3.6 天,病毒核酸阴转时间平均为 6.0 天,在常规用药剂量范围内,未发现毒副作用和不良反应,所医治病例全部治愈出院。

中医药参与防治传染病的范围、程度以及取得的成效逐步显现出来,积累了丰富的中医药防控经验,取得了国内外瞩目的显著性成果。2011 年 8 月 21 日,在北京召开的国际流感学术大会,向全世界宣布了中医药对"甲流"治疗的研究成果,16 个国家及地区的代表给予了积极评价。卫生部部长陈竺高度评价中医药在"甲流"防治工作中取得成绩。他认为，中医药防治“甲流”所取得的成绩已经被国际社会、国际医学界承认，推动了中医药走向世界。世界卫生组织总干事陈冯富珍女士讲，中医防治传染性疾病的作用、中医药的疗效应惠及世界。

## (五)中医药文化建设不断深入

中医药文化建设获得空前重视，国家中医药管理局联合23家部委和单位主办的“中医中药中国行”活动成为迄今为止规模最大、覆盖面最广、内容最丰富的一次大型中医药科普宣传活动，大力地弘扬了中医药文化，增进了民众对中医药的了解和认同。2010年组织开展了“中医中药中国行”新疆维吾尔自治区、新疆生产建设兵团和军营行北极边防站活动，为期3年的活动圆满收官，9月在北京隆重举行了总结表彰大会，并在全国开展了“中医中药中国行——文化科普宣传周”活动。同时启动了以“进乡村、进社区、进家庭”为主题的“中医中药中国行”新一轮活动。组织了中医药文化科普专家巡讲团，各界群众踊跃参加。北京、山西、黑龙江等地开展“中医进校园”活动，受到广大师生欢迎。上海编撰《中医药，让我们更健康》手册，向世博会参观者和市民宣传中医药，取得良好效果。湖北印发《中医机构文化建设形象设计指南》，推动文化建设与基础建设同步实施。为推广普及中医药文化知识，北京将在小学校推广由官方编写的有关中医药文化知识的普及读本。2010年11月，北京中医药大学校与北京宏志中学共同签订《合作办学协议书》，合作创办“中医药杏林实验班”，培养有志于从事中医药事业的人才。

中央财政首次安排近1亿元专项资金支持各省(自治区、直辖市)开展中医药知识宣传普及建设。国家中医药管理局出台了《关于加强中医医院中医药文化建设的指导意见》、《中医医院中医药文化建设指南》等文件，确定了71所中医医院为中医药文化建设试点单位，推进了中医医院文化建设。

2011年7月，国家中医药管理局发布“十二五”中医药文化宣教基地建设方案和标准，到“十二五”末，国家中医药管理局将总共确立50个包括中医药博物馆、遗迹遗址、教育机构、医疗机构及有关企业中医药文化科普馆等在内的全国中医药文化基地。到2015年，将在全国初步建立起特色突出、门类齐全、布局合理、作用显著的中医药文化基地网络。

中医药申报人类非物质文化遗产代表作名录取得突破。41项中医药项目被文化部列入国家级非物质文化遗产名录。2010年11月，“中医针灸”正式列入人类非物质文化遗产代表作名录，体现了国际社会对中国传统医学文化的认可。2011年6月，国家中医药管理局、国家档案局在京联合发布，我国两部中医药典籍《黄帝内经》和《本草纲目》顺利入选《世界记忆名录》。此次申报的《黄帝内经》为公元1339年胡氏古林书堂印刷出版，是世界上保存最早、最完好的版本，目前由中国国家图书馆收藏。《本草纲目》为1593年金陵胡承龙刊刻的原始木刻本。这是该书的原始版本，也是迄今为止唯一由李氏家族自己编纂的版本。

2011年的张仲景医药科技文化节、李时珍医药节、首届孙思邈中医药文化节弘扬了“大医精诚”的价值理念，传承了中医药文化精神。“中医中药中国行·进乡村、进社区、进家庭”活动深受群众欢迎，一些媒体的中医养生保健栏目成为品牌，大型纪录片《中医》开机拍摄，面向驻华使节的中医养生保健科普讲座，产生了积极反响。各地也在积极探索中医药文化建设与养生保健等相融合的机制，北京、广东等地推出了中医药文化养生旅游示范基地，海南将中医药文化及养生保健纳入国际旅游岛建设。甘肃省卫生厅、旅游局、农牧厅、林业厅、商务厅、文化厅 6 个部门联合制定了《甘肃省中医药养生旅游工作实施方案》，将利用当地丰富的中医药养生及旅游资源，打造中医药健康养生旅游新模式，打造中医药养生旅游业。中医药文化教育宣传基地建设不断加强，中医医院中医药文化建设持续推进。中医药新闻宣传工作进一步加强，为事业发展营造了良好的舆论氛围。

2011 年 11 月，全国中医药文化建设工作会议在四川成都召开。会议全面总结了近年来中医药文化建设工作进展，研究部署了“十二五”期间中医药文化建设工作。国家中医药管理局将重点开展八大方面的工作：①深入学习贯彻十七届六中全会精神，进一步认识中医药文化建设的重要意义，研究中医药文化建设的自身规律，准确把握中医药文化的内涵实质和核心价值观。②科学制订《中医药文化建设“十二五”规划（纲要）》，并认真组织实施。正确处理中医药文化与医疗、教育、科研、产业、学术等工作之间的关系，探索建立中医药文化传承、保护、发扬的管理体制和工作机制。③加紧培养中医药文化专业人员，建设一支专业结构合理、业务素质较高、思想作风过硬的中医药文化建设专业队伍，注重高层次领军人才培养，造就一批人民群众喜爱、在行业内外有广泛影响力的中医药文化名家大师。④拓展思路，充分利用各种社会文化资源，搭建政府主导、市场引导、部门合作、共同推进的中医药文化建设工作平台，建立多渠道、多方式的中医药文化建设公共财政长效投入机制。⑤结合中医药医、教、研、产等业务工作，开展形式多样、内容丰富、群众喜闻乐见的中医药文化宣传教育、科学普及等活动，创新形式、灵活多样、注重效果，真正做到大众化、普及化。⑥加强中医医疗、保健、教育、科研、产业等机构的中医药文化建设工作，进一步加大建设力度，从理念宗旨、制度体系、行为规范和形象环境等不同层面充分彰显中医药文化的特色。⑦继续深入推进中医药文化体制改革，协调好产业和事业发展的关系，创作满足人民群众需求的中医药文化产品，丰富中医药文化市场，实现产业与事业相互促进、共同发展，加快构建有利于中医药文化繁荣发展并符合社会主义市场经济体制要求的中医药文化管理体制和运行机制。⑧推动中医药走向世界，处理好中华民族文化走向世界进程中的三个关系，即先内后外、先点后面、先易后难。

2011 年 12 月，国家中医药管理局向全国各中医药管理部门发布了《关于加强中医药文化建设的指导意见》，以贯彻落实《中共中央关于深化文化体制改革、推动社会主义文化大发展大繁荣若干重大问题的决定》和《国务院关于扶持和促进中医药事业发展的若干意见》，切实加强中医药文化建设工作，充分发挥中医药文化对中医药事业改革发展的引领和推动作用，提升中医药文化在经济社会发展中的贡献度，实现中医药文化大发展大繁荣。《关于加强中医药文化建设的指导意见》指出，要从中医药核心价值体系构建、中医药文化源流及内涵研究和中医药非物质文化遗产保护与传承等方面做好中医药文化传承与保护工作，同时积极推进中医药机构文化建设、促进中医药文化传播与普及、加强中医药文化人才队伍建设、加快中医药文化机构设施建设、推动中医药文化产业发展和加强中医药文化对外交流与合作、加大对民族医药文化的保护与传承、完善中医药文化建设保障措施。

此外，国家对中医药古籍文献及中医非物质文化遗产保护等也予以重视，进行了相关研究的立项，如：

1100种中医药珍籍秘典的整理抢救：该项目首次利用现代信息技术，对现存的1100种具有重大学术价值和文物价值的中医药珍善本古籍进行了全面系统的数字化整理和抢救工作。研究历时两年，制定出"有重大学术价值和历史意义的中医药珍善本古籍整理抢救标准"，拟定出1100余种"整理抢救珍善本中医药古籍选书目录"，编制完成全国"有重大学术价值和历史意义的珍善本中医药古籍档案"管理系统。对散在于北京、上海、南京等地最急需抢救的350种珍善本中医古籍进行数字化整理，编制完成《中医药珍善本古籍多媒体数据库》，使之既能保持中医药古籍原貌，又具有现代化的文本检索功能，最大限度地发挥中医药古籍在当代中医药研究和创新工作中的作用，真正实现中医药古籍资源保护与有效利用，也对中医药教学、科研和医疗具有非常重要的支撑作用，获得2009年度中华中医药学会科学技术奖二等奖。

中医非物质文化遗产申报与保护研究：该研究创造性地提出中医药属于联合国教科文组织《保护非物质文化遗产公约》下的非物质文化遗产范畴并为中医药寻求非物质文化遗产法律的保护方面提出了佐证。2006年，在国内提出并成功申报了"中医对生命与疾病的认知"项目，为今后中医的进一步申报和研究奠定了坚实的基础；2008年，在对进入国家级和北京市级的北京地区中医代表性传承人个案调研基础上，研究了传承人的生存状况、提出了代表性传承人知识传承的保护需求和方案。2010年"中医针灸"正式通过联合国教科文组织保护非物质文化遗产政府间委员会第五次会议审议，被列入"人类非物质文化遗产代表作名录"。

中医古籍整理与数字化研究：该研究将现代信息技术与传统的古籍整理方法有机结合，以"基于知识元的计算机知识表示方法"作为理论指导，对古籍进行深入、规范化的解析标引，实现知识的有序化和结构化，形成中医药古代文献知识库、数据库，实现高层次充分利用，并对中医药古籍保护有重要意义。整理出版《神农本草经》、《海外回归中医善本古籍丛书》等古籍400余种。

### (六)中医药标准化建设扎实推进

近年来，国家中医药管理局紧紧围绕《中医药标准化发展规划(2006—2010年)》的目标和任务，努力推进中医药标准化工作进展，截至2010年年底，已发布实施的中医药标准296项。其中，国家中医药管理局组织制定的国家标准27项，行业标准269项。正在制修订中医药标准382项，其中国家标准99项，行业标准283项，总计678项。

国家标准主要围绕基础标准和共性技术标准加强建设，重点开展了中医药基础理论名称术语标准、临床诊疗术语标准、中医药名词术语分类与代码、针灸技术操作规范等标准的制修订工作，发布了《中医病证分类与代码》、《中医临床诊疗术语·疾病部分》、《中医临床诊疗术语·证候部分》、《中医临床诊疗术语·治法部分》、《中医基础理论术语》等27项国家标准，其中，《耳穴名称与定位》获得2010年度中国标准创新贡献二等奖。中医临床各科名词术语、中医四诊基本程序与规范等99项中医国家标准项目正在制修订中。2010版《中华人民共和国药典》中药部分收载中药材603种、中药饮片451种、中成药

1063 种、中药提取物 47 种标准。

行业标准主要围绕技术标准和管理标准开展制修订工作。其中，技术标准着眼于常见病、多发病及重大疾病的防治，重点开展了中医临床病症诊疗指南、针灸临床治疗指南、中医保健技术操作规范、临床中药技术标准，发布了《中医内科常见病诊疗指南》、《中医病证诊断疗效标准》、《肿瘤中医诊疗指南》、《糖尿病中医防治指南》、《亚健康中医临床指南》、《中医体质分类与判定》、《中医护理常规·技术操作规程》、《中医养生保健技术操作规范》等 209 项行业技术标准。管理标准围绕中医药医疗、教育、科研的管理，重点开展了中医医疗、科研、教育机构和人员资质资格及专业设置等行业管理标准的制修订，发布了《高等学校本科教育中医学专业设置基本要求(试行)》、《高等学校本科教育中药学专业设置基本要求(试行)》、《高等学校专科教育中医学专业设置基本要求(试行)》、《高等学校专科教育中药学专业设置基本要求(试行)》、《高等学校中医临床教学基地建设基本要求(试行)》、《本科教育中医学专业中医药理论知识与技能基本标准(试行)》、《中医医院建设标准》、《中医药重点研究室建设标准》等 31 项中医药管理标准。

上海、内蒙古等省(自治市、直辖区)也发布了一批地方中医药标准规范，如《上海市中医病证诊疗常规》、《蒙医病证诊断疗效标准》等。

在中医药标准化管理体制和运行机制建设方面，成立了国家中医药管理局中医药标准化工作协调领导小组、ISO 中医药技术委员会工作领导协调小组，组建了中医药标准化工作办公室，成立了全国中医、中药、针灸、中药材种子(种苗)4 个标准化技术委员会，形成了中医药标准化管理的运行机制。

在国际标准化组织(ISO)中申请成立中医药技术委员会，2009 年 2 月，正式向国际标准化组织技术管理局(ISO/TMB)申请成立中医药国际标准化技术委员会。2009 年 9 月，中医药标准化技术委员会提案在 TMB 会议上获得通过，ISO 中医药技术委员会正式批准成立，代号 ISO/TC 249，并由我国承担秘书处工作。2010 年 6 月，召开 ISO/TC 249 第一次会议，秘书处设在上海，共有成员国 31 个。承担秘书处工作对于弘扬中华民族优秀文化、发掘中医药学宝贵财富、维护国家和民族利益，都有着十分重要的意义，将进一步加快我国中医药国际标准化工作的步伐，全面提升我国参与国际标准化工作的水平，扩大国内外影响。同时，利用“标准”这一重要工具的桥梁作用，有利于积极从事、参加国际标准化组织的活动，打破贸易技术壁垒，也利于贸易、国际产品质量认证和经济技术提升。

国际疾病分类(ICD)是国际上共同使用的统一的疾病分类方法，是由世界卫生组织(WHO)疾病分类合作中心负责修订、推广和使用的国际标准，是各国进行卫生信息交流的基础。2009 年 3 月，世界卫生组织在日内瓦召开了国际疾病分类(ICD)研讨会，此次会议对传统医学纳入国际疾病分类 ICD - 11 的范围、条件以及名称进行了讨论。2009 年 5 月，世界卫生组织在中国香港召开了 ICD11 - TM 第一次正式会议，来自日本、韩国、印度等国家以及我国内地和香港、台湾地区传统医学专家和官员参加了此次会议。会议明确将中医学、印度阿育吠陀医学和顺势医学纳入国际疾病分类(ICD - 11)，传统医学体系的命名采用“中医药(TCM)”或“基于中医药的传统医学(TCM based - TM)”得到了大多与会专家的认可。2010 年 6 月，世界卫生组织在香港又召开了 ICD11 - TM 会议。

## (七)中医药对外交流与合作继续深化

双边合作领域进一步拓宽。中医药合作纳入中美2010年战略与经济对话合作框架并建立工作机制。成功举办中法、中新等中医药合作会议。中医药行业及管理部门积极推动孔子学院开展中医药文化传播,2010年6月,习近平副主席出席了澳大利亚皇家墨尔本理工大学中医孔子学院揭牌仪式,并对中医孔子学院把中医药学同汉语教学相融合的做法给予充分肯定。

2010年,加强了与国际标准组织合作,支持中医药技术委员会(ISO/TC249)秘书处召开了中医药技术委员会第一次会议。我国与世界卫生组织紧密合作,推进落实第62届世界卫生大会上通过的《传统医学决议》,积极参与世界卫生组织国际疾病分类传统医学部分制订工作。为进一步推动我国传统医学纳入世界卫生组织国际疾病分类(ICD-11)工作进程,确保传统医学国际疾病分类项目有序开展,国家中医药管理局国际合作司于2011年2月在北京召开了世界卫生组织传统医学国际疾病分类项目研讨会。传统医学加入ICD-11,在世界卫生组织国际疾病分类工作中尚属首次,这为中医药发展提供了难得的机遇,同时也对国内中医药标准化工作提出了更高的要求。

2011年,我国积极推动WHO西太区制定实施《传统医学地区战略(2011—2020)》;《黄帝内经》、《本草纲目》列入了世界记忆名录;及时推动中国与欧盟建立推进中药注册工作机制,进一步促进了中国与东盟高水平合作平台的构建。“中美中医药学术研讨会”、“中俄中医工作组第一次会议”、“中韩传统医学合作协调委员会”成果丰富;与马来西亚、越南、新西兰、澳大利亚的合作得到加强。黑龙江、福建、广西、云南等地发挥区位优势,积极发展中医药服务贸易。

加强与港澳台合作,首届内地与港澳中医药高层协调会召开,建立了三地合作机制。中医药纳入两岸医药卫生合作协议,成立“两岸中医药工作推动小组”,“海峡论坛”及“两岸中药论坛”成功举办,包括院士、国医大师在内的内地中医药界人士前往台湾参加第三届两岸中草药合作及技术交流论坛等活动,在岛内外产生了积极影响,“两岸四地”中医药合作正向纵深发展。

## (八)特别关注

### 1. 屠呦呦获拉斯克奖

“因为发现青蒿素——一种用于治疗疟疾的药物,挽救了全球特别是发展中国家的数百万人的生命。”国际医学大奖美国拉斯克奖将其2011年临床研究奖授予中国中医科学院终身研究员屠呦呦,这也是至今为止,中国生物医学界获得的世界级最高大奖,离诺贝尔奖只有一步之遥。拉斯克奖评审委员会认为,屠呦呦教授领导的团队将一种古老的中医疗法转化为最强有力的抗疟疾药,使现代技术与传统中医师们留下的遗产相结合,将其中最宝贵的内容带入21世纪。

屠呦呦最早提出用乙醚提取青蒿,对研发青蒿素起到关键作用,从而创制新型抗疟药。从发明到临床应用,青蒿素的研制肯定凝聚了一大批科学家的功劳。“523”项目(1967年5月23日,我国紧急启动“疟疾防治药物研究工作协作”项目,代号为“523”)是一个庞大的计划，有很多人做了贡献，这毋庸置疑。但是屠呦呦是第一个将中药青蒿引入当年的“523”项目组，第一个提取出来了具有百分之百活性的青蒿素，第一个将其用到临床而证实它有效。本年度屠呦呦又获得葛兰素史克中国研发中心生命科学杰出成就奖。

一个国际生物医药大奖颁给了一位从事中医药研究的科学家，充分证明了中医药学是一个伟大的宝库，给出了一个中医药如何继承和创新的有力范例，展示了中医药学的科学价值，体现了我国在生物医学领域的科技创新能力。

2. 中成药丹参滴丸完成美国 FDA Ⅱ 期临床试验

2010 年 8 月，在北京召开了“现代中药国际化产学研联盟启动暨复方丹参滴丸 FDA Ⅱ期临床试验结果报告会”。会议宣布：“复方丹参滴丸成为我国第一例圆满完成美国食品与药品监督管理局（FDA）Ⅱ期临床试验确证其安全、有效，并即将进入 FDA Ⅲ 期临床试验的中成药”。现代中药复方丹参滴丸于 1997 年获得美国食品与药品监督管理局（FDA）IND 临床试验批件。之后，通过在国内进行大量的深入基础研究，于 2007 年启动 FDA Ⅱ 期临床试验，临床试验在美国纽约、佛罗里达、得克萨斯和加利福尼亚等分布于美国东南西北中地区的 15 个临床中心，完全按照国际公认的 GCP 临床试验标准严格进行。全部研究在 2009 年年底顺利结束。结果显示，对国际公认的治疗心绞痛的黄金疗效指标（即运动耐量试验）及其他疗效指标都一致地指向同一个方向并且遵循几乎相同的量效规则，而且在临床上及统计上均有显著意义。更重要的是，临床试验中没有出现药物相关的不良反应，这在任何西药的研究中几乎是不可能的，充分证明复方丹参滴丸优于化学药物，这对澄清人们对中药的偏见有重要的现实意义。

历时 3 年的复方丹参滴丸Ⅱ期试验圆满完成，世界最严格的临床研究证明了其安全性及有效性。FDA 表示，复方丹参滴丸Ⅱ期临床试验结果很好，同意开展Ⅲ期临床研究。复方丹参滴丸成功进入 FDA Ⅲ 期临床试验，标志着中药国际化迈出了关键和有力的一步。复方丹参滴丸作为中药产品的代表，十几年来在现代化、国际化过程中几经周折的实践，证明了中药在研发生产、临床评价等各个方面取得了长足进步，这些综合成就得到了国际的认可，提升了中药现代化研究的水平。

3. 中药治疗甲型 H1N1 流感效果获国际认可

2011 年 8 月 16 日，国际权威医学期刊《内科学年鉴》发表了我国学者的临床研究结果。这一研究显示，中药汤剂可以显著降低甲型流感发热持续时间，其效果与达菲相仿或有更加优效趋势。该研究由首都医科大学附属北京朝阳医院、北京呼吸疾病研究所、卫生部北京医院王辰教授领衔、国内 11 家医院组成课题组，完成了关于奥司他韦（达菲）和传统中药汤剂（麻杏石甘汤和银翘散加减方）治疗新型甲型 H1N1 流感的临床研究。

该研究采用规范、严格的现代循证医学研究方法，将 410 例确诊为轻症甲型流感的成年患者随机分为 4 组：对照组、达菲组、中药组（应用麻杏石甘汤和银翘散加减方汤剂）和达菲加中药组。统计分析显示，3 个用药组的发热时间均显著短于对照组，中药汤剂可以显著降低甲型流感发热持续时间。

这一研究在《内科学年鉴》的发表，标志着国际权威医学刊物对我国中医药学研究的认可。研究以科学的方法向世界展示了中医药在人类应对新发呼吸道传染病和突发公共卫生事件中的作用，是中医药研究走向世界进程中具有标志性的重要事件。文章发表后受到国际广泛关注，包括美国卫生部网站在内的3万多个国际主流网站对相关报道进行了转载。经中国医学科学院医学信息研究所初步检索，该论文是中国内地地区采用随机对照试验方法评价中药汤剂的第一篇登载于国际著名SCI期刊的研究论文。

《内科学年鉴》创刊于1927年，是美国内科医师学院的官方杂志，为世界权威医学杂志，被公认为国际内科学领域“第一刊”。

## 四、本学科存在的问题与发展趋势

### （一）存在的问题

近年来，虽然中医药学科的发展取得了较大进展，但仍存在不少问题。主要体现在：

（1）中医药发展基础薄弱，国家投入还有待进一步加大，扶持促进政策需下大力全面落实并不断完善。中医基本现状调查显示，基层卫生医疗机构中只有59%能够提供中医药服务，中医医院基础设施条件仍需进一步改善，生存和发展的压力仍较大，城乡、区域之间发展不平衡的问题还比较突出，已经明确的扶持促进政策还没有得到全面落实，一些政策要求还有待进一步完善。

（2）中医药特色优势发挥不够，临床贡献度还不够鲜明，服务领域还需进一步拓展。虽然近年来在领导部门和中医药行业共同努力下，中医特色淡化、优势弱化状况有所改善，特别是在一些突发事件应急救治和重大疾病防治中，中医药发挥了独特作用。但从中医基本现状调查结果看，还有不少中医医院中医药特色发挥不够，开展的中医服务项目较少，配备的中医诊疗设备不多。具有优势的预防、养生、保健、康复等服务滞后，不能适应人民群众健康新需求。

（3）中医药继承和创新还需下大力推进。中医药学原创思维的内涵挖掘和丰富发展不够，以中医药学原创思维为基础的理论和技术方法创新不够，基于名老中医药专家和古典文献的传承研究不够，利用现代科学技术成果进行创新发展不够。适合中医药自身特点的研究和评价方法及其标准规范体系尚未建立，适应时代要求的中医药自主创新体系尚未形成。

### （二）发展趋势

当前世界范围内科学技术迅猛发展，以分子生物学和基因工程为先导的现代生命科学取得了长足进步；基因工程、生物信息等高科技浪潮快速兴起，临床流行病学和循证医学研究方法逐步推广，多学科广泛渗透融合等都为中医药发展提供了有力的技术支撑。面对诸多难以解决的医学问题和矛盾，中医药以其源于天然、副作用小、疗效确切、价格相对低廉的特点和优势，在世界范围内越来越受到人们的关注。中医药学学科发展的社会需求呈现出了全球化的趋势。

按照《中医药事业发展“十二五”规划》，到2015年，中医药管理体制和运行机制更加科学合理，中医医疗服务和应急体系更加完善，中医预防保健服务体系初步构建，服务能力显著提高;中医药人才素质明显改善,结构更趋合理;继承创新体系基本建立,传承研究取得显著成效;中药产业发展水平进一步提升,现代中药工业体系建设和产业创新能力得到加强;中医药文化业态更加丰富,文化资源得以有效开发利用;实现中医药立法,标准规范体系进一步健全,信息化水平进一步提升;国际交流与合作成效更加显著,在国际传统医药领域优势地位得到巩固和加强,基本实现中医药医疗、保健、科研、教育、产业、文化全面协调发展。

因此,未来 5 年我国中医药学科发展的目标为:系统整理和诠释中医、民族医理论,总结现代研究成果,在思维模式、脏腑生理、病因病机、辨证治法、药性理论、方剂配伍、中药和针灸效应原理及现代临床有效的其他非药物疗法的效应原理等方面取得创新与发展;在中医理论现代研究成果基础上,形成专业术语统一,理论层次明确的基础框架,运用现代科学理论和方法,探索其科学基础,在中医基础理论、药性理论、方剂配伍、中药和针灸效应原理、骨伤手法机理等方面进行深入研究,努力创立新学说;初步完成中医理论的系统整理和诠释,阐明理论的科学内涵,建立起由现象描述向本质阐明的中医理论体系,为中医临床和中药研发提供新的理论指导。

进一步研究对重大疾病、常见病、多发病的有效诊疗方法和手段,科学评价中医药治疗效果,优化诊疗方案,形成技术规范,丰富中医、中西医结合、民族医诊疗思想、方法和技术,提高临床疗效;进一步完善心脑血管疾病、糖尿病、恶性肿瘤、慢性呼吸系统疾病、肾病等若干重大慢性疾病中医、中西医结合防治方法的临床疗效评价和技术标准;形成疗效确切、可推广的具有中医特色和优势的防治方案或指南;基本形成中医药防治重大疾病的系统理论和有效方法,为完善中医临床医疗体系和养生保健体系提供科技支撑。

进一步加强中药安全性、有效性及中药质量研究,建立符合中药研究特点的现代化技术平台,建立健全中药不良反应监测方法和管理体系,大力推进中药现代化、国际化,促进可持续发展;进一步完善符合中药特点的质量控制、药效评价和安全评价方法;进一步查明我国中药材资源概况,建立中药资源的科学配置和合理利用规划;建立中药研制的关键技术平台,创制若干治疗心脑血管疾病、糖尿病、恶性肿瘤、病毒性肝炎、艾滋病、流感、骨质疏松症等危害人类健康的疾病的有效新药;建立符合中医效应特点的技术标准和评价体系,形成中药自主创新体系;一批中药新药进入国际医药主流市场。

## (三)中医药学科优先发展领域与重点任务

### 1. 基础研究

以中医药学术发展为重点,在实践中进一步加强中医药继承与创新,阐明相关理论的科学内涵,促进中医药理论和实践的创新与发展,不断丰富和完善中医药理论。

(1)中医理论现代化研究成果的系统整理研究。分析、归纳并提炼近 50 年中医药理论和临床研究进展,总结规律,探索方法,不断创新,丰富和发展中医理论体系,以更好地指导临床实践。

(2)基本理论和概念的规范及诠释研究。在文献及现代科学研究基础上,阐明中医基本理论和概念的内涵与外延、逻辑关系及适用范围,进一步推进中医理论现代化。

(3)脏腑经络理论研究。在中医整体观念指导下,探索脏腑功能作用特点和规律,深入揭示脏腑相互作用、相互制约、维持动态平衡的规律及调控机制，深化藏象理论及经络学说的研究。指导临床实践，提高防病治病水平。

(4)病机与治法理论的研究。在常见病、疑难病的研究基础上，选择疗效确切的疾病，进行以临床为重点的系统研究，丰富病机与治法理论，形成治疗新思路。

(5)证候与方剂相关性研究。开展以临床为基础的常见疾病证候特征的分析，进一步明确各种病证发生、发展、转化的规律，探索方剂有效物质在多环节治疗过程中的作用机理，丰富和完善方剂配伍理论。

2. 临床研究

坚持中医理论为指导，进一步丰富中医药诊疗思想、方法、技术，提高中医药防病治病能力。

(1)名老中医药专家学术传承研究。应用现代信息科学技术与复杂科学的理论，整理名老中医的学术思想、诊疗经验，建立名老中医药专家学术传承、研究以及推广应用的新模式和有效方法。

(2)重大疾病的防治研究。以心脑血管疾病、糖尿病、恶性肿瘤等重大慢性病及艾滋病、病毒性肝炎等重大传染病等为重点，开展中医、中西医结合防治方法和技术研究。针对突发公共卫生事件，总结和整理历代相关文献和近年经验，发挥中医药对重大传染病的辨证诊治优势，针对可能引发突发公共卫生事件的疾病与因素，研究探索有效的中医和中西医结合的防治方法，建立综合及应急防治方案。

(3)诊疗方案研究。选择中医药治疗有优势的病种，集成临床研究新成果，在病证结合的思路下，规范疾病的证候诊断，研究合理用药，形成若干完整有效的治疗方案。

(4)辨证规律研究。针对中医取得可靠疗效的常见病、多发病开展疾病与证候相关研究，探索证候特征形成的病理基础或演变规律，提出适宜于临床诊疗需求的辨证方法。

(5)适宜技术挖掘与推广研究。挖掘、遴选、整理、研究出一批应用基础良好，临床效果明确，经济实用并具有传统特色的诊疗技术，制定安全、有效、可控的技术操作规范，建立评价方法，开展推广研究。

(6)评价方法研究。借鉴现代临床研究的原理和方法，研究建立能够体现中医药疗效特点的评价方法和评价标准。

(7)积极开展中医药预防疾病研究和对亚健康的干预研究。系统整理研究相关文献，挖掘整理创新中医药养生防病的理论和技术，并探索建立中医亚健康治疗体系与评价标准。

3. 中药研究

遵循中医药理论，构建中药研究的创新思维，促进中药现代化。

(1)资源保护和可持续利用研究。开展资源调查及调查方法的研究，建立中药资源监控和预警的相关技术，研究道地药材、珍稀濒危中药材繁育技术和代用品。

(2)方法学研究。注重新方法、新技术在中药研究中的合理应用，建立并完善符合中药、民族药特点的药效及安全性评价方法、质量评价方法、药材规范化生产技术方法学研究。

(3)共性技术研究。开展炮制、提取、制剂等中药关键技术及装备研究;研究中药制药新工艺、新技术、新剂型、新辅料。

(4)质量标准研究。研究中药种子、饮片、配方颗粒、提取物、制剂质量标准和质量控制方法;阐明药材道地性与药效的科学原理,建立和完善质量控制方法及标准。

## 参考文献

[1] 彭司勋.中国药学年鉴.中医药创新发展规划纲要(2006—2020).上海:第二军医大学出版社,2007:427-431.

[2] 吴刚.中国中医医疗机构全书(上).中医药科学研究发展纲要(2006—2020).北京:中医古籍出版社,2007:232-234.

[3] 中国医学科学院.中国医学科技发展报告(2011).北京:科学出版社,2011.

撰稿人:刘理想

# 专题报告

# 内经学学科发展研究

内经学是研究《黄帝内经》及其相关研究成果的一门学问，属于中医学理论及其临床应用的基础性学科。本学科的研究宗旨是研究《黄帝内经》及内经学学科形成与发展，从对其历史与现状的研究中探索学术发展规律；研究《内经》的医学理论与防治疾病的知识与技术，以深入发掘与继承；研究《内经》中的哲学以及天文、历法、社会、教育等多学科思想，探讨其与医学发展的关系；研究《内经》指导医学发展，尤其指导临床实践的方法与规律。同时在上述研究的基础上以期解析、丰富原有理论，升华为新学说，促进内经学学科在理论、临床、教学、科研等方面的发展。

## 一、本学科发展现状

内经学学科的发展涉及理论、临床、科研、人才培养、教学发展、学术交流等方面，可从以下两方面总结。

### （一）学术研究概况

学术文章是一个学科学术发展的风向标，从近两年《内经》学术论文的分布情况可以大概了解本学科的发展动向。检索 2009 年 1 月—2011 年 11 月“中国知网”收录以“内经”为关键词的文献共有 886 篇。其中，《内经》理论研究 471 篇，理论指导临床研究 285 篇，从哲学角度研究《内经》的 66 篇，《内经》教学研究 44 篇，《内经》文字考证、训诂、校勘研究 14 篇，实验研究 6 篇。从文章分布上看，内经学学科的研究仍然以理论研究为主，即运用文献研究的方法，以专题进行探讨发挥为主要形式研究《内经》，内容涉及阴阳五行、藏象学说、体质学说、病因病机、病证方药、治则治法和养生康复等多个专题。其次是理论指导临床的文章。说明现代《内经》研究更加重视其应用性，也说明越来越多的临床工作者开始关注《内经》对临床的指导作用。但是临床报道以临床回顾、验案报道为主要形式，内容涉及与《内经》理论有关的个案病例报道，大样本临床研究、医案医话以及理论指导临床各科应用情况等则相对较少。此外，运用文字训诂、版本流传研究《内经》的文章比较少。运用实验方法，以动物实验为主要形式，内容涉及《内经》理论验证研究、治则治法及方药的实验研究等则更少。

《内经》临床研究工作虽然被内经学界专家日趋重视，但是中医从业者中仅仅把《内经》作为纯理论性著作看待的不在少数。《内经》在分析与认识医学问题时运用了当时文字学、语言学、哲学、天文学、地理学、历法学、生物学、气象学、心理学、社会学等多方面知识，而这些知识在内经学形成的过程中也融汇成为内经学研究的内容。若要让内经学研究顺利开展，就必须从多学科角度采用系统与现代化的方法进行研究，并且要重视临床研究方法。目前，全国内经学学科已经有“五脏藏神理论研究”、“四时五脏阴阳研究”、“内经理论体系研究”、“内经气化理论研究”、“内经与临床研究”等几个比较稳定的研究方向，但还有待进一步扩展充实。

### (二)人才培养与学术交流概况

1. 人才培养

内经学学科的研究人员以各高等中医药院校为主体,大约有 250 人。另一部分人员散在于各省市中医研究所及基层医院,总共 700 人左右。

近两年,由于学术界和全社会对经典关注度加大,《内经》人才培养的力度亦有极大加强,表现为各种层次的经典理论培训班的开设,如由国家中医药管理局主办、北京中医药大学承办的"全国《内经》师资培训班",北京中医药大学、广州中医药大学各自开办的包括《内经》在内的"四大经典"理论培训班、经典理论临床运用培训班,以及北京中医药大学举办的"岐黄讲坛"等均为内经学学科的人才培养提供了良好的平台。

2. 学术交流

自 2009 年中华中医药学会内经学分会正式成立以来,分会每年都会举办全国或国际范围的内经学术交流会,极大地推动了内经学界学术交流活动的开展。同时,不仅中医界对专业人员加强经典培训,社会知识群体和广大民众,从学习中华传统文化和自身健康的需要出发也对中医经典,尤其是《内经》的兴趣日趋浓厚,有关《内经》普及的讲座、著作显著增加。内经学界的同仁在内经学分会组织的学术研讨会基础上,通过合作编写书籍,交流心得,活跃了内经学界的学术气氛,推动了《内经》的学术发展。

## 二、本学科发展成果

近年来,本学科发展取得了以下成果,如重视《内经》临床运用、深化《内经》理论研究、开展《内经》科研创新、促进《内经》学术交流、探索《内经》教学改革、推广《内经》科学普及等。

### (一)《内经》理论用于临床指导

对《内经》相关理论的临床应用研究是当前内经学学科研究的重要板块,也是赋予古老经典生命活力的重要方法,所以内经学界专家继续着力临床研究,并加以推广。

1.《内经》临床研究著作增多

前人虽留下《内经拾遗方论》、《宣明论方》、《明教方》等几部临床研究《内经》的专著,但相对于 400 余部研究著作而言在数量上也是绝对少数。新中国成立以来,仅有任应秋的《病机十九条临证分析》、杨志孚的《内经与临证》、王洪图的《黄帝医术临证切要》、王庆其的《内经临证发微》和翟双庆等的《王洪图内经临证发挥》等《内经》临床专著十余部。自 2009 年以来,比较有代表性的《内经》与临床研究著作有王庆其主编的《黄帝内经理论与实践》(全国高等中医药院校研究生教育卫生部"十一五"规划教材)和《内经临床医学》,周国琪、陈晓主编的《内经理论临床应用》,吴弥漫主编的《内经临床发挥》,黎敬波主编的《〈内经〉临证温课与辅导》、《内经临床运用》等。可见当前内经学界对经典与临床的结合十分重视。

值得一提的是,《内经临床医学》一书从“经典需要临床,临床需要经典”的学习、研究和实践经典的经验出发,从临床角度系统研究《内经》,将经典与临床有机地融为一体。

2.《内经》临床研究论文丰富

2010年以来,有关《内经》理论指导临床运用的论文显著增多,研究方向多样,研究深度加大,体现了《内经》理论的临床指导作用。有总结《内经》临床运用理论者,如田丙坤等[1]指出,《内经》理论认为叁伍相参,乃决死生;审察病机,无失气宜;病为本工为标,标本相得,邪气乃服;五脏为本,顺其特性;因势利导,补泻得宜5个要领,是《内经》理论指导临床的关键。充分领会上述五要点将有助于《内经》理论的临证应用。并指出,《内经》理论的强大生命力在于临床疗效,“学经典、做临床”是发展中医的必由之路。

也有结合《内经》理论具体运用者,如焦颖等[2]通过从脏腑病位、病因病机、诊法和治法等方面整理和分析《内经》中有关腹部剧痛的论述,探析《内经》所载的腹部剧痛证在脏在腑之异,诸因致痛特点,相关色诊、脉诊理论,以及针刺、按摩等治疗手段等,以期对《内经》腹部剧痛证的理论研究和中医急腹症诊治有所裨益。

也有研究《内经》治法新内涵者,如王小平[3]对《内经》治疗思想中的“人本”意识进行了深入剖析,指出《内经》不仅汲取了古代先哲的“人本”观念,还结合医学实践将其改造为具有医学内涵的“人本”思想,使“以人为本”成为《内经》治疗思想的重要理念之一,“法天则地”、“治病求本”、“顺而治之”、“和为圣度”等治疗思想均反映出浓厚的“人本”意识,体现了《内经》治疗体系以人为本的基本特征。

### (二)《内经》理论研究深化

当前《内经》理论研究明确了内经学学科在中医药研究中的基础地位,以及不可替代的指导价值。内经学作为中医学理论及其临床应用的基础性学科,其研究内容可分医学理论和医学基础两部分。

1.《内经》医学理论研究的深化

《内经》理论研究主要是运用文献方法,以专题进行探讨发挥为主要形式研究《内经》相关理论,内容涉及文字训诂、版本流传、阴阳五行、藏象学说、体质学说、病因病机、病证方药、治则治法和养生康复等多个专题。2010年也有不少文章针对以上专题进行发挥,有精解医理者,如贺娟[4]在五脏应时方面认为,目前新发现的古十月历在《黄帝内经》中有明确呈现。这种古十月历不仅可以解释《黄帝内经》按照十二个月的历法不能完善解释的经文,而且认为是五行理论源自五时观念的依据。

有依据经典总结发挥者,如孟庆云[5]总结出《内经》方法论有观察方法、实验方法、调查方法、经学方法、比类方法、揆度方法、术数方法、模型方法、假说方法、系统方法、案例分析方法及从容模式思维方法等。这些方法不仅参与构建中医学理论体系,运用于临床实践,还赋予了中医理论的特色。

有结合新说独辟蹊径者,如周波[6]结合实体解剖研究《内经》中形脏、神脏“器”的概念及它们之间的关系,对比体内类似“器”的解剖结构,指出“形脏四”就是指心、肺、肝、肾四脏的实体等，拓展了藏象认识。

2.《内经》医学基础研究的拓展

《内经》理论体系在形成之时纳入了当时众多的人文学科、自然学科的成果，包括哲学、天文、历法、气象和地理学等。这些内容作为构架或形质，探讨多学科与《内经》理论的关系，为《内经》理论体系的构成作出了重大贡献，是《内经》理论体系形成的基础学科，对深入解析《内经》理论具有重要意义。

如贺娟[7]的《从〈周易〉到〈内经〉阴阳思想探源》一文，不仅对《内经》阴阳思想的起源做了深入探讨，而且从《周易》对天地乾坤的定位进行了描述，对《内经》阴阳关系及阳气的重要性做了解析。陶功定[8]通过对《黄帝内经》生态医学思想的研究，从“人与天地相参”的“天、地、人三才”大生态医学模式上整体把握生命变化规律，对“六淫”与“戾气”致病进行了生态病因学阐释，赋予了新的内涵，认为“六淫”、“戾气”的致病特点是天、地、人之间的生态失衡，具体体现在天人失宜、天地失宜、人地失宜，进而提出了“生态病因学”理论，并阐述了其重要意义。

闻永毅等[9]运用语料库语言学的方法与技术研究《黄帝内经》。语料库的建立、标注和检索等离不开语言学的支持，而《内经》词汇的语义分类、语义分类体系的建立，以及数据的分析等又离不开中医学的支持。两个学科的有机结合将有利于一种新型的《黄帝内经》乃至中医文献研究方法的形成。

张焱[10]汇集了从春秋至秦汉时期传统文化的精华，形成了独具人文性和多元思维特点的中医文化。《内经》养生学思想在“天人相应”整体观的影响下，重视内外兼顾，形神合一，动静结合，主张“未病先防”、预防为主的“治未病”思想，尤其重视社会—心理因素对人体健康状态的影响作用，迄今仍有重要的指导意义。

## (三)开展《内经》科研创新

受当前政策导向的影响，利用现代科学的方法研究《内经》理论依然是《内经》研究的重要部分。从相关研究课题来看，藏象内涵研究是《内经》实验研究的主体，当前具有代表性的研究方向有脏腑相关理论研究、中医气化理论研究等。

1. 脏腑相关理论研究

本研究方向旨在从研究脏腑相关入手，阐释中医学藏象理论的基本内涵，以“肺与大肠相表里”为切入点，以国家“973”项目为依托，从古代文献、现代生物学基础以及临床应用几个方面，探讨通过肺与大肠之间的功能联系，为脏腑相关性研究提供模式与方法，如根据中医脏腑相关理论选择“肺与大肠相表里”理论指导下临床疗效确切的病证方药，运用临床研究、实验研究等多种传统与现代研究方法，多角度阐明“肺与大肠相表里”的内在联系与协调机制，揭示疗效产生的内在规律，深化对肺与大肠之间表里、升降等功能的认识，进一步发展和创新中医脏腑相关理论，提升其临床应用价值。“肺与大肠相表里”脏腑相关理论的应用基础研究是基于中医临床优势和特点设计的医学理论研究项目，旨在探讨临床优势的理论基础。该项目的启动有助于提高中医学理论在临床的指导能力和水平，对许多临床难治性疾病的防治具有重大意义。这一项目的开展对探源医学理论、鼓励

《内经》科研创新有深刻影响。

2. 中医气化理论研究

中医气化学说是根据天地五运六气的变化来探求万物的生长变化规律和人体的生命活动规律，并进而指导疾病防治的学说。气化学说是天地间所有事物运转规律的核心学说，中国传统哲学理论阴阳五行学说便是气化学说的抽象。中医气化学说的内容主要体现于《黄帝内经》的五运六气理论之中。五运六气理论阐发了不同年份、季节，常见气象因素如风、寒、暑、湿、燥、火六气存在的平气、太过与不及的变动规律，以及由此导致的人类疾病种类和性质变化。因此，气化学说是表达气象与疾病相关性的学说，是中医学的气象疾病学理论。根据气化学说的基本思想，人类疾病的发生与气象因素的变动密切相关，《内经》的五运六气学说就是探讨天时气象的变化规律、气象变动对物象、人体疾病影响的学说。北京中医药大学高思华、贺娟等研究团队在获得北京市共建项目、国家自然基金项目等的支持下，借助于北京地区 60 年实际气象数据库、北京疾控中心 30 年流行性疾病数据库和北京中医药大学东直门医院 10 年住院病人数据库，系统探讨了干支运气与实际气象的吻合度、气象与疾病的关联性，以及常见疾病发病的气象模型。这一项目为深入挖掘《内经》相关理论、从多学科角度开展《内经》科研项目开辟了道路。

此外，还有“天人相应理论的研究方向”以五脏应四时为切入点，依托多项国家自然基金项目，探讨了肾应冬、肺应秋、肝应春的现代医学科学内涵。“五脏藏神理论研究方向”以补肾活血法治疗阿尔茨海默症、调理脾胃的方法治疗抑郁症等为切入点，依托国家自然基金等项目研究五脏藏神的现代生物学内涵。这些也是《内经》科研创新的有益尝试。

### (四)促进《内经》学术交流

由于《内经》本身具有各家学说的性质，因而自古以来始终对中医学术的发展起着重要的推动作用。《内经》的学术交流也是内经学学科发展中不可忽视的一个方面。

1. 学术交流平台的搭建

中华中医药学会内经学分会的前身全国内经专业委员会，自成立之始就一直活跃在《内经》研究领域，领导和组织各种内经学术交流活动，有力地推动了内经学术的发展。2009 年 7 月中华中医药学会内经学分会成立是内经学学科建设发展的里程碑，更为全国内经学界进行学术交流搭建了稳定、良好的平台。

2010 年 7 月翟双庆主编的《〈黄帝内经〉研究集成・会议篇》收录了中华中医药学会内经分会自成立以来召开的相关会议，收载了历届《内经》学术研讨会的学术论文，为学会的发展与学术交流提供了宝贵的资料。近十年召开的《内经》学术研讨会均有众多来自韩国、新加坡、日本等国家和中国台湾、香港等地的学者参会。在全国第十届内经学术研讨会上，共有 11 名韩国学者参会。同时，韩国、日本等内经研究学会亦数次邀请内经学分会的专家参加他们主办的会议。可以说，各内经研究组织之间交流活跃。

2. 学术交流内容的丰富

2010 年 8 月 21～24 日，由中华中医药学会内经学分会主办的“全国第十届内经学术研讨会”在上海中医药大学召开。会议共收到有关《内经》研究方面的学术论文 110 篇。

经遴选，有 12 篇进行了大会交流。会议期间，代表们就《内经》学科发展、《内经》理论、《内经》的临床运用和《内经》的教学等方面进行了广泛交流与探讨。如王庆其[11]从未来医学发展的趋势看《内经》的学术优势，指出应继续揭示《内经》隐微，并将之发扬光大为人类健康更好的服务。贺娟[12]在分析五行起源与内涵传统认识的基础上得出结论：五行的概念出现在西周时期，其源自于"五材"。这一本源也是形成五行贵土思想的根本原因。五行的生克说形成于春秋末年，源自对五时气象自然递迁与异常气候相互制约的认识。五行与五行生克关系有不同的起源和内涵，但二者共同形成了秦汉之后五行学说的基本内容，使五行学说上升为完善的哲学体系。

### （五）探索《内经》教学改革

《内经》课是高等中医院校的必修课，同时也是中医院校学生提高中医理论水平、夯实临床基础的重要课程，对学生的中医学素质培养至关重要。《内经》教学改革的探索，可以从《内经》教师师资培训、《内经》教学方法探讨两方面总结。

1.《内经》教师师资的人才培养

《内经》是全国高等中医院校人才培养的主干课，近年来国家中医药管理局提出"读经典、多临床、跟名师"的人才培养方针，各大高校开始重视对经典师资的培养，如北京中医药大学、广州中医药大学等院校分别举办不同规模的经典理论培训班和学术讲座，以北京中医药大学为例，近两年涉及《内经》的培训班就有 3 个：①2010 年 7 月国家中医药管理局主办、北京中医药大学基础医学院和中华中医药学会内经学分会承办的"全国《内经》师资培训班"，培训班邀请在全国《内经》研究领域中有深厚造诣的专家来授课，有熊继柏、王庆其、孟庆云、高思华、王键等内经学界知名教授，为来自全国 30 个省份、地区的高校《内经》学科以及临床医学院的优秀教师代表 100 余名进行为期 10 天的培训；②四大经典理论培训班，包括内经、伤寒、金匮、温病专业的知名专家，如王庆国、郝万山、宋乃光、孔光一等进行全国范围的师资培训；③8 个系列"岐黄讲坛"，就四大经典进行学术专题讲座等。这些培训班及讲座对提高全国《内经》授课教师的理论素养、教学水平以及理论指导临床的能力，为各省培养一批中医经典理论师资，进而带动各省的中医经典理论培训工作。

2.《内经》教学改革的方法探索

从目前的教学论文来看，满堂灌式教学方法因学生接受被动、难以燃起兴趣、消化吸收不彻底等问题已被逐步淘汰，多种教学方法结合的方式正被逐步应用。如教师讲授与课堂讨论结合，与案例式教学（CBL）相结合，与基于问题的讨论（PBL）的教学方式相结合的方式，这些均为《内经》教学方法的改革提供了有益的思路与尝试，正在实验推广过程中。

王洪武等[13]从实施 PBL 教学实践的体会入手，介绍了《内经》PBL 教学模式，从教学准备、教学实施病案的选取查阅资料、小组讨论、汇报总结，教学评价等环节，并对 PBL 教学中问题的提出，教师角色的转变，学生能力的培养提出自己的看法，指出当前 PBL 教学的主要问题是评价体系尚未完善，在当前实际条件下，《内经》教学以案例式教学为主，并积极开展 PBL 教学实践的探索。

陈正等[14]对课程进行 PBL 教学实践的经验与得失进行总结，指出采用专题讲座与 PBL 教学法相结合的方法，既能使学生高效率的获得教师经验，又能培养学生自主学习的能力，锻炼以经典指导临床实践的思维方式与能力，可以取得良好的教学效果。

李霞等[15]在中医学经典课程《内经选读》中运用了 PBL 教学法，通过教学实践，认为 PBL 教学法有利于培养学生学习经典课程的兴趣；培养团结合作共同开展研究的能力及拉近教师与学生的距离，学生能够掌握《内经》的基本知识及学习方法。因此，PBL 教学法适合在中医经典课教学中推广。

### (六)推广《内经》科学普及

鉴于《内经》丰富的防病治病内容，以及人民群众对健康知识的需求，有关《内经》的科学普及工作也逐渐展开，关于《内经》的科普文章著作已有不少出版，也有很多中医研究者借助电视等媒体开展《内经》的科普讲座，可以说关于《内经》的科普工作已经采用多种形式开展，这对于《内经》的研究者是一个新的研究领域，已经逐渐引起内经学者的重视。

1.《内经》科普讲座的开展

由于社会知识群体和广大民众，从学习中华传统文化和自身健康的需要出发，对中医经典《内经》的兴趣也日趋浓厚，关于《内经》的科普文章著作已有不少出版，也有很多中医研究者借助电视等媒体开展《内经》的科普讲座，其中以翟双庆、贺娟为代表的内经学分会近年来在中央电视台、各省市电视台及高校等进行了 100 余场普及《内经》的专题讲座。普及《内经》知识，既是为了普及传统文化，宣传养生保健防病的方法，也是为发展中医学培植宽厚的空间。可以说，这对于《内经》的研究者来说是一个新的研究领域。《内经》研究工作者应当走出书斋、走下学术高台，以认真严谨的治学态度、权威正统的专业知识，将《内经》关于养生、保健、防病、治病的思想及方法以正确的信息传达给民众，让更多人真正了解《内经》，客观认识中医，使之更好地为人类服务。总体来说，《内经》科学普及研究工作已经崭露头角，为《内经》乃至中医药的发展提供了一个新的方向。

2.《内经》科普丛书的编纂

由于当前的《内经》科普几乎都是单纯关于养生保健方面且质量良莠不齐，这对人民群众正确认识《内经》有一定的误导，很容易就让人认为《内经》就是一本专门的养生保健的古籍，实际上作为"中医之本"的《内经》，其内容博大精深，其所蕴含的众多文化与医学思想，不仅仅是单纯的养生保健内容所能反映的。将《内经》科普重点过度放在养生保健方面则有失偏颇，不利于《内经》科普工作的全面与长远发展[16]。中华中医药学会内经学分会翟双庆、贺娟组织《内经》研究的专家学者编纂《内经》科普系列丛书 15 本，由中国中医药出版社出版，目前已经出版了 11 本，让民众能够了解《内经》的真实面貌，对常见的中医术语能够有正确的认识，从而客观地看待中医和《内经》，并希望能够吸引更多人对中医、对《内经》感兴趣，让《内经》及中医学获得更广泛的民众认同。

## 三、本学科发展存在的问题与解决措施

2009 年翟双庆等[17]撰文指出内经学科发展有学术研究内容冷热不均、学科人才队

伍已显不足、科学普及工作略失偏颇、临床运用指导稍欠力度等问题，时至今日，针对这些依然存在的问题，我们对学科发展存在的问题与解决措施总结如下：

### (一)重视学科建设

作为一门独立学科，内经学有独特的研究对象、明确的研究任务和系统的研究方法[18]。可以说，内经学学科的建立为《内经》学术发展提供了新的动力。经过十几年的发展，内经学学科建设也积累了一定的经验，如今国家中医药管理局已经将《内经》学科独立设置，目前湖北、陕西、长春均被批准为重点学科，为内经学科的进一步发展做很好铺垫，因此，把握机遇，重视学科建设，对切实促进内经学的发展有着重要的现实意义，一个良好的学科建设会为学科今后顺利地可持续发展铺平道路。

### (二)加强人才培养

人才队伍的规模、大学教育中课程学时的份额，是一个学科发展状况的晴雨表，但是就目前内经学学科的人才队伍规模及《内经》的课时情况来看，人才问题已经开始制约内经学科的顺利发展了。要从根本上解决制约内经学学科发展的瓶颈，一方面需要加大经费投入，吸纳培养足够的《内经》研究人才，才能使学科发展成为有源之水；另一方面需要规范中医院校经典课程的教学要求，使未来的这些中医从业人员从基础上具备良好的《内经》研修功底等，为内经学的发展提供充足的人才资源储备。

### (三)均衡学术研究

《内经》建立了系统的中医学理论体系，而且也是产生中医学各种不同理论观点及各种学术流派的源头。深化《内经》学术研究，均衡《内经》研究的内容不能厚此薄彼。如在理论研究中不仅要抓住其反映出来的共同理论观点，深入研究其理论体系内涵、内容及系统结构等内容，也应该在其所反映出来的不同理论观点中进行，以期深入阐释中医理论及各种学术流派的形成发展过程，完善、发展与创新中医学理论，为临床发展提供新的思路与依据。同时，也能进一步彰显《内经》在中医药理论体系中的奠基作用。

### (四)着重临床指导

临床是医疗实践的基本形式，它以防治疾病和促进健康为目的，即可验证医学理论真伪，又是促进医学理论发展的动力[19]。《内经》来源于医疗实践，其研究与发展的生命力亦存在于临床实践之中，由此加强《内经》与临床的结合始终是内经学科发展的重要内容之一。《内经》临床研究不仅仅要有量的增长，还要有质的飞跃，要切实密切联系临床，指导临床，充分体现出《内经》“中医之本”的重要地位。

### (五)规范科学普及

规范普及《内经》知识，不能恣意篡改，这既是为了普及传统文化，也是为发展中医学培植宽厚的空间。内经学学科应利用自身良好的资源积极参与科普工作，让更多人真正了解《内经》，客观认识中医，为中医学的发展营造良好的氛围。《内经》是两千多年前的经典著作，文义古奥，内容丰富，专业性强。如何将专业化、理论化、抽象化的经文、哲理医理用简单、易懂、形象、有趣的语言和形式传递给广大人民群众，传授给青少年，如何实现《内经》从专业化向科普化的过渡，是今后内经学研究的方向和重点，这会为以后相关工作打下基础。

## 四、本学科发展展望与对策

《内经》建立了系统的中医学理论体系，而且也是产生中医学各种不同理论观点及各种学术流派的源头。其研究可以涉及中医的临床与理论各个学科，如中医基础理论、中药学、方剂学、诊断学以及养生康复、内、外、妇、儿等各科，其研究可以为各个学科提供基本理论、基本方法，从宏观角度为各学科指引发展方向、揭示发展规律，所以内经学学科应积极探索《内经》研究发展的方法，争取理论有所突破，为中医药学的发展再添新的篇章。正如翟双庆[20]所言，近十年来，《内经》研究仍是侧重于理论、临床、实验等方面，其中又以理论研究为主体，但是其学术研究方向的冷热不均是普遍存在的问题，同时由于《内经》来源于医疗实践，其研究与发展的生命力亦存在于临床实践之中，所以不能将《内经》简单地视为纯理论著作，而是应该立足《内经》的自身特点，积极拓展学术研究方向，密切联系临床，均衡《内经》研究的内容，力求理论有所突破，而从各家学说角度研究《内经》应是拓展学术研究方向的重点。为此，对学科发展展望与对策总结如下。

### （一）统一认识

目前，由于内经学科与中医基础理论学科合并，被划分在中医基础理论学科之中，这对内经学科的发展有一定的负面影响，同时在相当一部分中医学习者中，总有把《内经》课程作为中医基础理论古文版的错误认识，这些不利于内经学科的长远发展，内经学科的研究人员应对《内经》与中医基础理论的区别有统一认识，不能混淆，在科研教学工作中，应体现《内经》真正的特色。

### （二）联系临床

国家中医药管理局一直在倡导“学中医，读经典，做临床”的中医从业理念，作为中医四大经典之首的《内经》也并不是纯理论性著作，其有着深远的临床指导意义，从古至今，中医学理论发展的历史，就是以临床与经典融汇发展为动力，所以作为《内经》教学研究工作者，不能与临床脱钩，在临床中去升华《内经》理论知识，促进内经学科临床内容的丰富。

### （三）理论归真

《内经》是具有各家学说性质的一部著作，研究《内经》经文之“异”与后世注家之“异”，这些内容可以为深入研究《内经》提供新思路，即立足《内经》不同学术观点，从各家学说角度研究《内经》，这应是我们今后《内经》研究的重点。在继续研究已成熟观点的同时，还要重视未成熟观点研究，对于探讨中医学理论源流，深入理解经旨有着重要的意义。

## (四)专题研究

内经学学科中的现代实验研究相对薄弱，如何将古老的《内经》与现代接轨，这也将是一个内经学学科将来发展的重点，目前全国内经学科已经有“五脏藏神理论研究”、“内经理论体系研究”、“内经与临床研究”等几个比较稳定的研究方向，我们应该在稳固这些研究方向的基础上，拓展《内经》专题研究，做好学术交流，推动内经学科的发展。

# 参考文献


[1] 田丙坤，邢玉瑞. 内经理论临证指要. 江苏中医药，2011，43(2)：10 - 11.

[2] 焦颖，周国琪，王丽慧. 内经腹部剧痛证初探. 中国中医基础医学杂志，2011，17( 6)：604 - 605.

[3] 王小平. 内经治疗思想中的人本意识. 山东中医杂志，2011，30(6)：363 - 364.

[4] 贺娟. 上古五行十月历在黄帝内经理论中的应用. 中华中医药杂志，2009(9)：1118 - 1120.

[5] 孟庆云. 黄帝内经的方法论. 中医杂志，2011，52(2)：92 - 94.

[6] 周波. 内经形脏 神脏“器”的概念 相互关系及解剖结构. 辽宁中医药大学学报，2010，12(12)：83 - 86.

[7] 贺娟. 从周易到内经的阴阳观念流变. 北京中医药大学学报 2008，31(12)：811 - 814.

[8] 陶功定. 黄帝内经生态医学思想解读——从“六淫”与“戾气”致病到生态病因学理论的建立. 中医杂志，2011，52(8)：640 - 644.

[9] 闻永毅，樊新荣. 基于语料库的黄帝内经研究方法探索. 中国中医基础医学杂志，2011，17(5)：493 - 495.

[10] 张焱. 社会人文因素对黄帝内经养生学思想的影响. 南京中医药大学学报(社会科学版)，2010，1(4)：201 - 204.

[11] 王庆其. 从未来医学发展趋势看内经的学术优势. 中华中医药学会第十届全国内经学术研讨会学术论文集，2010：6 - 11.

[12] 贺娟. 论五行说的起源和内涵. 北京中医药大学学报，2011，34(7)：437 - 440.

[13] 王洪武，王玉兴，杨锦惠，等. 内经 PBL 教学改革实践与思考. 中医教育，2011，30(2)：42 - 44.

[14] 陈正，周国琪，薛辉，等. 对内经理论临床应用课程应用 PBL 教学法的探索与思考. 中医杂志，2011，52(03)：267 - 269.

[15] 李霞，苏颖，聂金娜，等.《内经选读》课程 PBL 教学法的运用与思考. 辽宁中医药大学学报，2011，13(2)：85 - 86.

[16] 翟双庆，贺娟. 黄帝内经科普丛书. 北京：中国中医药出版社，2010：1 - 2.

[17] 翟双庆，陈子杰，刘霁. 内经学研究展望. 北京中医药大学学报，2009，32(8)：513 - 518.

[18] 烟建华，翟双庆，郭霞珍. 内经学研究现状与展望. 北京中医药大学学报，1995，18(1)：3 - 8.

[19] 王洪图. 内经. 北京：人民卫生出版社，2000：858.

[20] 翟双庆. 立足《内经》自身特点，拓展学术研究方向. 中华中医药学会第十届全国内经学术研讨会学术论文集，2010：1 - 6.


撰稿人：贺　娟　翟双庆　陈子杰

# 中医药文化学科发展研究

近两年来，政府、行业与社会高度重视中医药文化的研究与传播，中医药文化的战略地位得到充分肯定，中医药文化学科建设取得突破性进展。

## 一、本学科发展现状

### (一)中医药文化受到重视

2010年6月20日，习近平副主席在出席皇家墨尔本理工大学中医孔子学院授牌仪式上的讲话中指出："中医药学凝聚着深邃的哲学智慧和中华民族几千年的健康养生理念及其实践经验，是中国古代科学的瑰宝，也是打开中华文明宝库的钥匙。深入研究和科学总结中医药学对丰富世界医学事业、推进生命科学研究具有积极意义。"

2011年10月18日，党的十七届六中全会通过了《中共中央关于深化文化体制改革，推动社会主义文化大发展大繁荣若干重大问题的决定》，再次吹响"文化强国"的号角。这是继《国务院关于扶持和促进中医药事业发展的若干意见》中把中医药事业摆在了国家发展战略层面的重要地位之后，党和政府在文化建设上给中医药事业的发展提出的更高要求。《国务院关于扶持和促进中医药事业发展的若干意见》明确指出："中医药作为中华民族的瑰宝，蕴含着丰富的哲学思想和人文精神，是我国文化软实力的重要体现。扶持和促进中医药事业发展，对于深化医药卫生体制改革、提高人民群众健康水平、弘扬中华文化、促进经济发展和社会和谐，都具有十分重要的意义。"

### (二)中医人文学成为省部级重点学科

全国各地中医药高校的中医药文化学学科在开展中医药文化研究和开设相关课程基础上，不断加强建设，中医人文学建设得到快速发展。中医人文学是中医药学与人文科学相互交叉的一门新兴学科，内容涉及中医药学与哲学、史学、伦理学、法学、语言学等领域。

北京中医药大学经过十几年的发展，该学科现已有中医药文化(含养生文化)的整理探究与传播、中医药英语研究与国际传播、中医药法律体系研究、中医医院与医药企业文化管理研究4个研究方向，已由从属于国家级重点学科"中医医史文献学"的研究方向提升为一门新兴交叉学科，并形成了一支老中青研究人员相结合、方向稳定、学术梯队合理的学术队伍，培养硕士、博士研究生近50名。2010年北京市教育委员会与北京市学位委员会联合印发《关于公布增列北京市重点学科名单的通知》(京教研[2010]14号)，批准北京中医药大学新增"中医人文学"并成为北京市交叉学科重点学科，学科带头人为中华中医药学会中医药文化分会主任委员张其成教授。北京市教委拨付经费30万元对北京市中医人文学学科进行建设，第一个建设周期到2012年。

陕西中医学院人文科学系主任李亚军教授主持申报的省级重点学科"中医药特色文

化传承与发展研究”和省级科研基地“中医药文化传承与发展研究中心”，于 2010 年 1 月初先后荣获陕西省人民政府学位委员会和教育厅批准，并划拨 17.5 万元专项经费进行建设。

上海中医药大学、江西中医学院等一大批中医药院校都已经开始着手进行中医人文学科的规划与建设，并取得进展。各地重点学科的建设必将推动我国中医药文化学科的研究与发展，对加快医学由单一的科学向兼顾人文方向的回归必将起到促进作用。

### （三）中医药文化研究与传播中心相继成立

随着对中医药文化研究工作的开展，各地附属于医史文献专业、或与其共建的中医药文化研究机构相继成立，同时成立了一批独立的中医药文化研究的专业机构。

第一个中医药文化研究与传播的专业机构，是北京中医药大学在全国中医药高校中率先成立的校内独立的研究机构——中医药文化研究与传播中心。该中心主任由中医药文化传播专家毛嘉陵担任，成立 3 年来，以“建基地、组队伍、补空白、做研究、树旗帜”为初期工作方针，提出了中医药文化的三大核心和三大中心工作。通过创意、策划、组织和管理，有效地整合高校品牌、学术与人力资源，以及社会上的信息、媒体、人才、资金、市场等多种社会资源，构建一个全国中医药文化方面的综合信息资源平台，创造出中医药的系列知识产品和无形资产，不断推动中医药文化研究、传播与中医药文化创意产业的高速发展。目前已完成全国中医高等院校“十二五”规划教材《中医文化入学教育》的编写工作和北京市哲学社科基金项目“首都中医药大学生认知思维调研”的研究。

2009 年 11 月，上海中医药大学中医药文化研究与传播中心宣告成立。九旬高龄的国医大师裘沛然等一批中医界、文化界、学术界重量级人物受聘担任“中医文化传播使者”。该中心整合了上海中医药大学中医药传统学科和人文社会科学的优势资源。裘沛然教授任中心名誉主任，上海中医药学会会长严世芸教授任主任。下设中医药古籍保护与发掘研究室、中医学文化基础研究室、中医方法学和信息学研究室三个研究室。“为中医培养接班人，寻找年轻粉丝”成为该中心的重要目标之一，他们将开展传承、传播与创新研究，借此培养中医药文化研究领域的人才。

2010 年 12 月 20 日，中国中医科学院中医药文化研究中心挂牌成立。该中心隶属于中国中医科学院医史文献研究所，将着眼于中医事业发展，围绕中医药非物质文化遗产保护及中、日、韩医学交流史等为重点开展研究工作。

### （四）中医药文化研究基地成为哲学社会科学建设重点

2010 年 4 月，上海中医药大学中医药文化研究与传播中心被增补为上海市普通高等学校人文社会科学重点研究基地。

2010 年 11 月，湖南中医药大学作为第四批湖南省社会科学研究基地，挂牌成立湖南省中医药文化研究基地。

2010 年 12 月，依托北京中医药大学建立的北京中医药文化研究基地获准成立，并由北京市哲学社会科学规划办公室及北京市教委联合授牌，张其成教授被聘为基地首席专家。基地目前的主要研究领域有三个：

(1)中医药文化资源的整理研究。主要是全国中医药文化的文献资源、文物资源、古迹资源的整理、挖掘与利用;北京地区儒道佛的养生历史源流及其现状研究;北京地区中医药非物质文化遗产研究。

(2)中医药文化的理论研究。包括中医药文化的核心价值体系、原创思维方式、道德伦理观念、行为方式等中医药文化的内涵研究;中医药文化与传统文化的关系研究;养生理论与方法研究。

(3)中医药文化的应用研究。中医医院的中医药文化建设研究,如核心价值体系、行为规范体系、环境形象体系建设等。中药企业的中医药文化建设研究;中医医院和医药企业文化软实力研究。

### (五)中医药文化建设与科学普及专家委员会成立

2009 年 6 月 25 日,国家中医药管理局中医药文化建设与科学普及专家委员会在北京宣告成立。该委员会是为了推进中医药文化建设,规划设计中医药科学普及工作,从全国范围内遴选的 21 位专家组成。他们将负责全行业的文化建设和科普工作进行指导、研究、咨询和评价,组织举办讲座,研究挖掘中医药文化资源,结合现代人养生保健的新需求,创作通俗易懂、科学、权威、准确,贴近群众生活的药科普作品。

卫生部副部长、国家中医药管理局局长王国强出任专家委员主任。副主任由国家中医药管理局副局长马建中、中国中药协会会长房书亭担任。委员均为全国中医药文化领域的权威专家,他们是中国中医科学院医史文献研究所研究员李经纬、北京中医药大学王琦教授、中国中医药出版社古籍室原主任樊正伦、北京中医药大学原校长郑守曾、北京中医药大学钱超尘教授、中华中医药学会继续教育分会主任委员孙光荣、中华中医药学会科普分会主任委员温长路、中华中医药学会中医药文化分会主任委员北京中医药大学张其成教授、江西中医学院蒋力生教授、中国中医药出版社王国辰社长、中华中医药学会出版编辑分会主任委员蒋健、安徽中医学院院长王键、湖南中医药大学副校长何清湖、长春中医药大学副校长刘宏岩、内蒙古自治区卫生厅副厅长兼蒙中医药管理局局长乌兰、西藏自治区藏医院院长占堆、中国自然科学博物馆协会理事长徐善衍、解放军总医院(301 医院)营养室主任赵霖。专家委员会办公室设在中国中医药出版社,办公室主任由王国辰社长兼任。

### (六)中医药文化建设全面展开

国家中医药管理局高度重视中医药文化建设工作,组织中华中医药学会中医药文化分会主任委员张其成与副主任委员于铁成负责的专家组,研究起草了《中医医院中医药文化建设指南(讨论稿)》,编写了《中医医院中医药文化选萃(讨论稿)》。2009 年 7 月,全国中医药文化建设经验交流会在浙江省富阳市召开。全国各省、自治区、直辖市的中医药管理部门,中医医院中医药文化建设试点单位、中央财政支持的县级中医医院、地市级以上重点中医医院等 600 余人参加了会议。卫生部副部长、国家中医药管理局局长王国强在会上发表了重要讲话,提出加强中医医院文化建设,要在医院的核心价值、行为规范、环境形象等方面树立起鲜明的中医药文化特征。

2009 年 8 月 4 日，国家中医药管理局面向全国各省、自治区、直辖市卫生厅(局)、中医药管理局，新疆生产建设兵团卫生局，中国中医科学院，北京中医药大学等机关印发了《中医医院中医药文化建设指南》，要求各省级中医药管理部门要根据《中医医院中医药文化建设指南》的要求，加强对中医医院中医药文化建设工作的指导和督促。各中医医院要根据《中医医院中医药文化建设指南》结合本院实际情况，切实做好中医药文化建设的组织实施工作。

2010 年，各地中医医院贯彻落实《中医医院中医药文化建设指南》的工作广泛展开，紧紧围绕《中医医院中医药文化建设指南》强化教育，提高中医药人员综合素质，加强对医务人员依法执业、规范行医和医疗安全的教育，进一步修订和完善相关规章制度，强化业务管理，完善考评制度，并充分利用各种媒体来加强中医药文化内涵的宣传和普及工作。

在加强中医医院中医药文化建设的同时，国家中医药管理局组织专家，着手对综合医院中医药工作指南进行研究。中华中医药学会中医药文化分会主任委员张其成教授组织专家组，对全国 100 多个综合医院的中医药工作进行调研、采访、总结、提炼，历时一年半，起草了《综合医院中医药工作指南》，于 2011 年进入征求意见阶段。

同时，由中医药文化分会副主任委员安徽中医学院王健教授和长春中医药大学刘宏岩教授负责的《中医药教育机构文化建设指导意见》中，基本明确了中医药教育机构中医药文化建设的指导思想、主要目标、建设内容与任务、建设机制等系列内容。

由国家中医药管理局中医药文化科普专家房书亭负责的《中医药产业机构文化建设指导意见》，通过对中医药产业发展现状和中医药产业机构文化建设现状的调研，明确了中医药产业机构文化建设急需解决的主要矛盾和发展目标，提炼出业内优秀企业文化精华，借鉴其做法，提出了中医药产业机构文化建设的指导意见。

### (七)“中医中药中国行”圆满结束

实施三年的“中医中药中国行”活动于 2010 年 9 月圆满结束。该活动走遍了除台湾省以外的所有省份，共举办省、地市、县级活动 366 场，直接参加现场活动的群众达 160 多万人，相当于三年间每三天就有一场 5000 人参加的大型现场活动。活动所到之处深入宣传党和国家的一系列中医药方针政策，向全社会传达党中央、国务院发展中医药的坚定信念和决心，促进了各级党委政府和相关部门对中医药工作的重视和支持，强化了中医药在经济社会发展中的地位和作用，增强了各地中医药管理部门的责任感和使命感，凝聚了中医药行业的人心和力量，提升了人民群众对中医药的认知度，夯实了中医药事业发展的群众基础。

### (八)中医药文化科普巡讲活动

为了进一步打造中医中药中国行这一重要的宣传品牌，不断完善中医药文化科普工作的长效机制，2010 年 9 月，国家中医药管理局开展了中医药文化科普巡讲活动，培养建立一支中医药文化科普专家队伍，组建国家中医药管理局中医药文化科普巡讲团，组织开展内容丰富、形式多样的中医药文化科普巡讲活动，深入宣传《国务院关于扶持和促进中医药事业发展的若干意见》(国发〔2009〕22 号文)，紧紧围绕中医药的中心工作，加强引导，突出中医药特色，宣传推广中医“治未病”理念，为广大人民群众提供正确、科学、权威的中医药科普知识，以满足人民群众对中医药养生保健知识的需求。

### (九)全国中医药文化学术研讨会

近3年来，中华中医药学会中医药文化分会，分别在福州、延安、无锡，举办了三届“全国中医药文化学术研讨会”，中医药文化分会成立14年来，发展迅速，会员人数居分会前列，吸引了医史文献、管理、临床、产业、传媒等中医药各界人士参与。中医药文化分会完成了国家中医药管理局的多项研究项目，如中医医德规范研究、中医医德评价体系研究、中医院核心价值、行为规范、环境形象建设研究，目前还在承担综合医院中医科建设研究项目，这些研究成果多已被国家中医药管理局采纳。

## 二、本学科研究进展及成果

### (一)中医哲学与方法论研究

2009年5月，中华中医药学会中医药文化分会主任委员张其成教授在北京中医药大学的一场“中医文化的命运”演讲，又一次引起社会的强烈反响。他在演讲中提出：中医的危机从根本上说是中国传统文化的危机，中医的命运是中华传统文化命运的一个缩影。是否废止中医不仅是中医界本身的事，而是整个思想界、文化界的事，是“中西文化之争”社会思潮的重要环节。张其成教授回顾百年中医的坎坷历程后提出中医面临的挑战与失语的现实，分析了西方“中医热”和国内“养生热”的原因，揭示了中医千年不衰、生命力旺盛的根源在于中医独特的文化魅力，中医与西医的区别是森林和树木的差异，中医是不是科学这一命题本身就是个“悖论”。张其成在展望中医未来的发展之路时提出：中医学为人类提供另一种科学范式。中医学不是那种建立在结构论、还原论、公理论基础之上的科学，而是一种建立在生成论、整体论、模型论基础之上的科学。中医将治病与治人有机地结合起来，德术并重，体现了工具，理性与价值理性的巧妙结合，在西方工具理性的科学之外，为人类提供了一个具有东方特色的科学范式。其迥异于西方科学的“气—阴阳—五行”思维及理论工具，为科学的多样性提供了一个鲜明的注脚。中医学为人类的思维方式提供了另一个不竭的源泉，丰富了人类科学的宝库。这次演讲之后，《光明日报》2009年6月11日第10、11版以“中医文化的命运”为题全文刊登了这次演讲内容。之后，《中国经营报》以“国学的使命”、《中国社会科学报》以“知白守黑：中医文化的复兴之路”、《中国中医药报》以“中医的失落与复兴”争相转载、采访和讨论。《光明日报》10月29日又以“中医魂”为题，全文刊载了张其成教授歌颂中医精神的文章，燃起中医人对中医价值观的深深思考。

2010年在以提高我国自主创新能力和解决重大问题能力，为国家未来发展提供科学支撑为目标的“973”计划中，首次纳入了中医方法论领域的研究，即由北京中医药大学王琦教授为首席科学家的“中医原创思维与健康状态辨识方法体系研究”。该项目对揭开中医理论背景、哲学体系、思维模式和价值观有重大理论意义，对建立“健康医学”的观念有重大现实意义。

“中医原创思维与健康状态辨识方法体系研究”通过整理提升中医原创思维，并应用认知科学方法加以验证，进而提出中医健康理论，为中医健康状态辨识奠定理论基础；运用多学科交叉发展中医健康状态测量方法，挖掘和筛选中医健康状态特征信息建立指标体系，应用信息技术综合集成，形成多角度的中医健康状态评估系统，直接为评估国人健康提供服务。项目由 6 个课题组成，分别由中国中医科学院马晓彤、北京师范大学刘嘉、北京中医药大学王琦、广州中医药大学第三临床医院杨志敏、福建中医药大学李灿东、天津中医药大学王泓午任课题负责人。

2010 年 10 月 9 日，中国科协学会学术部主办、中华中医药学会承办的“中国科协第 45 期新观点新学说学术沙龙”在北京香山举行。学会组织了不同专业背景的学者从不同角度对“象思维和经络实质”进行深入的研讨、辩论和交流，中医学重要的思维方式得到了人们的又一次集体关注。

## （二）中医药文化的内涵研究

中医药文化分会的专家在进行起草《中医医院中医药文化建设工作指南》的同时，首先对中医药文化的内涵进行了界定，并在 2009 年 7 月 7 日全国中医医院中医药文化建设经验交流会上，由张其成教授向与会人员解读了中医药文化的内涵。会后，《中国中医药报》于 2009 年 7 月 16 日摘要刊登了《认识中医药文化的内涵》一文。

《中医医院中医药文化建设工作指南》指出，中医药文化是中华民族优秀传统文化的重要组成部分，是中医药学发生发展过程中的精神财富和物质形态，是中华民族几千年来认识生命、维护健康、防治疾病的思想和方法体系，是中医药服务的内在精神和思想基础。

张其成教授认为，中医药文化是中医药学内在的价值观念、思维方式和外在的行为规范、器物形象的总和。按照学术界一般观点，文化分为精神文化、制度文化、物质文化三个层面。张其成教授将它概括为心、手、脸三层面。“心”层面的文化就是中医药文化的核心价值；“手”层面的文化就是中医药文化的制度、行为、管理；“脸”层面的文化就是中医药文化的环境形象、品牌。

北京中医药大学中医药文化研究与传播中心周晓菲副研究员对中医药文化的三个层面进行了解读。中医药文化的核心价值主要体现在中医药的“气一元论”本体观、“调和致中”的价值观、“医乃仁术”的道德观和以象数、功用、虚静、直觉为特点的思维方式。行为规范属于中医药文化的制度文化层面，是中医药文化的核心价值观在中医药从业人员行为上的具体体现，是人们在中医药实践中的行动指南及处理各种关系的行为模式。环境形象属于中医药文化的物质文化层面，是将内隐的核心价值外显为有形物质实体，形成代表中医药文化的物质形态和环境形象。它的功能就是让人们认准中医的门，找对中医的人，通过环境形象引起视觉注意，对中医药有一个初步的印象和大致定位。她认为，中医药文化建设各个方面相辅相成，缺一不可，但在操作上要注意如何平衡各方面的关系。如果只考虑“脸”的部分，这样的文化就是虚浮没有根基的表面文化；如果只强调了“手”的方面，忽略了“心”和“脸”的建设，那样的文化就是机器文化，自身没有动力，完全靠外力的约束，也谈不上外显出来的精神面貌了；而“心”的建设才是第一位的。“心”的建设就是打造大家的凝聚力、创造力，大家心往一处想，劲儿往一处使，向着共同的愿景目标努力，那么制度和规范就变成一种不需扬鞭自奋蹄的自律行为，展现在外的形象也自然传递了共有文化的精神气质。

### (三)中医医德内涵、评价及推广体系研究

2009 年 3 月，由国家中医药管理局立项、中华中医药学会中医药文化分会承担的“中医医德规范研究”完成结项。

①从理论角度深入研究中医医德形成发展的历史源流，发展脉络。②探讨中医医德思想内涵，选择有代表性医家医著分析其医德思想及历史作用。③分别对中医传统伦理 3 种主流思想(儒道佛)与中医医德的关系进行阐释。④对中西方医德思想的比较分析，从而揭示出医学道德的共同特征和本质，也更加明确中医医德自身的特色与内涵。⑤通过对部分医疗机构医德医风调查研究，在一定程度上掌握当前医德医风建设中存在的主要矛盾和亟待解决的问题，使中医医德规范的制定更具针对性和可行性。⑥中医医德属于社会意识的一部分，不同历史时期的中医医德反映不同时代的道德意识。本着古为今用、取其精华的态度，汲取传统医德有益成分，结合时代精神文明建设，为构建和谐医患关系，增进社会稳定，发挥积极作用。该研究实践与理论并重，史论结合，挖掘出中医医德的深度内涵，明确了中医医德的特色。解决了很多理论难点问题，在学术观点上颇多创新。

该课题最重要的研究成果是“中医医德规范建议稿”。该建议稿在对大量医德资料进行研究、提炼以及专家多次论证、讨论的基础上撰写而成，共修改了 22 稿。建议稿确定了代表中医医德的八个方面，形成中医医德总纲诵读本和解读本，将中医医德总纲提炼为“仁、和、谦、廉、精、诚、慎、严”八个方面，并对这八纲的定义、解读、医德内涵进行了详细说明。鉴定专家对该课题评价为：“医德八纲”内涵深刻、内容丰富，是对中医医德丰富内涵的高度提炼，言简意赅、易行易记，做到了看得明、读得懂、用得上、行得通，文字优美、内容精辟、朗朗上口，在医学伦理学领域是一个创新，填补了国内、国际中医医德规范的空白。

2010 年 12 月，《中华中医药杂志》刊登的优秀博士论文《中医医德伦理思想根源及其内涵研究》从世界观、价值观和人性的层面，反思当代医德现状，追问道德的伦理思想根源，从道德产生的源头“道”，到内心行道之所得的“德”，再到外化出来的社会行为规范“礼”。最后到国家强制力执行的制度“法”，从内而外，由深到浅，挖掘和梳理出中医医德的伦理思想根源，并建立了医德的“道”、“德”、“理”、“法”理论体系。

2010 年 12 月，由国家中医药管理局立项、中医药文化科普专家委员会张其成教授承担的科研课题——《中医医德评价及推广体系研究》结项。该课题有三大成果：①形成中医医德规范制度体系(建议稿)，包括医德规范基本制度体系、礼仪服务规范体系、监督管理制度体系。②形成中医医德评价考核体系(建议稿)：以“医德八纲”为一级指标，以细化后的医德内涵为二级指标，每项指标均对应相关的考核原则，并有具体的权重和加分、减分依据，形成医德评价考核指标体系。医德评价考核等级分为医德高尚、医德良好、医德一般、医德缺欠、医德低劣。医德评价考核方式方法为自我评价、科室评价、患者评价、组织评价。信息采集途径为自评、医院相关记录、患者满意度调查、患者投诉举报记录、学生满意度调查、同行评议、调阅处方病历、继续教育记录、考试、学术委员会道德鉴定记录、法

院判决文书、第三方机构鉴定、科研处论文统计等。③形成中医医德推广体系（建议稿）：建议推行“第三方推广主体”建设，实现主管者、实施主体、受益方之间的职能与定位分离，合理使用资源，优化配置，实现长效的推广效果。推广内容以“医德八纲”为推广核心，实现在新形势下对于传统医德的全新解读与概括。具体内容有医德内涵、医德规范基本内容、医德制度管理体系基本内容、医德指标体系分析、医德评价考核体系基本内容、医德心理建设等。

### (四)中医药文化教材建设起步

为了更好地促进中医药文化教育，从文化的角度帮助中医大学生解决学习中医过程中存在的种种困难和困惑，以巩固专业思想，坚定事业信心，全国中医药教材规划办公室和北京中医药大学牵头组织全国部分中医药大学等相关机构的专家学者，从文化学、哲学、心理学、教育学、东西方文化学、中西医比较学、中医药临床优势等角度，编写了一本专门供中医大学新生在入校时学习使用的中医文化启蒙教材——《中医文化入学教育》。该教材由高思华校长主审、中医药文化研究与传播中心主任毛嘉陵主编，全国 10 多所中医药院校和研究机构的 20 余位专家参与编写。2011 年 1 月由中国中医药出版社正式出版。

### (五)中草药文化研究

在中草药的文化研究上，近两年中国中医科学研究院做了很多工作。中药所研究员张瑞贤带领学生展开了《“文化大革命”期间中草药运动特点及表现形式》研究。针对当前流行的超安全剂量使用附子的风气，他们展开了“对附子大剂量应用毒性问题的探讨”，并在 2009 年 10 月 22 日的《健康报》发表文章《怎样看待中医疗法的剑走偏锋》。在杏林文化、与中药有关的节日、药膳文化等方面做了大量科普工作，2009 年 9 月张瑞贤所著《走进〈本草纲目〉之门——中药的发现》一书获中华医学会中医药科普图书著作一等奖，2010 年获中华中医药学会科技著作二等奖。

### (六)中医药文化普及与传播研究

2010 年 1 月，国家中医药管理局中医药文化建设与科学普及专家委员会开展了首批中医药文化传播与普及的科研工作。

由中医药文化分会副主任委员温长路教授主持的“中医药科普需求与宣传研究”课题，深入广东、江苏、甘肃、吉林等地区进行调查，了解当前中医药科普的现状和存在的问题，了解不同阶层、职业、年龄的人群对中医药知识的认知程度和实际需求，总结出中医科普工作的总体建议和对各类人群中医药科普宣传教育的建议。

由中医科学研究院李经纬教授主持的“中医药古籍、文物、古迹资源普查方案研究”为加强中医药文化建设与科普宣传提供依据和创造了条件，并提出了具体的普查方案。

由北京中医药大学王琦教授主持的“中医药养生文化普及性研究”，围绕《黄帝内经》等传统医著，开展养生文化源流考释、理论方法的文献研究，梳理历代医家养生文化理念，挖掘文化内涵，从文化、养生、健康管理三个层面，策划出版了供大众阅读的《黄帝内经养生文化读本》,并在前期研究基础上形成系列养生科普产品《读懂你的身体——9 种体制养生》DVD 光盘、图书《人分九种》、《九种体制使用手册》等科普著作。

由北京中医药大学钱超尘教授与中医药出版社王国辰社长主持的“中医药名医故事、养生嘉言、民俗民谚的文化内涵研究”,聘请相关专家教授,研究出版一批中医药文化书籍,有温长路教授的《民谣谚语话养生》、班兆贤教授的《养生嘉言录》、许敬生教授的《医林掌故》、段逸山等教授的《叶天士与薛生白》、赵怀舟等教授的《儒医傅青主》、段晓华教授等的《医中之圣李时珍》,以及北京中医药大学中医药文化研究与传播中心主任毛嘉陵编著的《中医大趋势》和主编的《走进中医》。另外,还有两本民族医药科普著作。这些研究、普及与传播工作极大地丰富和推动了中医药文化的发展。

## 三、本学科存在问题与对策

### (一)存在问题

1. 中医药文化的学科体系研究有待加强

目前的中医药文化研究缺乏组织系统性,内容比较杂乱和宽泛,如何建立中医药文化学科体系的框架,并在这一框架下丰富研究内容,是当前学科发展要解决的关键问题。

2. 中医药文化的研究方法有待提高

目前的中医药文化研究多停留在文献研究基础之上,与行业发展等紧密结合的研究以及社会调查和社会科学分析方法应用的还比较少,尤其是试点实践研究还是空白。如何把中医药文化的理论研究成果运用到中医药行业的社会实践当中,实现科学成果的社会转化是中医药文化学科发展的当务之急。

3. 中医药文化人才队伍建设需要探索更好的模式

近两年来,各地中医药文化学科队伍建设已经越来越受到重视,各地纷纷成立了独立的中医药文化研究机构,但是大部分学者都是在其他学科之外表现了对中医药文化研究的兴趣和热情,更多的是从医史、文献、医古文等角度研究,而能够专门从事中医药文化研究的人才还是屈指可数,中医药文化的学科定位、人才管理和利用模式都不成熟,需要尽快制定和实施一条新的中医药文化人才建设途径,来确保中医药文化学科的健康可持续发展。

4. 中医药文化研究的投入严重不足

目前的研究投入不足是制约中医药文化学科发展的关键因素,社会调查、科学分析、试点实践、科研成果的社会转化都需要大量的经费支持,没有前期的输血机制,必然导致研究进度和研究水平的滞后。

### (二)对策与建议

(1)加强“中医药文化”学科人才队伍建设。这是尽快将“中医药文化”学科正式纳入中医学下属的二级学科体系的一个关键点。人才匮乏是本学科发展的最大障碍,各有关高校的中医药文化教研室或研究中心，要配备足够多的专业人员，在学科带头人的带领下，建立起人才梯队，提高学术研究整体水平，促进学科发展。必须加强中医药大学新生入学阶段的中医药文化教育，以奠定坚定的专业思想基础，树立明确的事业信心。

(2)建议中华中医学会中医药文化分会组织全国的专家学者共同搭建中医药文化学科的理论框架，并在此基础上制定学科研究的总体规划，面向全国中医药文化工作者进行学科研究的分项目招标，调动全国学术资源，共同完成中医药文化学科的理论研究，并力争得到学术界的公认。

(3)建议政府加大对中医药文化理论研究，尤其是试点实践研究的投入力度。目前，很多地方教育部门已经设立了中医药文化研究基地，开始加大对中医药文化的研究力度，这对中医药文化学科发展的必将起到推动作用。

(4)建议中医药文化的学术组织及专家解放思想，放开手脚，承担起中医药文化试点研究和研究成果社会推广的责任来，与各级各类媒体、医药企事业单位合作，开办栏目、组织培训、为企事业文化建设出谋划策，让中医药文化研究走出书斋，为社会服务。

## 参考文献

[1] 张其成，周晓菲. 认识中医药文化的内涵. 中国中医药报，2009，7(16)第4版.
[2] 张其成，刘理想. 中医药提升国家文化软实力. 中国中医药报，2009，5(27)：第3版.
[3] 张其成. 中医文化的命运. 光明日报，2009，6(11).
[4] 张其成. 中医文化的失落与复兴. 中国中医药报，2010，9(17).
[5] 张其成. 知白守黑：中医文化的复兴之路. 中国社会科学报，2010，5(23).
[6] 明慧. 为天地立心，为生民立命. 中国改革报，2010，10(9).
[7] 王淑军. 中医药文化的"心、手、脸". 中国中医药报，2009，7(10)：第1版.
[8] 刘理想. 略论中医文化与中医医学科学的关系. 医学与哲学：人文社会医学版，2009，30(4).
[9] 中国科协学会学术部(新观点新学说学术沙龙文集：45). 象思维与经络实质. 北京：中国科学技术出版社，2011：7.
[10] 毛嘉陵. 切实突破中医药现代教育困境. 中国社会科学报，2011，10(18).
[11] 韩同伟. 中医药：科学与文化的结晶. 中国中医药导报，2010(12).
[12] 毛嘉陵. 中医高校必须强化新生文化教育. 中国中医药报，2011，8(26)第3版.
[13] 海霞. 迎合国学文化热潮，中医药文化学被列重点学科. 中国中医药报，2010，10(22).
[14] 周晓菲. 中医医德伦理思想根源极其内涵研究. 中华中医药杂志，2010，(12).
[15] 周晓菲. 中医医德溯源. 吉林中医药，2009，(8).
[16] 周晓菲. 从中医药文化根源构建中医医德体系. 第十三届全国中医药文化学术研讨会论文集. 延安，2010，9.
[17] 周晓菲. 中医思维的十五个关键点. 第十四届全国中医药文化学术研讨会论文集，2011，8.
[18] 张其成，于铁成，周晓菲. 中医医院中医药文化建设指南结题报告. 国家中医药管理局，2009，7.
[19] 张其成，周晓菲. 中医医德评价与推广体系研究结题报告. 国家中医药管理局，2010，12.
[20] 张其成，段利忠，周晓菲，等. 综合医院中医药文化建设指南结题报告. 国家中医药管理局，2011，3.
[21] 温长路. 中医药科普需求与宣传研究结题报告. 国家中医药管理局，2010，12.

[22] 王琦.中医养生文化普及性研究结题报告.国家中医药管理局,2010,12.
[23] 李经纬.中医药古籍、文物、古迹资源普查方案研究结题报告.国家中医药管理局,2010,12.
[24] 钱超尘,段晓华.中医药名医故事、养生嘉言、民俗民谚的文化内涵研究结题报告.国家中医药管理局,2011,6.
[25] 王健,刘宏岩.中医药教育机构文化建设指导意见结题报告.国家中医药管理局,2010,12.
[26] 房书亭,谭巍.中医药产业机构文化建设指导意见结题报告.国家中医药管理局,2010,12.

撰稿人:张其成　段晓华　刘理想　周晓菲

# 仲景学术研究学科发展研究

仲景学术研究学科(以下简称“本学科”)是以张仲景学术思想及其辨证论治体系为研究核心的一门学科,包括《伤寒论》和《金匮要略》两门课程,是中医临床基础学科的重要组成部分。中华中医药学会仲景学说分会(原全国仲景学术专业委员会)成立于1991年,委员覆盖全国29个省、自治区、直辖市(含香港特区)。2010—2011年,本学科在文史考证、理论研究、学科建设、方药应用、治略治法、科学研究和人才培养等方面取得了长足的进步和可喜的成绩,有力地促进了仲景学术研究的发展与提高。

## 一、本学科发展现状

### (一)国内学科人才队伍与培养现状

自1997年国务院学位委员会新设中医临床基础二级学科以来,经过多年的建设与发展,现已形成北京中医药大学和广州中医药大学两个国家级重点学科(中医临床基础)和多个省级重点学科,充分发挥了重点学科的示范和辐射作用。2010年8月,经国家中医药管理局重点学科建设专家委员会专家评审,广州中医药大学第一附属医院、北京中医药大学、福建中医药大学、湖北中医学院和甘肃中医学院被批准为《伤寒学》重点学科建设单位;浙江中医药大学、黑龙江中医药大学附属第一医院被批准为《金匮要略》重点学科建设单位,由此将进一步发挥其平台和引领作用。

2011年6~7月,分会在北京、广州、湖北、山东和河南等14个省、自治区、直辖市进行了学科调研。统计表明,本学科教授、副教授、讲师所占比例分别为38.5%、26.7%和9.4%。其中,具有研究生学历的占80.3%,博士生导师占10.2%,硕士生导师占44.1%;学科教师中同时从事临床工作的占75.6%。以上数据表明,本学科具有高级职称的专家学者师资力量雄厚,发展态势良好;中级或初级职称的青年教师所占比例较低,提升空间较大;本学科有75.6%的人员同时在从事临床工作,以脾胃病、肝胆病、免疫性疾病、肺部感染等为主要研究领域,凸显了本学科理论与实践相结合的特点,为培养中医临床人才奠定了坚实基础。

### (二)国内学科学术研究现状

1. 版本考证与比较研究

仲景著作的版本考证是研究其学术体系的基础之一。近两年,本学科很多学者对仲景著作进行了版本考证和比较研究。如著名文史学者钱超尘教授历时数十年,对《伤寒论》赵开美本、中国台湾故宫本,日本内阁本、安政本进行了细致研究。首次确证中国台湾故宫本系赵开美目睹手抚之工作本,有“东海仙蠹室藏”朱章为证;日本内阁文库本不是赵本原刻本而是据赵本首刻本之翻印本;日本安政本据内阁本翻刻,改其大量讹字,惜改误未尽；中国所藏赵本分首刻本与修订本，中国中医科学院本、上海图书馆本、上海中医药大学本是首刻本，有讹字，中国台湾故宫本、沈阳中国医科大学本为修订本[1]。亦有学者基于敦煌遗书《辅行诀》、《甲乙经》序、《汉书·艺文志》著录及仲景自序、《古本康平伤寒论》等，提出《汤液经法》等古经方（或方书）为张仲景撰写《伤寒杂病论》奠定了基础[2]。此外，中外学者[3-4]对吴迁本《金匮要略方》研究后，首次明确吴迁本浓厚地保存了北宋小字本旧态、系独一无二的善本。以上这些研究对仲景著作的训诂、注释均有重要参考价值。

2. 经典理论及经方临床应用

仲景学说的理论阐释和经方临床应用是本学科的传统和优势领域。近两年，有超过3000篇文献对仲景学术进行了理论和临床研究：在理论研究方面，包括词解、训诂、脉证、类证、经文阐释与发挥、药证、药对、煎服法、方（汤）证、类方、剂型、刺灸法、康复与护理等诸多方面[5-6]。临床研究则涵盖了六经辨证、脏腑辨证、方（汤）证辨证等辨证体系、特色应用及方法学研究；经方原方或加减化裁治疗消化系统、循环系统、泌尿系统、生殖系统、呼吸系统、免疫系统等内、外、妇、儿各科常见病、疑难病的验案报道、病证规律、加减规律、配伍规律等[7-8]；经方临床诊疗体系、经方临床治则治法、经方学术流派及其学术思想等[9]，从不同角度对仲景学术理论进行了研究，有力推动了仲景学术理论的创新和发展。

3. 多学科融合开展科学研究

本学科在传统领域不断深入开展的基础上，多学科融合，开拓创新，将理论研究与哲学、数学、语言学等相结合，使仲景学术的理论表述和阐释进一步严谨深入[10]；借鉴现代科学技术如免疫学、病理学、药理学、毒理学、基因组学、蛋白组学等开展经方作用机制、量效规律、配伍机制研究[11]；运用循证医学、系统生物学开展经方治疗现代疾病临床疗效的客观评价研究；多学科交叉融合开展经方剂量折算标准研究[12]等。这些研究均为古典经方及其理论辨治现代疾病提供科学依据，突破了经方传统应用范围，扩大了经方用途。

4. 教育教学研究

本学科专家学者承担各级《伤寒论》、《金匮要略》教材、教学参考书的编写任务，已形成多门省市级精品课程和4门国家级精品课程。举办了多次教学研讨会，相继开展了案例式、启发式、讨论式等多种教学法实践，并形成了两个国家级教学团队（广州中医药大学中医临床基础教学团队、北京中医药大学中医“四大经典”教学团队）。

此外，以本学科著名专家学者为主讲人，通过主办经典理论与临床应用研修班、师资培训班、经方研修班等继续教育项目，搭建了学术交流平台，促进仲景学术的发展。在2010—2011年度的中华中医药学会国家级教育项目中，以中医经典理论及临床应用、“四大经典”临床应用、经方治疗疑难病等为培训内容的研修班的共计有12项，彰显了仲景理论、经方治疗常见病、疑难病的优势和特色。其中，北京中医药大学《伤寒学》重点学科及“四大经典”国家级教学团队承办了国家中医药管理局《伤寒论》全国高级师资培训班，为本学科师资水平的全面提升发挥了重要的引领作用；广州中医药大学开展的“临床回归经典——伤寒论临床教学资源整合与创新运用”项目获中华医学会医学教育分会，中国高等教育学会医学教育专业委员会（2010—2013）奖励。

5. 学术思想整理及传承

在国家和各省市中医药管理局及学会的支持资助下，学科名医名家学术思想研究工作逐步深入。如北京市中医药管理局 2007 年实施启动了“名老中医药专家学术思想抢救挖掘与优秀传承人才培养联动工程”（简称“薪火传承 3+3 工程”），通过名家研究室、名老中医工作室和名医传承工作站（简称“两室一站”）的规范化建设，抢救、整理和挖掘名老中医学术思想，北京中医药大学刘渡舟名家研究室被纳入。2010 年刘渡舟名家研究室从学术继承、人才培养、特色服务、学术交流和文化展示五大平台入手，培养了一批相对稳定的中医药传承骨干，形成了一批对中医药学术水平和服务水平提高有推动作用的研究成果，建成“刘渡舟名家研究室”网站，成为具有理论研究、学术研讨、经验交流、名医培养、信息共享等功能的研究实体，促进了名老中医学术思想和临床经验的共享和传承，扩大了刘渡舟教授学术思想的传播。

6. 学术交流

积极开展仲景学说研究的学术交流、扩大仲景学说的影响是本学科的基本任务之一。2010—2011 年，本学科分别在贵州贵阳、甘肃兰州召开了第 18 次、第 19 次全国仲景学说学术年会，有 300 余人（含港、澳、台）参加了会议。大会收到学术论文 400 余篇，编撰会议论文集 2 部，内容涵盖仲景学说的理论研究、文献研究、经方临床应用、经方科研思路与方法、教育教学等多个方面。

除在国内大陆地区开展仲景学术交流外，学科还在主任委员王庆国教授的带领下，与国外及中国台湾地区大学或研究机构的仲景学术研究知名学者共同举办仲景学说高端论坛。如 2009 年本学科与韩国庆熙大学韩医科大学联合举办了 2009 中韩张仲景学说高端论坛。2010 年本学科与台湾张仲景文教基金会、台北县中医师公会联合举办了 2010 海峡两岸张仲景学说高端论坛，进一步扩大了本学科在海外的影响，并建立了长期稳定的合作平台。国内外仲景学说学术会议的交流，有力地促进了仲景学说的发展与临床应用水平的提高。

## （三）本学科国外研究及发展现状

《伤寒杂病论》是中国传统医学的经典著作，一直是中医学理论和临床研究的核心。在 1800 多年的传承史中，其理论和临床辨治体系对周边很多国家均产生过深远的影响，尤其是日本和韩国。现将近年日本和韩国对仲景学说的研究概况总结如下：

1. 学术研究

韩国对仲景学说的研究包括翻译和注释、六经辨证体系研究、文献整理及经方临床治验。其中，文献整理是其研究主体[13]。对仲景著作的文献整理、版本考证一直受日本学者重视[4]。与国内不同的是，日本汉方界强调“方症（或病）相对”或经验用药。目前，在进入日本公费医疗保险体系的 210 种汉方制剂中，经方占半数左右。可见是日本汉方的主流。其汉方药生产企业在生产工艺、质量控制、科研投入、标准制定和营销策略等方面匠心独运，颇具特色[14]。

2. 教育概况

目前，韩国的韩医科大学的《伤寒论》教学多在5～6年级，共136学时，占总学分的2%，《金匮要略》并入《伤寒论》中一起授课[13]。

资料显示[14]，日本至今有80所医科（药科大学）或系部开设有8学时以上的汉方教育课程，60所医科大学的附属医院开设有汉方或东洋医学门诊。从2008年开始，日本的国家医师资格考试对汉方医学有了更加具体的要求。尽管各医药院校中平均仅有10学时左右的汉方课程，尚难引领学生在传统医学领域登堂入室，但是对于明治维新以来约150年间在民间处于自生自灭状态的汉方医学来说，而今进入大学的正规教育与国家医师资格考试体系堪称是一件具有划时代意义的大事。

## 二、本学科发展成果

学术发展是学科建设的主要目标。2010—2011年，本学科按照国家中医药科技发展计划的总体要求，结合学科实际，始终以经方和证候为研究核心，开展了深入细致的研究，不断提高科研水平，促进科技成果转化，取得了重要进展。

### （一）阐释发展经方临床应用和科学内涵的关键理论与技术问题

经方是中医经典的核心组成部分，具有极高的历史地位和应用价值，但也存在很多问题，如经方的临床应用不够普遍、疗效评价不够确切、作用机制与配伍不清、加减化裁不规范等。本学科针对以上关键问题，经过4代人近30年的努力，由北京中医药大学与广州中医药大学联合攻关，开展了《经方现代应用的临床与基础研究》，探索经方现代应用可遵循的规律，取得可喜成果。该项目获得了2010年国家科学技术进步二等奖[15]。本项目以7首代表性经方为模板，针对临床常见的11种疾病，从临床运用和基础研究两方面进行了深入研究。在研究过程中，主要取得了以下科技创新：

1. 提出了“法依病机，拆方依法”的经方配伍规律研究思路

经方配伍规律研究是诠释经方现代临床应用科学内涵的关键环节之一。项目组首次提出“法依病机，拆方依法”的研究思路，强调拆方研究不能忽视病机与治法的基本原则。此法凸显了中医理论指导，克服了拆方研究的盲目性，突破了“大复方正交设计”的瓶颈；提高了实验研究的效率及可行性；有利于进一步认识疾病自身发病的规律与治疗途径，以及与现代医学认识的共同点；有利于发现经方临床应用的最佳配伍组合方案，为其临床加减化裁提供依据。

2. 发现并总结了“组方变化，重在方元”的经方临床应用化裁规律

研究过程中，项目组发现经方是由一个个的小方构成，将其命名为方元，即构成经方的有规律可循的最小方剂单元。方元是针对病机的关键环节组合而成，大量存在于经方之中，是经方化裁的基础及仲景组方的特色。项目组总结提出“组方变化，重在方元”的规律及56个具有代表性经方方元，为经方依法化裁提供了理论支撑，同时使经方现代应用化裁更灵活、加减更规范、适用更广泛。

### 3. 创建了泻热逐瘀法治疗 2 型糖尿病等代谢性疾病的新治法

传统认为 2 型糖尿病的主要病机为阴虚为本，燥热为标。项目组将经方传统方证病机理论与糖尿病发病机制相接轨，通过基础理论、诊治规律、随机对照等研究，提出气阴两虚、瘀热互结为 2 型糖尿病的主要证型，首创泻热逐瘀法，研发了三黄降糖片，并取得显著疗效，丰富了中医药治疗消渴病的辨证论治理论和方法，提高了经方的临床疗效，扩大了经方的临床应用范围。

### 4. 发展了经方治疗风湿痹痛的诊疗思路与方法

项目组将《金匮要略》痹证理论、经方应用经验与风湿免疫性疾病最新研究成果接轨，系统评价和研究治痹专科用药“通痹灵”及“通痹合剂”的临床疗效、作用机制及临床运用规律，发展了经方治疗风湿痹痛的诊疗思路与方法，并诠释了经方作用科学内涵。

经方现代应用的临床与基础研究项目先后共发表论文 200 余篇，相关研究成果写进教材 6 部；获省部级以上奖励 12 项；培养研究生 199 人；申请专利 9 项，获批 5 项；形成两个国家级重点学科，两个国家级教学团队，两门国家级精品课程。“法依病机，拆方依法”的拆方方法起到了很好的示范作用，被广泛运用于其他方剂的现代研究。此外，该项目还取得了良好的社会效益和经济效益。

## （二）证候规范及病证规律研究

自王永炎院士提出“证候因素，应证组合完善辨证方法体系”、“提取证候要素，厘定证候靶位，应证组合”的辨证方法等新观点以来[16,17]，证候要素（或简称“证素”）的提取和规范研究就成为中医界的研究热点。本学科在提出“以证候规范为前提，提取证候要素，揭示应证组合的规律是建立辨证论治新体系的核心内容”、“病证结合，方证相应是证候研究的重要途径”、“多因素信息处理方法和复杂系统模型等证候研究的新方法”等假说的基础上开展了以下研究：

（1）通过文献数据挖掘、临床流行病学调研、专家问卷咨询、信息处理的方法，诠释证候概念、提取证候因素、揭示证候因素应证组合的规律，构建辨证方法的新体系。

（2）遵循循证医学原则，以冠心病、缺血性脑卒中为对象，在研究两种疾病常见证候分布情况、各种生物信息与证候关系的基础上进行病证结合的诊断标准和疗效评价体系的研究，构建临床研究的技术平台，建立中医临床研究的新模式。

（3）以血瘀证为研究对象，从临床与基础两个方面，利用包括基因组学与蛋白组学在内的现代研究方法，部分揭示了血瘀证的现代生物学基础，进一步深化了证候实质的研究。

（4）以证候的多因素处理及其方法为主要研究内容，从信息学角度求证证候与疾病、方剂的相关性，同时，通过证候的复杂系统建模，揭示证候发生、转化机制以及证候与疾病、方剂相关的整体特征演化规律。

2010—2011 年，有超过 220 篇的文献开展了涉及多个系统多种疾病的中医证候要素分布特点研究、证候要素的提取和命名方法学研究、证候要素演变规律及中药作用机制研究等[18-20]，对于辨证程序规范化、科学化，以及发展中医辨证论治体系等，均具有重要价值。

## (三)经方剂量古今折算标准的研究

仲景方配伍法度严谨,用药精专,疗效卓著。但仲景所用药物的度量衡属汉制,与现代有很大差异;部分药物的品种、产地、炮制法也因年代久远与现代有一定出入。虽然历代学者对仲景方药物剂量折算问题进行诸多探讨研究,但因研究方法的不同等原因,至今尚未定论。近两年来,在国家科技支撑计划、国家"973"计划等项目资助下,众多学者在分析总结历代医家研究方法的基础上,结合当代科技条件,采用文献考证与实测相结合、药物品种复原、数理统计学等综合方法进行研究[21-25],以便还原仲景方药物剂量和配伍比例原貌。其主要研究结果分述如下:

1. 汉代度量衡考证及折算比例研究

通过应用多种方法对汉代度量衡、历代医家观点及药物的考证比较,结合药物实物测量,并经临床实证等综合研究,提出了对历代医家的古方剂量折算比例应从度量衡折算角度和当时药物常用剂量换算角度分析考证的研究方法;对汉以来历代(主要包括汉、晋、南北朝、唐、宋、明清)容量、长度及重量单位制(如斛、斗、升、合的单位制)及单位值(如升、尺、两的单位值)进行了考证研究,并初步对东汉度量衡如尺、升、两等计量单位进行厘定。

2. 非重量单位药物剂量的现代实测研究

经方中部分药物为非重量单位,如"尺"、"斗"、"升"、"合"等;还有特殊单位,如"枚"、"把"、"茎"、"方寸匕"、"钱匕"、"鸡子大"等。既往对经方相关非重量药物的用量研究,因受药物来源、炮制法、性状、品种等因素的影响,同一药物的实测结果存在一定差异。近两年来,本学科很多学者均认为,在研究仲景方用药剂量古今折算时,应结合现代技术,将传统文献系统考证与仲景所用药物(经考证的东汉用药种类)实际测定相结合。尤其是在对药物品种、产地、炮制法的古今差异进行的考证基础上进行实物测量,以探求其用量。这种研究方法无疑更符合历史事实,其所指导的实测研究结果也更将为严谨,为今后深入系统开展仲景方非重量单位药物的计量研究奠定了方法学基础。

3. 经方药物剂量折算和配伍比例标准的制定

自2006年以来本分会组织申报了国家"十一五"科技支撑计划课题——"仲景方用药剂量古今折算标准",并开展了仲景方药物剂量折算和配伍比例标准的研究工作。在对仲景学说分会53位委员进行经方用药剂量古今折算标准研究方法的问卷调查(回复专家对研究方法支持率为95%以上)的基础上,完成了汉代度量衡的文献考证和汉今度量衡折算标准的研究、《伤寒论》中以个数、容量、实物类比计量,厚朴一尺、竹叶一把等所有药物的药物考证、测量及古今折算研究,经业内专家论证(共31位专家参加论证会,同意率高达100%)。在此基础上,本学科完成了行业推荐标准《仲景方用药度量衡古今折算标准》和《伤寒论方配伍比例标准》的送审稿,为以后制定国家、甚至国际标准提供参考。

## (四)以经方药效为基础,建立中药新药创制平台

仲景方在临床各科均得到广泛应用,亦有很多经方名方已通过剂型改革为成药被广泛应用,如黑龙江中医药大学研制的圣堂都美丸治疗痤疮已在临床推广使用。清开灵作

为北京中医药大学早年创制的中药注射剂，来源于经典名方“安宫牛黄丸”，疗效肯定，主治范围广，但同时由于其制备工艺水平的限制，临床存在者不良反应。学科主任委员王庆国教授带领的科研团队应用分子生物学技术，发现清开灵组方中的 4 种成分是治疗缺血性中风的有效成分。在此基础上，团队研制出具有溶栓、神经保护、抗炎等多种功能且符合现代质量标准的精制清开灵注射液。团队通过对三草降压汤的研究揭示出其降压、稳定血压和保护靶器官的作用特点，建立了成分明确、质量可控、疗效确切、具有自主知识产权的中药治疗高血压的新药标准。研究团队还率先开展了基于中药化学成分单克隆抗体的作用机制和化学生物学研究，自主构建了高血压、缺血性中风和哮喘等重大疾病的中药新药创制平台，在国内外产生了积极的影响[24]。这种与实际应用紧密结合的基础研究，为中医药产业化奠定了基础[26]。

## 三、本学科发展存在的问题与解决措施

仲景学说一直是中医学术发展史上最活跃、最受重视的领域之一，古今中外众多学者对仲景著作的阐释和发明，丰富了仲景之学，也为本学科的持续发展奠定了基础。但是本学科发展过程中存在一些问题。

1. 学科传统理论继承不够系统深入

学术继承是创新和发展的前提。1800 年以来，有众多医家致力于仲景学术研究，产生了众多的著名医家，梳理挖掘这些名家或学术流派的仲景学术理论和临证特色，对仲景学术的创新发展及临床实践均具有指导意义。这些，都有待进一步系统归纳、深入分析、全面提高。

2. 学科创新发展方向不够明确集中

仲景学说所蕴含的辨证论治思想覆盖面极广，对内、外、妇、儿临床各科临床均具有广泛的指导意义。目前，仲景学术研究者多依据本地学术特色优势，在某些领域进性相关研究，导致本学科的研究虽然面比较宽泛，但在深度上不够。要解决这一问题，本学科内部应进一步加强统筹和协作，开展高层面、高层次的学术交流与合作，在学科内部达成共识，就一个或几个普遍认可的、本学科优势突出的、发展潜力和优势明显的学术问题，凝练出稳定的研究方向，申报国家级重大科研项目，并团结协作、合理分工，争取多出高水平研究成果。

3. 学科科研成果推广应用不够

经方在治疗常见病疑难病临床中疗效卓著，但其作用机制尚不明确。应该看到，在国家各级课题资助下，虽然也取得了很多科技成果，但由于缺少成果汇编或类似专著便于推广的媒介，科研成果推广并不充分，也不够及时。今后应该结合现代科学技术，融合多学科知识，组建科研团队，以经方药效为基础，建立经方现代研究的技术路线和研发平台，并实现技术转让。

4. 学科后备人才储备不足

学科调研表明，本学科很多院校中青年教师师资力量占学科总人数不足 1/4，且青年

学者培养周期较长，发展后劲有待提升；学科内课程组间发展还不平衡，部分专家满足于日常工作，缺乏进取精神，科研意识不强；部分青年教师临床环节薄弱。要解决这一问题，需要充分发挥团队优势，处理好教学、医疗、科研与学科发展的关系；并加强学科内各兄弟院校的相互交流学习，逐步形成医、教、研相互促进、共同发展的模式。

## 四、本学科发展展望与对策

### (一)学科发展趋势与前景

《伤寒杂病论》是我国第一部理法方药比较完备的医学专著，系统总结了东汉以前的医学成就，确立了中医辨证论治体系的基本框架与临床理法方药应用的基本规范，为中医临床医学的发展奠定了坚实的基础。如今，面对21世纪疾病谱的变化，基于辨证论治思想的中医理论与临床实践的不断创新，势将在现代人类与疾病作斗争的过程中发挥更大的作用。

### (二)学科发展目标

本学科总体发展目标是以仲景学术研究为立足点，以中医辨证论治的基本规律为主要研究内容，以指导临床应用为目的，进一步凝练学科研究方向，梳理学科发展脉络，为临床提供理法方药综合运用的方法和思路。

### (三)学科发展方向

1. 仲景辨证论治体系的整理与继承

历代医家在不同时代、不同历史条件下研究仲景学说的成果形成了大量文献，为本学科进一步研究提供了大量的信息资料。亟待我们运用信息技术和数据挖掘技术，以名医不同时期的学术专著、医案医话、学术论文等研究对象，探索他们的治学方法，梳理他们的学术观点和理论建树。主要有以下三个方面：

(1)仲景原著(《伤寒论》与《金匮要略》)的文献研究：其中包括六经辨证、脏腑辨证的理论体系、基本原则与方法；经方类方、群方的系列研究；经方方证的因机证治体系研究；病证的治则治法、辨证分型、方药规范化研究。

(2)历代医家对仲景学术的继承和发展研究：运用信息技术、数据库技术，系统整理历代医家研究仲景学术的学术专著、医案医话，探索及发展规律。

(3)近现代名老中医仲景学术思想的整理与继承：包括近现代名老中的学术思想、成才之路、教育思想、科研思维等。

2. 中医证候规范及应证组合规律的现代研究

辨证论治是中医理论体系的特色和临床思维模式，其中证候无疑是确立治则治法、处方用药的基础和依据。本学科前期已经对证候的概念、外延与内涵，临床常见疾病的证候要素提取和规范，进行了大量研究。以下可从三个方面重点研究：

(1)应证组合规律研究：以临床常见病、疑难病的证候研究为切入点，建立古今文献数据库，应用回顾性临床研究与严格质量控制下的前瞻性临床流行病学调研的研究方法，通过多因素处理方法及数据挖掘，提取并规范证候要素，研究应证组合规律，完善现有的辨证方法，为建立被认可，立得住，能推广，易传承的规范化的辨证体系奠定基础。

(2)证候的现代生物学基础：选择有坚实的研究基础，具有重大应用价值的中医常见典型证候为切入点，利用现代技术与方法，部分阐明证候的现代生物学基础，揭示证候的科学内涵。

(3)证候的信息处理方法和复杂系统模型研究：以证候的多因素信息处理及其方法为主要研究内容，从信息学角度求证证候与疾病、方剂的相关性；同时，通过证候的复杂系统建模，揭示证候发生、转化机制，以及证候与疾病、方剂相关的整体特征演化规律，是针对证候规范研究的关键问题。因此，证候的动态辨证论治研究、复杂辨证思维模式将是仲景学术思想的延伸方向。

3. 经方治疗常见病疑难病及其作用机制研究

经方具有立法严谨、组方精简、选药精良、疗效卓著的特点，开展全方位的经方防治常见病、疑难病的现代研究，具有重要的现实意义。本学科未来可能实现的创新研究主要包括以下几个方面：

(1)经方防治常见病、疑难病的临床研究：在"古今接轨"、"方证相应"思想指导下，围绕经方方证理论，吸纳中西医学的最新研究成果，丰富与发展了经方合方临床应用方法，进一步拓展经方临床应用范围，发掘经方的现代临床应用价值。

(2)经方防治优势病种的医案数据平台建设：梳理历代医家应用经方治疗常见病、疑难病的成功及失败医案，建立数据库平台，并进行数据挖掘，科学评价并确定经方防治的优势病种，为扩大经方临床应用奠定基础。

(3)经方防治常见病、疑难病的作用机制研究：以临床常用的经方及其防治的相应的优势病种为研究对象，利用药理学、分子生物学、活性成分追踪等技术，以揭示经方的临床效应机制。

4. 经方配伍规律研究

针对经方配伍规律研究的关键问题，本学科提出"量化组方"、"方剂要素与证候要素对应"等研究思路。在"方从法立，以法统方"的组方理论指导下，基于"法依病机，拆方依法"的经方配伍研究方法，从中医性味理论拆方实验研究及分子水平物质基础等角度，探索经方配伍理论研究的新方法。可能实现的创新包括以下几个方面：

(1)经方"方剂要素"配伍规律：选择有代表性的经方"方剂要素"为模板，建立系列经方之间的联系，利用现代的方法与技术，部分阐明"方剂要素"配伍的现代生物学基础，揭示经方配伍的科学内涵。

(2)基于六经阴阳的量化组方研究：在《伤寒论》寒热药物等级定量研究及古今药物剂量折算标准研究的基础上，选择有代表性的经方为切入点，利用现代的方法与技术，探讨经方调节六经阴阳平衡的基本规律，从寒凉温热角度探讨经方配伍规律。

(3)经方药—方—证相关性研究：证候是处方用药的依据，药证对应是中药取效的关键，证同时又是药—方的效应对象，是中医与中药之间的纽带。利用数据库技术，分析经方药—方—证之间的链式关系，提炼经方理法方药运用规律，将有助于提高临床治疗常见病、疑难病的疗效。

5. 中医临床经典理论与教学研究

《伤寒杂病论》的课程、教材、教学方法改革是中医教学改革的重要环节，也是本学科的重要任务之一。在中医经典课程教育教学方面，本学科未来的研究重点可能集中在以下几个方面：

(1)经典著作的理论教学研究：在先进教育理念指导下，深入研究《伤寒论》、《金匮要略》课程的理论教学模式，正确阐发经旨深意，做到正确理解，准确表达，循循善诱，深入浅出，使学生能学有兴趣，听有收获，提高教学质量，优化教学水平。

(2)经典著作的教学法研究：中医临床基础课的教学有一定的特殊性，既要有对经典理论的深入理解，又要有灵活多样的教学方法，这样才能有效提高教学效果。因此，经典课程教学法研究是中医临床基础课改革和深化的重要环节。

(3)理论与实践相结合研究：多年的实践证明，"读经典、多临床"是培养优秀中医临床人才的有效途径。探索理论与临床交替教学、互补教学，理论与实践紧密结合的相关研究，培养符合21世纪需求的高素质中医优秀人才。

总之，随者社会发展和新技术与新方法的引入，为本学科发展提供了良好机遇和优越条件。"十二五"期间，本学科将进一步统一思想、团结协作，在教育教学、学科建设、医疗服务、科学研究等领域全面开展多层次的深入研究，齐心协力，为继承和弘扬仲景学术作出更大的贡献。

## 参考文献


[1] 钱超尘. 台湾故宫宋本《伤寒论》古今谈. 江西中医学院学报，2010，22(6)：14-19.

[2] 任灵贤.《伤寒杂病论》与《辅行诀》《汤液经》《内经》关系探究. 辽宁中医药大学学报，2011，13(3)：67-69.

[3] 段逸山，邹西礼. 明抄北宋小子本《金匮要略方》研究. 中医文献杂志，2010，2：65-74.

[4] 梁永宣，赵怀舟. 仲景著作受日本学者重视——《善本翻刻伤寒论·金匮要略》丛书在日本影印出版. 中国中医药报，2010-2-25(4).

[5] 崔海月，王庆国. 试从增效减毒论清开灵. 陕西中医，2010，31(5)：598-599.

[6] 张友堂，黄雯静. 浅析仲景对药配伍. 河南中医，2010，30(11)：1045-1046.

[7] 王庆国，程华峰. 试析清热解毒活血法是缺血性中风病急性期的重要治法. 北京中医药大学学报，2011，34(3)：156-158.

[8] 李宇航，郑丰杰，钟相根，等. 慢性阻塞性肺疾病中医病机特点及"从肠论治"的理论探讨. 中华中医药杂志(原中国医药学报)，2010，25(12)：1934-1937.

[9] 李赛美，郑身宏，金小洣. 试论伤寒论学术流派的形成及发展. 北京中医药大学学报，2010，33(5)：309-312.

[10] 贾春华. 中医理论思辨录. 北京中医药大学学报，2010，33(7)：441-443.

[11] 刘萍，王平，陈刚，等.应用代谢组学探讨中医药复杂理论体系的研究思路和方法.中华中医药杂志，2011，26(5)：993－998.

[12] 李宇航，郭明章，孙燕，等.仲景方用药度量衡古今折算标准研究.北京中医药大学学报，2010，33(9)：597－600.

[13] 李恩主.《伤寒论》在韩国的学术发展史研究.北京中医药大学博士论文，2005.

[14] 戴昭宇，仝颂.日本汉方与针灸现代概观.中医药管理杂志，2009，17(12)：1069－1071.

[15] 陈斐然.经方现代应用规律可循.中国中医药报，2011－2－2(4).

[16] 王永炎.完善中医辨证方法体系的建议.中医杂志，2004，45(10)：729－731.

[17] 王永炎，张志斌.再议完善辨证方法体系的几个问题.天津中医，2007，24(1)：1－4.

[18] 张大武.急性冠脉综合征介入前后中医证候要素演变规律及益气活血中药作用机制研究.北京：中国中医科学院，2010.

[19] 王庆国，孙燕，任廷革，等.基于数据库技术的证候要素与"象"关联的挖掘研究.中国中医药信息杂志，2010，17(7)：101－103.

[20] 屈凯，王天芳，赵燕，等.基于专家咨询问卷调查的慢性肾功能衰竭常见中医证候要素的研究.中西医结合学报，2010，8(12)：1147－1152.

[21] 王晓玲，唐勇，陈亮.汉代度量衡与经方剂量折算浅析.中国中医药现代远程教育，2011，9(105)：81－82.

[22] 郭明章.仲景方用药剂量古今折算及配伍比例的研究.北京：北京中医药大学，2009.

[23] 扈晓宇，张扬，张德雄.经方本源剂量治疗流行性感冒风寒证.中国实验方剂学杂志，2011，13(7)：230－234.

[24] 韩美仙.基于药物重量实测的经方本原剂量研究.北京：北京中医药大学，2011.

[25] 李宇铭，姜良铎，李致重.张仲景与吴鞠通方药的剂量功效关系比较研究.中华中医药杂志(原中国医药学报)，2011，26(5)：1009－1013.

[26] 姜乃强.古典经方的跨时空传承——记北京中医药大学2010年国家科技进步二等奖团队.中国教育报，2011－2－10(1).

撰稿人：王庆国　李宇航　郑丰杰

# 中医诊断学科发展研究

## 一、引 言

中医诊断学是研究如何诊察病情、判别病证的一门学科，其内容包括诊法（望、闻、问、切）、辨病与辨证等，其中诊法与辨证是本学科的重点研究内容。

近两年来，诊法方面的研究主要围绕四诊仪器设备的研发进行，将相关学科的最新技术应用到中医望、闻、问、切四诊的客观化研究中，研发了可视化脉诊仪[1]、听诊号脉仪[2]、便携式四诊合参辅助诊疗仪[3-4]、无线远程中医诊脉仪[5]、中医波强脉象仪[6]和双感测脉诊仪[7]等多种类脉象仪，中医显微舌像仪[8]、箱式中医舌像分析仪[9]、积分球式中医舌像分析仪[10]等舌诊仪，舌诊面诊仪[11]，中医闻诊采集系统[12]，腹诊辅助检测仪[13]，寒热湿诊测仪[14]等。中医四诊仪[15]还成功参与了模拟火星载人飞行试验（“火星-500”实验）。

辨证方面的研究主要包括基于证素/证候要素的辨证规范及诊断标准的研究，证的生物学基础研究（包括代谢组学、蛋白组学等）、证的动物模型研究等，其中基于证素/证候要素的辨证规范及诊断标准的研究取得较大进展。该研究从证素/证候要素入手，分别从中医全病域和西医辨病与中医辨证结合两个角度对中医常见证素及病证结合下的证候要素分布规律与诊断标准进行了探索，是目前中医辨证的规范化和标准化研究的主要方向。

此外，在健康状态的辨识方面也进行了初步探索。健康状态辨识研究主要是建立以“状态”为中心的健康认知模型，构建整体健康状态参数体系，研发健康状态动态辨识系统，从而创新中医健康认知理论和健康状态辨识方法体系，为把握健康状态变化规律提供方法学依据。

## 二、本学科发展现状

### （一）学科建设

中医诊断学科现有博士学位授权点 12 个，硕士学位授权点 23 个，博士后科研流动站 1 个，教育部（国家级）中医诊断学重点学科 2 个，国家中医药管理局中医诊断学重点学科 4 个，省级重点学科 3 个，国家中医药管理局科研三级实验室 3 个，国家中医药管理局重点研究室 1 个。

### （二）课程及教材建设

国家精品课程 4 门，省级（包括自治区级、直辖市级，以下同）精品课程 4 门，国家双语示范课程 2 门，主编了历版国家统编中医诊断学教材。

## (三)人才队伍建设

国家级高等学校教学名师奖1人,省部级(包括自治区级、直辖市级)高等学校教学名师奖8人,教育部(国家级)课程教学团队2个,省部级课程教学团队5个。

先后承担"十一五"国家科技支撑计划课题2项,科技部"863"课题1项,科技部"973"课题4项,国家杰出青年科学基金项目1项。

## (四)学术交流

举办国家中医药管理局继续教育项目5次,中国科协青年科学家论坛2次,中医诊断学年会每年1次,日中中医诊断学研究学术研讨会1次(日本),参加国际学术交流会议近20人次。

## (五)科学研究

### 1. 中医诊断仪器的研发

以王忆勤、陆小左、牛欣等教授为代表的学者,在中医脉诊仪、舌诊仪、四诊仪等诊断仪器的研制方面做了深入探索。脉诊仪的研发快速发展,获得专利授权的有多款[16~23]。譬如从脉诊结果的表达方式上有可视化脉诊仪、听诊号脉仪。可视化脉诊仪可实现压力脉搏波与超声脉管图像的时间同步性和位置一致性分析,实现探头的一体化组合,得出三维脉象地形图,从时空上全面把握脉象的动态变化情况,可观察到脉象的"位、形、势、数"综合形态;听诊号脉仪包括耳塞、导音管、弹簧片和传感器,特征是在导音管上段设有棉布垫,结构简单,在给病人进行听诊号脉时操作简便、省时省力,减轻了医务人员的工作难度。

从携带方便性上,出现了便携式四诊合参辅助诊疗仪。

从网络传输技术上,出现了无线远程中医诊脉仪。利用无线网卡和无线信号接收发射装置实现了诊脉信号的无线传输,减少了现有设备的繁杂的信号传输线,更方便于诊疗,且通过无线网卡和无线信号接收发射装置与计算机终端和互联网连接,可以实现无线远程传输脉象检测结果及远程视频语音等在线交互功能,实现远程会诊,提高医疗资源有效而又低成本的利用。

从脉搏的采集技术上,出现了瞬时波强技术应用的中医波强脉象仪和双感测脉诊仪。中医波强脉象仪的组合探头由血流脉冲多普勒检测仪和压力传感器组成,同时检测桡动脉管壁压力变化和管道内血流变化信息,并通过运算得到波强信息,综合了势能(管壁信息)和动能(血流信息);双感测脉诊仪包含有位移感测单元、脉压感测单元、机械手指单元、数据处理单元,数据处理单元内建有脉诊专家的把脉手法、指下脉感及脉象判读等临床经验记录;通过复制中医师的食、中、无名三指按脉动作的3个机械手指单元自动化把脉,取得位移感测器、脉压感测器的数据后经数据处理单元统计分析及判读结果。

舌诊仪也有发展,出现了中医显微舌像仪、箱式中医舌像分析仪、积分球式中医舌像分析仪。中医显微舌像仪结合现代显微图像技术进行创新,研究出显微舌图像捕捉系统;箱式中医舌像分析仪主要是采用照明光源背对受试舌体的方式布置,光源发出的光直接照射到舌体对面箱体内壁的凸面上,经凸面充分反射散射后,照射到舌体上,避免了舌体上产生强反光点对颜色分析造成的影响;积分球式中医舌像分析仪采用直通式进光方式,主光源光直接从底部引入积分球腔体内，避免了现有积分球式舌象采集装置所使用的通过专用光道将光引入积分球内而引起的光效损失和带来的光道对光谱的吸收。在积分球箱体的侧壁上还安装有补充光源，补充光源能够直接照射伸入积分球箱体内的舌体。拍摄时，同时将补充光源和主光源均打开，用于拍摄润燥分析的舌象照片，然后关闭补充光源，用于拍摄舌色分析的舌象照片。

腹诊辅助检测仪由温度传感器、压力传感器和声音传感器组成复合传感器，通过复合传感器可直接获得患者的腹壁温度、腹肌压力和肠鸣音的信息，在显示屏上直接显示出来，方便于下一步的腹诊诊断，解决了检测患者的腹壁温度、腹肌压力和肠鸣音难的问题。

研制了寒热湿诊测仪并进行寒热证、汗证的临床辨证，应用于慢性胃炎寒证、热证的诊测，实现小型化、快速显示数据的中医寒热湿诊测仪在临床实时诊测的应用。

由上海中医药大学王忆勤教授等与道生医疗联合研制的中医四诊仪，2010 年在中国上海世界博览会的两个展馆展出，获得了良好的社会效应，并于 2010—2011 年参与“火星-500”实验达到预期目的。“火星-500”是模拟火星载人飞行试验，是由俄罗斯组织、多国参与的国际大型试验项目，目的在于了解宇航员在前往火星过程中可能出现的心理和生理状态。参与试验的 6 名志愿者在全封闭的 520 天里，成功完成了 100 多个试验项目。其中，借助于中医四诊仪为志愿者号脉，通过压力传感器，可获得 20 多种中医脉象等相关信息。如果测试者把面孔贴近仪器上的一个圆孔，仪器还可以通过面色、舌形等分析人体的健康状况。仪器还设置了 90 多条中医诊病中的常见问题，可以实现“与人对话”。通过中医四诊仪定期采集志愿者的舌象、面色、脉象、症状等数据，可以导入 U 盘，传到舱外，以供研究人员分析，从而获得对人体活动规律的辨证认识，项目希望为解决载人航天工程中人的健康医疗问题提供一些新的思路。

2011 年由上海中医药大学与上海道生公司开发的四诊仪与舌象采集仪、脉象采集仪分别通过有关药监部门的审核，获得医疗器械注册，为中医诊查设备将以较大规模进入临床应用奠定了基础。

### 2. 基于证素/证候要素的辨证规范及诊断标准的研究

(1)从中医全病域入手探讨建立常见证素的规范：以朱文锋教授为代表的学者[24～26]认为，证的诊断缺乏精细指标，应当坚持整体辨证特色，把患者表现的所有病理信息作为一个有机联系的整体进行分析，从各个方面诊察疾病中机体现阶段的整体状态，全面评估症状与证型间的定性定量关系。因此，从证素(辨证要素的简称，如气虚、血瘀等)入手，探索了基于证素的辨证方法，其工作内容主要包括约 700 个症的规范、量化，53 项通用证素的规范，200 个常见证的诊断标准及判别方法等，并对症与证素及证素与现代生物学指标之间的关系进行了分析、探讨[27～30]。

(2)基于病证结合下的证候要素分布规律与诊断标准的研究：以王天芳教授等为代表的学者提出将西医辨病与中医辨证相结合，从证候要素(构成证候的最小单元，如气虚、血瘀等)入手，建立基于病证结合和证候要素的证诊断标准[31,32]。认为病证结合是中医诊断学的基本原则之一，鉴于西医疾病的诊断标准较中医疾病的诊断标准更为明确，临床诊断时的操作性、适用性较强，容易达成共识，将西医的辨病与中医的辨证相结合，已逐渐成为当前临床诊疗或研究的模式。相对于目前出现在各种书籍及临床运用中多达上千种的、繁杂的证候名称而言，证候要素的数目要少得多，便于掌握，而且能简明扼要地反映疾病在病位、病性方面的特征，便于医生在临床实际运用中执简驭繁，将其灵活地组合成符合病人实际情况的证候诊断。因此，以证候要素为基础和核心，在明确构成证候的常见证候要素的特征及判定标准的基础上，进一步建立证候诊断标准，既符合简约、便于运用和传承的目的，又能解决辨证时的复杂性和灵活性。

近年来，研究者从文献、临床、数理分析、专家问卷等多种途径，以证候要素为核心，对缺血性中风[33~35]、溃疡性结肠炎[36,37]、慢性乙型肝炎[38,39]、更年期综合征[40~42]、慢性阻塞性肺疾病[43,44]、慢性肾功能衰竭[45]、疲劳性亚健康[46~48]、2 型糖尿病[49]、高血压[50]等多个西医疾病的证候及证候要素的分布规律进行了分析，发现文献报道及临床调查中获取的每个病的较为规范表述的证类型往往在 100～200 多种，归纳其证素/证候要素，则多为 20 多项，常见的就会更少一些。就目前的研究结果看，初步显示了从病证结合角度，以证候要素为核心进行证候诊断标准研究具有较强的优势和可操作性。

3. 以状态为中心的健康认知模型与辨识方法体系建立的研究

以李灿东教授为代表的学者，以中医理论为基础，结合认知科学、系统科学等理论与方法，开展以“状态”为中心的中医健康认知思维与辨识方法的研究，明确提出[51~55]：①健康是“天人合一”、“阴阳自和”、“形与神俱”功能状态的反应。状态是健康认知的逻辑起点；②提出构建状态辨识的健康认知体系，阐明以状态为中心的深层内涵；③提出状态、状态要素及宏观、中观、微观参数的概念，并基于证素/证候要素辨证原理，建立健康状态辨识的方法体系；④提出人整体状态的动态变化的规律：状统平偏、状态可分、状态可辨、据状立法、状态可调、效果可评。该研究也为创新、发展健康技术、装备和具有原创自主知识产权的中医工程产业提供科学基础和技术创新平台，能够为“治未病”健康工程实施、推动我国医疗卫生体制改革奠定更为坚实的理论基础。

## 三、本学科存在的问题及解决措施

中医诊断诊疗仪器设备距离临床应用尚有距离，需要加大推广力度，有关的标准亟待建立。证素/证候要素的辨识体系研究有待于进一步与临床密切结合，并逐步在临床中应用、验证与完善，为今后推广应用奠定基础。在学科发展中，应注重与其他学科的交叉，发现、建立新的结合点。

## 参考文献

[1] 牛欣. 一种可视化脉诊仪，中国，CN201431475. 2010-03-31.
[2] 魏勇. 听诊号脉仪，中国，CN201743700U. 2011-02-16.
[3] 牛婷立，杨学智，朱庆文，等. 便携式四诊合参辅助诊疗仪的临床试验和临床评价研究. 北京中医药大学学报，2011，34(4)：231-235，289.

[4] 王晶,牛欣.BD-SZ便携式四诊合参辅助诊疗仪的研究与应用前景.世界中医药,2011,6(1):65-66.

[5] 王雄.无线远程中医诊脉仪:中国,CN201840474U.2011-05-25.

[6] 肖沪生,银浩强,徐智章,等.中医波强脉象仪:中国,CN201920704U.2011-08-10.

[7] 罗锦兴,胡忠信,钟裕峰,等.双感测脉诊仪:中国,CN201798737U.2011-04-20.

[8] 王小满,杨必安,陈勇.中医显微舌像仪——苔液显微图像辨证初探.中医杂志,2010,S(1):21-22.

[9] 沈兰荪,刘晓民,刘长江,等.箱式中医舌像分析仪:中国,CN201516025U.2010-06-16.

[10] 沈兰荪,刘晓民,刘长江,等.积分球式中医舌像分析仪:中国,CN101716070A.2010-06-02.

[11] 胡广芹,陆小左,吴喜庆,等.舌诊面诊仪:中国,CN201469258U.2010-05-19.

[12] 陈春凤,王忆勤,颜建军,等.中医闻诊信号采集与分析在虚、实证型辨别中的应用.中西医结合学报,2010,8(10):944-948.

[13] 崔乃强,陆小左,傅强,等.腹诊辅助检测仪:中国,CN201551308U.2010-08-18.

[14] 李果刚,程建丽,张妍妤,等.寒热湿诊测仪在中医辨证的临床研究与应用.第四次全国中西医结合诊断学术研讨会论文集,2010-07-01.

[15] 王忆勤,李福凤,钱鹏,等.中医舌象及面色一体诊断仪:中国,CN101836855A.2010-09-22.

[16] 陆小左,王学民,张伯礼,等.新型中医脉象仪:中国,CN201375513.2010-01-06.

[17] 刘卫中.一种新型脉象仪:中国,CN201977780U.2011-09-21.

[18] 王剑发.新型脉象仪:中国,CN201958874U.2011-09-07.

[19] 耿仁平.新型脉象仪:中国,CN201612607U.2010-10-27.

[20] 宁圃亭.自动诊脉仪:中国,CN201948999U.2011-08-31.

[21] 汤伟昌,潘哲,潘越,等.脉诊仪:中国,CN102018501A.2011-04-20.

[22] 潘哲,潘越,周会林,等.脉诊仪:中国,CN201578230U.2010-09-15.

[23] 高秀玉,朱桂茂.自动压脉仪:中国,CN101744647A.2010-06-23.

[24] 朱文锋.证素辨证学.北京:人民卫生出版社,2008:53.

[25] 朱文锋.证素辨证研究钩玄.河南中医,2009,29(1):1-4.

[26] 朱文锋.证素辨证的三阶双网结构和确定证候诊断权值的频权剪叉算法.中华中医药学会中医诊断学分会2007年会论文集,2007:189-197.

[27] 唐亚平,戴芳,贾微,等.淡红舌与病性证素相关性的研究.辽宁中医杂志,2011,38(8):1499-1500.

[28] 戴芳,唐亚平,周艳,等.黄苔与病性证素关系的研究.时珍国医国药,2011,22(9):2268-2269.

[29] 甘慧娟,朱文锋.不同年龄咳嗽患者证素规律研究.全国第十二次中医诊断学术年会论文集,2011:245-249

[30] 熊红萍,李灿东.340例代谢综合征患者的中医证素与微量白蛋白尿的相关性研究.中华中医药杂志,2011,26(12):2943-2945.

[31] 王天芳.病证结合诊断标准的建立.中国中西医结合杂志,2011,31(8):1025-1026.

[32] 王天芳,杜彩凤,王庆国,等.基于证候要素及病证结合建立证候诊断标准的思路.中西医结合学报,2009,7(10):901-906.

[33] 高颖,马斌,刘强,等.缺血性中风证候要素诊断量表编制及方法学探讨.中医杂志,2011,52(24):2097-2101.

[34] 辛喜艳,张华,高颖.缺血性中风病急性期常用中药复方与证候要素的关系.中华中医药杂志,2010,25(8):1221-1225.

[35] 彭茂,高利,高颖,等.缺血性中风证候要素对患者早期疗效影响的研究.北京中医药,2010,29(2):83-85.

[36] 王佳佳,王天芳,吴秀艳,等.基于专家咨询问卷调查的溃疡性结肠炎常见证候要素的研究.北京中医药大学学报,2011,34(11):775-779.
[37] 岳宏,王天芳,陈剑明,等.溃疡性结肠炎常见中医证候及证候要素的现代文献研究.北京中医药大学学报,2010,33(5):306-308.
[38] 邓华亮,王天芳,赵燕,等.慢性乙型肝炎常见证候要素辨识依据分析.中医杂志,2011,52(19):1661-1664.
[39] 邓华亮,王天芳,赵燕,等.慢性乙型肝炎常见的中医证候要素.世界华人消化杂志,2011,19(8):845-849.
[40] 杜彩凤,王天芳,吴秀艳,等.更年期综合征常见证候要素对应症状的专家问卷调查研究.中华中医药杂志,2011,26(10):2233-2237.
[41] 杜彩凤,王天芳,辛意,等.基于隐结构法的更年期综合征常见证候要素的研究.北京中医药大学学报,2010,33(12):856-860.
[42] 杜彩凤,王天芳,吴秀艳,等.基于专家咨询问卷调查的更年期综合征常见证候要素.中西医结合学报,2010,8(8):757-761.
[43] 于丽丽,王天芳,焦扬,等.基于专家问卷调查的慢性阻塞性肺疾病常见中医证候要素的研究.中华中医药杂志,2011,26(7):1504-1507.
[44] 徐雯洁,王天芳,王智瑜,等.基于隐结构法的慢性阻塞性肺疾病稳定期常见证候要素的研究.北京中医药大学学报,2011,34(2):82-86.
[45] 屈凯,王天芳,赵燕,等.基于专家咨询问卷调查的慢性肾功能衰竭常见中医证候要素的研究.中西医结合学报,2010,8(12):1147-1152.
[46] 王佳佳,王天芳,薛晓琳,等.基于因子分析的疲劳性亚健康人群中医证候及证候要素特点的研究.上海中医药大学学报,2010,24(4):35-37.
[47] 王天芳,王佳佳,薛晓琳,等.疲劳性亚健康状态的中医证候及证候要素分布特点.中西医结合学报,2010,8(3):220-223.
[48] 王天芳.基于病证结合和证候要素的辨证框架及亚健康状态的诊断.日中中医诊断学研究学术研讨会论文集,2010.64-70.
[49] 龚燕冰,罗增刚,高思华,等.运用因子分析方法探索2型糖尿病证候要素及其靶位特征.中医杂志,2011,52(13):1100-1102.
[50] 金香兰,张允岭,孟繁兴,等.高血压病低危组证候要素初探.中华中医药杂志,2011,26(1):36-39.
[51] 李灿东,纪立金,鲁玉辉,等.论中医健康认知理论的逻辑起点.中华中医药杂志,2011,26(1):109-111.
[52] 李灿东,纪立金,杨朝阳,等.以状态为中心的健康认知理论的构建.中华中医药杂志,2011,26(2):109-111.
[53] 李灿东,杨雪梅,纪立金,等.健康状态表征参数体系的建立与集合分析.中华中医药杂志,2011,26(3):525-528.
[54] 李灿东,甘慧娟,鲁玉辉,等.基于证素辨证原理的健康状态辨识研究.中华中医药杂志,2011,26(4):754-757.
[55] 李灿东,杨朝阳,林雪娟,等.体质、病理特点、证与健康状态的关系.中华中医药杂志,2011,26(8):1770-1773.

撰稿人:田元祥　薛晓琳　王天芳　李灿东
陆小左　王忆勤　李　峰　甘慧娟

# 中医糖尿病学科发展研究

中医药防治糖尿病有着悠久的历史，经过几千年的实践，积累了大量宝贵的经验，并逐渐形成了独特的学术体系。从20世纪90年代开始，随着中医的现代化步伐加快，也推动了中医药诊疗糖尿病的进程。2010—2011年度中医药防治糖尿病及其并发症的学科进展报告如下。

## 一、本学科发展概况

2010—2011年，随着我国社会和经济发展、科学技术的进步，中医糖尿病学科在大量分析整理古医籍文献，进行临床研究、实验研究的基础上，完善了学科建设，提高了学术水平，取得了一定成就。具体表现在：

(1)中医药防治糖尿病保健服务体系已逐步建立并巩固，中医药的优势特色得到进一步发挥，综合服务功能和内涵建设不断加强。

(2)学术水平得到提高，科研成果大量涌现，并且有一批成果已达到领先水平，基础理论及方药研究取得重要进展，科研成果向现实生产力的转化日益受到重视，中医药古典医籍的整理和研究工作有了新的进展。

(3)学科逐步得到扩大和发展，糖尿病重点学科及重点专病建设在全国范围内逐渐扩大。其中，重点专病建设项目增至目前的26个，糖尿病重点学科扩大至3个。

(4)在国家中医药管理局第一个专病指南《糖尿病中医防治指南》基础上进一步完善和修订，完成了《糖尿病中医防治标准草案》，使本学科在糖尿病及并发症诊疗方面逐步规范化。

(5)降糖中药研究在剂型改革、新药开发方面取得了一定成果。

(6)糖尿病专科教育形成以院校教育为主体的多种教育形式并存的格局，新增了多个博士后流动站，保证和促进了中医药防治糖尿病队伍整体素质的改善和提高。

(7)通过多次学术会议及培训班，搭建了全国范围的中医药防治糖尿病的研究学术平台。

(8)大批科普作品出版，使糖尿病防治工作重心中心真正做到“前移”。

## 二、本学科研究进展

### (一)理论研究

#### 1. 提出脾瘅理论，构建肥胖2型糖尿病理法方药体系

中国中医科学院广安门医院针对现代糖尿病临床肥胖患者占主体的特点，基于大量

临床实践及《内经》"脾瘅"理论论述[1]，提出肥胖 2 型糖尿病归属脾瘅范畴，中满内热为其核心病机。并通过对肥胖 2 型糖尿病中医证候流行病学调查，证实肝胃郁热证、胃肠实热证、气滞痰阻证为中满内热的主要证候表现，确立开郁清热法为主要治法以及开郁清热方等为主要方药，填补了肥胖 2 型糖尿病临床证治空白，是继古代消渴病理论后，对糖尿病中医理论的创新与完善。

2. 构建膏浊理论，填补代谢综合征中医证治空白

代谢综合征是一种包含血糖、血脂、血压异常等组分的多代谢紊乱疾病，与肥胖 2 型糖尿病关系密切。中国中医科学院广安门医院根据《内经》"膏""浊"论述，通过系统梳理历代文献提出膏浊认识：过食肥甘，碍胃滞脾，或脾虚失运，形成土壅，土壅生浊邪，浊邪入血脉，化生"膏"，膏浊停聚，变证丛生。并通过对 4572 例代谢综合征患者进行流行病学调查，发现肝胃郁热、脾滞（虚）痰浊、肝胆湿热是主要证型，土壅是基本病机。同时，确立以大黄黄连泻心汤[2]为基础方的系列治法方药，填补了代谢综合征中医病机、证候、治法、方药等理论空白。该研究获 2011 年度国家科技进步二等奖。

3. 继承《内经》肥胖理论，创建肥胖三型模型

中国中医科学院广安门医院结合《内经》对膏人、脂人、肉人的论述，系统总结和梳理了三型肥胖的特征，补充了现代医学腹型和非腹型肥胖分类方法的不足。同时通过流行病学调查及人体测量学特征统计分析，创新性建立了三型肥胖的数学模型。模型显示，对膏人影响显著的指标有腰围、腰臀比、腰围身高比、腰围大腿围比、腰围小腿围比和上臂围腰围比指数（$P<0.01$）；对脂人、肉人影响显著的指标有手长身高比指数、手宽手长比指数、肩宽臀宽比（$P<0.01$）。肥胖三型数学模型的建立，为有效判断肥胖类型提供了科学依据。

4. 首创糖尿病"由浊转毒"的中医病机理论及化浊解毒治疗大法

天津中医药大学进一步深化研究中医糖尿病浊毒理论[3]，重新审定和界定"浊"的概念，从不同角度与"湿"相比较，为开展相关临床和基础研究奠定理论基础，首创了糖尿病"由浊转毒"的中医病机理论及化浊解毒治疗大法[4]。对中医浊与毒的病理特性及其在糖尿病病机过程中的关系进行深入探讨，论证了浊毒在糖尿病发生发展过程中的重要作用，提出糖尿病胰岛素抵抗及其相关产生糖、脂毒性等病机发展是由浊致毒的过程，血浊内瘀为高血糖启动之因，浊毒损害则是糖尿病病机转变之要素的观点，并且进一步提出了需要重新审定和界定"浊"的概念，并从源头、属性、病位、病证、辨治五个方面与"湿"做出比较，提出浊之内涵广于湿，因其为食谷之精微化生异常，淤积血分、脏腑、经络而成。若浊滞壅塞甚则亦可化生痰、湿、瘀，故浊邪又兼融痰、湿、瘀之多重性质。其对当今一些病证的辨治和研究，如高血脂、高血糖、痛风、代谢综合征以及多种免疫系统、胶原结缔组织疾病具有重要意义。

5. 提出"脉络-血管系统病"概念

河北以岭医科大学基于"脉络-血管系统"在解剖形态学上的同一性，提出"脉络-血管系统病"概念[5]，糖尿病微血管并发症属于该类疾病研究的范畴。在承担的国家"973"计

划项目——脉络学说构建及其指导血管病变防治基础研究(课题编号:2005CB523300)中,系统构建了对血管病变防治具有重要指导价值的脉络学说,完善了中医经脉理论。基于古代哲学"气—阴阳—五行"学说并与中医营卫理论相结合,提出了脉络学说的核心理论——"营卫承制调平[6]",反映了人体作为复杂巨系统、血管病变包括糖尿病微血管并发症作为复杂性疾病在生理、病理、治疗、转归不同阶段的内在规律。应用营卫气化理论,提出从"脾"论治糖尿病的学术观点,指出"脾失健运、水津不布,痰瘀阻络"导致机体水液代谢与输布、饮食精微转输与利用的紊乱及不平衡导致消渴的重要病机。

6. 提出了"动—定序贯范氏八法"治疗糖尿病的理论

广东省中医院提出了"动—定序贯范氏八法"[7]治疗糖尿病的理论,突破了目前"固定辨证—固定方药加减"或者"证—单方或复方"的辨证论治模式。"动—定序贯范氏八法"是以动态把握核心病机内部规律为思维方式,以相对固定而又动态变化的中药药串为施治特点,从实践中不断丰富中医对药物、病因病机、辨证规律及治法方药的认识,创造性地提出了中医临床辨治的新思路及新方法,强调对疾病发生、发展、变化的规律及核心病机的动态把握。

7. 提出"阴阳六经"辨治消渴病(2 型糖尿病)的新理论

广东中医药大学总结了专科近 30 年中医治疗糖尿病的经验,提出"阴阳六经"辨治消渴病(2 型糖尿病)的新理论[8],具体辨证顺序是"首辨阴阳,再辨六经,再分经腑表里寒热虚实标本",具体分析十个证型,阳证:阳明肺胃热盛兼气阴两虚证以白虎加人参汤为主加减治疗,瘀热互结兼气阴两虚证以加味桃核承气汤为主加减治疗,少阳失枢胆火内郁证以小柴胡汤为主加减治疗。阴证:太阴阳明虚寒证以理中汤合吴茱萸汤加减治疗,少阴阳虚寒湿证以附子汤合四逆汤加减治疗,少阴阴虚证以黄连阿胶汤为主加减治疗,厥阴经脏虚寒证以吴茱萸汤合当归四逆汤加减治疗。阴阳寒热错杂证:中焦寒热错杂证以半夏泻心汤加减治疗,厥阴寒热错杂证以乌梅丸加减治疗,正虚阳郁、上热下寒证以麻黄升麻汤加减治疗。经过近两年临床证明,疗效确切。

8. 通过文献整理验证理论研究

安徽省中医院整理古代、近现代医学文献中有关糖尿病的病名、病因、病机、治法方药的全部记载,按病名、病因、病机、证候、治则治法、方药六个方面建立数据库,实现分项检索,理清糖尿病的历史发展沿革,发掘中医药诊治糖尿病的历史内涵。运用多种数据挖掘技术,将所搜集方剂的类型、所选药物的种类、具体药物及药物剂量输入数据库,并对其频次、剂量等进行统计学分析,对有效方药进行筛选优化;对常见证候要素进行提取与分析,构建糖尿病相关病证的证候体系、辨证体系、治法体系和方药体系。为糖尿病的中医理论研究提供科学依据,实现中医"糖尿病"理论的新突破,使中医的辨证思想、整体观更加易于掌握,便于传承。

## (二)临床研究

1. 通过前瞻性、多中心、随机对照临床研究,确证中药独立降糖作用

中国中医科学院广安门医院研究的糖敏灵丸通过Ⅲ期临床试验确证了中药的独立降

糖作用,被列入国家重大创新药物,并即将上市,成为首个单纯中药降糖口服药物。与此同时,该院的中药清热降浊方完成新药前临床研究[9],是国内首个单纯中药与一线降糖西药二甲双胍对照的前瞻性、多中心、随机平行对照临床研究。其结果表明,清热降浊方降糖作用与二甲双胍相当,被列为重大创新药物

2. 通过一系列前瞻性、多中心、随机对照临床研究,确证中医药治疗代谢综合征的整体调控作用

中国中医科学院广安门医院以膏浊理论为指导,以大黄黄连泻心汤为基础加味组成系列方,开展了中药干预代谢综合征不同组分的系列临床研究,证实中药具有减轻体重、缩小腰围、降低血糖、血压、调节血脂等综合调控作用,填补了代谢综合临床整体治疗的空白。

(1)清肝降浊方与安博维对照治疗代谢综合征(含高血压组分):采用多中心、随机、安博维(厄贝沙坦)平行对照方法,将 240 例原发性高血压伴代谢综合征患者随机分为 2 组,每组 120 例,治疗组口服清肝降浊方,对照组口服安博维 0.15g qd(每日一次)。其结果证实:膏浊理论指导下的方药可降低含原发性高血压伴代谢综合征患者的腰围,其降低诊所血压的疗效与安博维一致,降低动脉压及舒张压负荷的幅度大于安博维,证候改善情况优于安博维。

(2)清胃降浊方与安慰剂对照治疗代谢综合征(含高血糖组分)采用多中心、随机、安慰剂平行对照方法,对 211 例含高血糖组分的代谢综合征患者进行疗效分析。结论表明:膏浊理论指导下的清胃降浊方能保护患者的胰岛 β 细胞功能,明显改善代谢综合征患者的体重、WC、TG、HbA1c、FPG、2hPG 和血压。

(3)新鞠消膏方[10]与安慰剂对照治疗单纯性肥胖症采用多中心、双盲、随机、10%低剂量平行对照的研究方法,将 140 例单纯性肥胖患者随机分为 2 组,治疗组口服新鞠消膏方,对照组口服 10%低剂量,结论表明,膏浊认识指导下的方药可减轻单纯性肥胖患者的体重、BMI,缩小腰围。

3. "十一五"计划项目"2 型糖尿病前期(IGT)中医综合治疗方案研究"已完成,证实中药对糖尿病的逆转作用

中国中医科学院广安门医院承担的"十一五"国家科技支撑计划项目重大疑难疾病中医防治研究——"2 型糖尿病前期中医综合治疗方案研究[11]",2007 年正式启动,并于 2010 年结束,历时 3 年。研究中医综合治疗方案对 IGT 转化率的影响。该研究采用多中心、随机、双盲、安慰剂、平行对照方法,共纳入 804 例 IGT 患者。这是中医领域首次针对单纯 IGT 人群的大规模、多中心、随机对照、双盲临床研究,研究设计参照了国际其他成功 IGT 研究。结果表明,与单纯生活方式干预相比,中药联合生活方式干预可改善 IGT 人群的糖耐量水平,明显延缓糖尿病的发生和进展,且与同类西药相比,长期服用中药的安全性良好,未见严重不良事件发生。这为 IGT 患者的治疗提供了新选择,也为中医药干预糖尿病前期奠定了一定的基础。

4. 通过临床研究进一步验证了中医药对糖尿病周围血管病变的治疗作用

天津中医药大学第一附属医院内分泌科主持并完成了院内课题"化浊解毒法干预 2

型糖尿病脂毒性的研究[12]”和“消渴通络丸治疗糖尿病周围血管病变的临床研究[13]”。结果显示，化浊解毒方(糖毒清颗粒)具有良好降糖调脂作用，对糖尿病合并脂代谢紊乱患者，与罗格列酮比较疗效相当。中药消渴通络丸在与西药西洛他唑比较，治疗糖尿病周围血管病变疗效明显。

5. 制定了适宜基层推广的并有糖调节受损代谢综合征的中西医治疗方案

辽宁中医药大学开展了“十一五”国家科技支撑计划“并有糖调节受损代谢综合征中西医治疗方案的临床研究”(2007BAI20B103)，通过随机、双盲、多中心临床研究观察中医治疗并有糖调节受损的代谢综合征的优效性，制定了适宜基层推广的并有糖调节受损代谢综合征的中西医治疗方案。

6. 形成糖尿病周围神经病变临床路径方案

广东省中医院经过大量的文献调研以及多次专家咨询，形成糖尿病周围神经病变临床路径方案，该方案作为国家行业专项重点科研课题子课题之一，在全国多中心进行随机对照研究，目前已结束研究。

7. 证实了建立在现代医学基础上的中医辨证治疗方案及其系列方药对延缓糖尿病肾病的进程效果优于国际公认的 ARB 药物治疗方案

北京中医药大学东直门医院承担的国家“十一五” 科技支撑计划项目“中医全程干预糖尿病肾病进程综合方案研究[14]”，基于糖尿病“热伤气阴”病机学说和吕仁和教授糖尿病肾病“微型癥瘕”形成理论，提出了“防治结合，寓防于治，分期辨证、综合治疗”的思路和益气化瘀散结、泄浊解毒治法。临床将糖尿病肾病不同临床分期进一步分为阴虚型、阳虚型和阴阳俱虚型三型，在饮食治疗、降糖、降压、降脂等基础上，阴虚型予止消通脉宁颗粒剂，阳虚型予止消温肾宁颗粒剂，阴阳俱虚型予止消保肾宁颗粒剂。参考国际著名的 RENAAL 研究和 Prime 研究方案，采用多中心分层随机平行对照临床试验方法，首次引入终点事件评价方法，初步试验显示治疗组干预措施即中医药具有延缓糖尿病肾病进程，减少终点事件发生、改善肾功能指标、提高生存质量的作用，且其效果优于对照组干预措施，提示建立在现代医学基础上的中医辨证治疗方案及其系列方药对延缓糖尿病肾病的进程效果优于国际公认的 ARB 药物治疗方案，具有良好的推广应用前景。

## (三)基础研究

1. 以自发肥胖糖尿病大鼠为模型，探讨了中药降糖的作用机制

中国中医科学院广安门医院改变既往常用糖尿病动物模型，以符合人类肥胖 2 型糖尿病发病特点的自发肥胖糖尿病大鼠(OLETF 大鼠)为模型，进行了整体、器官、细胞、分子不同水平的系列研究，通过胰岛素抵抗实验金标准正糖钳夹实验，以及检测肝脏、骨骼肌细胞 AMPK 酶活性、胰岛素受体结合力、脂肪因子、胰腺 casepase - 3、Bax 等关键指标的变化，从现代医学角度证实了中药开郁清热方在改善胰岛素抵抗、减轻糖毒性、保护胰岛细胞等多个糖尿病治疗重要途径方面的作用，从整体及分子层面阐释了中药降糖的机制。

2. 率先将 OLETF 大鼠模型应用于代谢综合征研究，探讨中药干预代谢综合征的作用及分子机制，初步阐释了膏浊理论的科学内涵

中国中医科学院广安门医院以 OLETF 大鼠为研究对象，动态观察其肥胖、糖尿病前期、糖尿病期等各阶段糖代谢、脂代谢、体质量、腹内脂肪含量，并以金标准正糖钳夹法评价胰岛素抵抗变化情况。与对照组比较，雄性 OLETF 血糖、血脂、腹内脂肪均缓慢上升，胰岛素抵抗贯穿始终，具备肥胖（尤其是中心型肥胖）、胰岛素抵抗、糖脂代谢紊乱等特点，基本体现了 WHO（1999 年）、NCEP－ATPIII（2001 年）、中华医学会糖尿病学会（2004 年）、IDF（2005 年）等对代谢综合征定义的特征。由于 OLETF 大鼠自发起病，未采取人工干预造模，与人类多饮多食缺乏运动的生活方式导致代谢综合征发病具有一定的类似性，不仅具备代谢综合征特征，且在同一种实验动物上先后体现肥胖、代谢综合征、糖尿病前期、糖尿病、糖尿病并发症等系列疾病特征，故可作为研究以糖脂代谢紊乱为特征的代谢综合征的较好模型。以胰岛素抵抗为主线，以 OLETF 大鼠及高脂肥胖大鼠为研究对象，研究证实中药能改善正糖钳夹实验葡萄糖输注率，调节血脂水平，减少腹内脂肪含量，下调 TNF－α、IL－6 和 CRP、PTP1B 水平，改善 MCP－1、SREBP－1c 及 FAS 表达，调节 ghrelin、visfatin 及 AMPK 活性等，通过调节肥胖胰岛素抵抗中的经典通路 TNF－α—NF－κB—PTP1B、调节关键代谢酶 AMPK、调节脂代谢限速酶等途径实现对代谢综合征的整体治疗作用[12]。

3. 开展中医药防治糖尿病脂代谢紊乱的基础研究

2010 年天津中医药大学第一附属医院启动国家自然科学基金项目——高脂饮食诱导 IR 大鼠 DGAT2 活性与 APN、Lp 相关性及化浊解毒中药的干预研究，将对糖尿病脂代谢紊乱这一优势病种诊疗水平的提高起到积极的促进作用。

4. 建立了糖尿病微血管并发症（糖尿病肾病、糖尿病周围神经病变、糖尿病视网膜病变、糖尿病心肌病变）系列动物模型

河北以岭医科大学在“973”项目研究中第二军医大学长征医院内分泌科刘志民教授课题组建立了糖尿病微血管并发症（糖尿病肾病、糖尿病周围神经病变、糖尿病视网膜病变、糖尿病心肌病变）系列动物模型，证实糖尿病微血管病变的共性病理改变为微循环障碍，表现在微小动脉（包括肾脏、周围神经、视网膜、心肌、大脑海马）硬化、淤血、闭塞，糖尿病微血管病变，共性病理生理学基础为氧化应激水平升高，肾素-血管紧张素（RAS）系统、丝裂原活化蛋白激酶（MAPK）系统的激活，血管内皮生长因子（VEGF）表达增强，C 型利尿肽（CNP）表达降低等。在脉络学说指导下采用通络代表性治疗药物通心络胶囊可通过调节上述相关因子表达，有效改善糖尿病肾脏、周围神经、视网膜、心肌、大脑海马、胰岛的组织病理学异常变化。

5. 提出糖尿病肾病肾小球内皮损伤假说

北京中医药大学东直门医院承担的自然科学基金项目则提出糖尿病肾病肾小球内皮损伤假说，通过动物实验和细胞培养方法，重点观察了黄芪卫矛合剂对肾小球内皮细胞损伤相关细胞因子基因表达的影响。结果发现，中药可以有效减轻糖尿病肾病肾小球硬化，减轻肾小球内皮损伤，并对肾小球内皮损伤相关细胞因子基因表达有良好影响，初步揭示

了中医药防治糖尿病肾病抗肾小球内皮细胞损伤的作用机制。

## (四)新药研发

河北以岭医科大学研制的治疗糖尿病周围神经病变的周络通胶囊已完成与甲钴胺片平行对照治疗糖尿病周围神经病变随机、双盲双模拟、多中心Ⅲ期临床试验。研究证实,该药在改善中医证候疗效方面优于对照药,且可有改善足拇趾振动觉、腓总神经感觉传导速度及运动传导速度,用药安全,未见不良反应。同时,其研制的治疗糖尿病眼底病变的芪黄明目胶囊已完成与羟苯磺酸钙胶囊平行对照治疗糖尿病视网膜病变随机、双盲双模拟、多中心Ⅲ期临床试验。研究证实,该药治疗糖尿病视网膜病变综合疗效、中医证候疗效均优于对照药物,对矫正视力、视网膜微血管病变程度、黄斑水肿程度、视网膜总循环时间和视网膜血管渗漏范围均有改善作用,其中对前两者的改善作用试验组优于对照组,可有效改善患者血流动力学,且用药安全,未见不良反应。“芪黄明目胶囊治疗糖尿病视网膜病变临床研究”列入科技部国家重大新药创制“十一五”专项(国家科技重大新药创制2010ZX09101-101)。天津中医药大学完成中药院内制剂——糖毒清颗粒(原化浊解毒颗粒)的申报工作,并由获得国家GMP认证的制药企业,天津中医药大学第一附属医院附属药厂生产。同时对以往院内制剂进行二次开发,肾消颗粒在治疗糖尿病肾病早期蛋白尿方面疗效突出,在进一步研究中发现,对于辨证脾肾两虚的糖尿病前期人群,具有良好的预防血糖升高作用,可有效预防糖尿病高危人群向糖尿病患者转化,对糖尿病的防治具有积极的治疗意义。

## (五)标准化研究

(1)通过每年的学术会议及交流,同时通过“中医中药中国行”全国“基层医生糖尿病中成药培训”,对于2007年发布的《糖尿病中医防治指南》进行推广应用。目前在全国38个县市推广58场,共计9029人。通过学术推广,对于《糖尿病中医防治指南》中存在的问题进行反馈修改,以利于下一次的修订。

(2)分会承担的财政部、科技部公益性行业科研专项“糖尿病中医防治标准”于2010年形成草案,并于2010年12月通过中华中医药学会审定,拟2011年再版,同时申报国家标准立项。

## (六)学术交流

依托各省中医糖尿病专业分会,每年定期举办本专业的学术交流会议或学术讲座,同时以学术沙龙的形式,使学会会员和本专业医生了解中医和中西医结合治疗糖尿病及其并发症的临床前沿与进展,促进了学科学术团队的建设。

同时组织相应医护人员参加内分泌与代谢疾病继续教育培训班,并与不同级别医院的中医科室或者区级中医医院广泛合作,从而带动了本区域中医治疗内分泌代谢疾病总体水平的提高。

注重加强糖尿病专科医师和非专科医师的继续教育,注重糖尿病的患者教育和中医药的推广。

2010 年 7 月，由中华中医药学会主办、中华中医药学会糖尿病分会等单位承办的“中医药防治代谢综合征高峰论坛暨高级研修班”在北京召开。会议邀请多位中医、西医知名专家，为中医药防治代谢综合征新提供了可借鉴的思路、方法和模式。

2010 年 8 月，由中华中医药学会主办、中华中医药学会糖尿病分会和辽宁省中医药学会糖尿病学会承办的“第十二届全国糖尿病大会——代谢综合征与糖尿病”在沈阳召开。会议邀请从事代谢综合征与糖尿病的多位专家、学者，探讨了代谢综合征与糖尿病的防治问题。

安徽中医学院举办国家级及省级医学继续教育项目各 1 项、安徽省中医药学会内分泌糖尿病分会第四次年会及第五届中西医结合诊治代谢内分泌疾病继续教育学习班。举办了安徽省“十一五”科技攻关课题启动会及“十一五”科技攻关课题——“新诊断 2 型糖尿病患者亚临床血管病变的中医药干预研究”的研讨会，与全省 8 家有一定糖尿病研究基础的单位合作开展研究工作，搭建了全省范围的中医药防治糖尿病血管病变的研究学术网络，并与德国高斯海姆糖尿病医院建立糖尿病研究合作关系。

2010 年 11 月 13 日，北京中医药学会糖尿病专业委员在北京举办了全国首届“中医糖尿病规范治疗及临床路径研修班”，旨在推广糖尿病临床路径，提高中医临床疗效，体现中医优势，规范中医诊疗行为，发挥中医特色，规范糖尿病住院诊疗过程，提高医疗质量，降低医疗成本。

2011 年 6 月厦门市第一医院顺利举办了“首届厦门代谢性疾病鼓浪屿论坛”。

2011 年 11 月 4～6 日在成都举办了“第五届国际中医糖尿病大会”。此次会议围绕糖尿病及代谢综合征防治的重要问题展开讨论，国内中西医专家针对糖尿病及代谢综合征研究的国际动态、前沿治疗、成果进展等多个方面开展了交流，扩大了共识。来自全国 32 个省、市的 300 余名业界前辈、专家学者参加了会议。会议共收到学术论文 200 余篇，为中医治疗糖尿病及相关疾病搭建了新的交流平台。

经香港特别行政区卫生署批准，由中医杂志社和香港注册中医学会主办、“973”计划“以量效关系为主的经典名方相关基础研究”项目组协办的 2011 国际经方研究及临床应用交流会暨“以量效关系为主的经典名方相关基础研究”交流会于 2011 年 11 月 6 日在香港召开，来自各地的 400 多名专家、学者与会，共同探讨中医药经典名方的实用价值和临床疗效。国家中医药管理局副局长马建中出席大会并致辞。

### (七)科普宣传

糖尿病学科在科普宣传、社区健康教育、基层医生继续教育等方面也做了大量的工作。多部科普文章和科普著作的出版发行，使公众进一步了解和认识糖尿病。以社区为单位对糖尿病患者进行健康教育，从而有效指导广大糖尿病患者进行自我干预，帮助改善生活质量，提高临床诊治的疗效。其中，安徽中医学院荣获 2010 年“全国首届百名中医药科学普及金话筒奖”。

### (八)获得专利

(1)一种药物组合物在制备保护胰岛 β 细胞功能药物中的应用(发明人：仝小林；专利

号申请号:201010156316.1,初审合格)。

(2)一种药物组合物在制备通过调节 AMPK - GLUT4 途径而改善糖代谢紊乱药物中的应用(发明人:仝小林;专利号申请号:201010156322.7,初审合格)。

(3)一种药物组合物在制备通过降低 SREBP1 - C 而治疗脂毒性导致的 2 型糖尿病药物中的应用(发明人:仝小林;专利号申请号:201010156324.6,初审合格)。

(4)一种药物组合物在制备提高 AMPK 酶活性的药物中的应用(发明人:仝小林;专利号申请号:201010156332.0,初审合格)。

(5)一种药物组合物在制备调节改善胰岛微环境药物中的应用(发明人:仝小林;专利号申请号:201010156334.X,初审合格)。

(6)一种治疗原发性高血压的中药组合物及其制备方法(发明人:仝小林;专利号申请号:201010566510.7,初审合格)。

(7)一种治疗原发性高血压的中药组合物的制备方法 1(发明人:仝小林;专利号申请号:201010566577.0,初审合格)。

(8)一种治疗原发性高血压的中药组合物的制备方法 2(发明人:仝小林;专利号申请号:201010566508.X,初审合格)。

(9)一种治疗原发性高血压的中药组合物的制备方法 3(发明人:仝小林;专利号申请号:201010564325.4,初审合格)。

(10)一种治疗原发性高血压的中药组合物的制备方法 4(发明人:仝小林;专利号申请号:201010564436.5,初审合格)。

(11)一种治疗原发性高血压的中药组合物的制备方法 5(发明人:仝小林;专利号申请号:201010564295.7,初审合格)。

(12)一种治疗原发性高血压的中药组合物的制备方法 7(发明人:仝小林;专利号申请号:201010564294.2,初审合格)。

(13)一种治疗原发性高血压的中药组合物的制备方法 8(发明人:仝小林;专利号申请号:201010564323.5,初审合格)。

(14)一种医用换药车(糖尿病足换药车)(发明人:高怀林;专利号:ZL 201020227854.0)。

(15)一种用于治疗糖尿病足的外用中药软膏制剂(专利号:201010186284X)。

## 三、本学科发展存在的问题

### 1. 多中心、大样本、前瞻性、双盲对照、长期观察的研究仍然较少

近两年来,尽管中医临床研究逐渐规范化,开展了前瞻性、多中心、随机双盲对照研究,但是类似研究相对较少,多数研究仍采用自身前后对照、回顾性观察等方法,研究方法不够科学、规范,可重复性差,且目前的研究周期一般较短,注重于对降糖及短期症状改善的疗效研究,未能观察中医药对糖尿病终点事件的远期影响。而国外则相继进行了 DCCT、UKPDS、ACCORD、VADT 等长期观察的临床试验,旨在研究强化血糖控制对糖尿病的远期疗效影响。因此,今后在科学研究中应着重开展多中心、大样本的临床研究,保

证疗效的真实性、准确性和可重复性，并且要开展一些长期观察的临床研究，确证中医药治疗对糖尿病的长期疗效。

2. 新药研发水平不高，较少突破

新药开发以古方改进为主，缺少重大突破：投资渠道不合理，研究资金缺乏，制约了高水平的研究与开发；药效学研究重印证、轻创新，机理探讨重宏观、轻微观；新药和中成药的市场占有份额与西药相比明显缺乏竞争力。今后应拓宽新药研发思路，提高新药研发水平：加强创新新药的研究与开发；建立并运用以风险投资为主的科研投资体系；药效学研究注重创新性，阐明中医药防治糖尿病及其并发症的科学内涵。

3. 与其他学科间的合作仍然不足，国际化合作项目较少

尽管目前研究已开始呈现多学科交叉趋势，如对代谢综合征的研究。然而，中医糖尿病研究仍未能与药理学、统计学、遗传学等其他学科开展广泛合作，研究思路较狭隘，领域较窄，没有充分借鉴和利用药理学、统计学、基因学等学科先进的研究方法、研究成果等。同时，对国际最新研究动态掌握不足，以及研究结果的技术含量较低，较难获得国际的公认，使得对外合作交流较少，无法使之被国际项目认识并接纳。

## 四、本学科发展趋势

以“十二五”政府制定的医疗指导方针，糖尿病防治重点面向基层和社区，加强交流合作，将工作重心由糖尿病及其并发症的治疗前移至对糖尿病的预防方面。

### （一）学科发展重点面向基层和社区

面对糖尿病发病率高，增长快的特点，积极开展糖尿病防治的宣传和推广工作，重点面向基层医疗单位和社区医院，注重社区医生的糖尿病继续教育培训，推广糖尿病的相关科普知识，提高群众的自觉防治保健意识，及时控制发病因素，降低糖尿病的发病率。同时加强对糖尿病的三级防治工作，以最大限度降低糖尿病并发症和致死率、致残率，提高患者的生存质量，延长寿命。

### （二）加强区域间交流合作，鼓励学科间协作

除了地区三级甲等中医医院间的沟通交流和合作外，加强区域间合作交流，不仅可以取长补短，提高医疗质量，促进本学科发展。同时，还应鼓励不同学科间的交流合作，开拓思路，加强对新知识、新技术的引进、转化、利用，不断丰富本学科的诊疗技术。

### （三）系统梳理本学科的古今文献，形成规范的、可供推广应用的临床文献数据库

利用计算机数据挖掘技术对中医经验进行深入挖掘是计算机学与中医学的交叉融合，也是当今研究的热点之一。中医药治疗糖尿病历史悠久，古今医家经验丰富，然而这些宝贵经验仍处于散落状态，未形成系统的知识库，不少效方、验方流失。因此，应系统梳

理本学科的古今文献及知名专家经验，形成规范的、完整的文献数据库，利用计算机数据挖掘技术对数据库进行挖掘，发现潜在的诊疗经验及技术，并推广应用。

### (四)发挥中医"治未病"优势，做好糖尿病的两阶段预防

中医应发挥治未病优势，做好从糖尿病前期到糖尿病的预防和从糖尿病期到并发症期的预防。糖尿病前期的预防是一级预防，此阶段是有效逆转糖尿病发病的关键阶段。"十一五"研究结果已显示出中医药在干预IGT方面具有一定优势。未来工作中，我们应继续挖掘这种优势，结合长期临床实践，设计长期的、大样本临床试验，研发IGT治疗的有效药物。同时，结合中医自身特点，设计具有中医特色的饮食、运动等生活方式干预方案，并要重视和强化糖尿病的一级预防，将预防理念和干预措施推广至基层。初始阶段可通过建立示范社区，培训社区医师，摸索在社区基层推行一级预防的有效模式。其后，借鉴示范社区成果，将其成功模式逐渐推广至全国基层，从而最终将糖尿病有效地阻截于源头。

从糖尿病期开始预防并发症是糖尿病的二级预防。我们需要改变观念，要从糖尿病期开始预防并发症，而不是等到并发症出现时开始治疗。因此，未来研究中我们可以设计大规模、规范化、长期观察的临床研究，不仅寻找预防、延缓并发症的有效治疗手段，也要寻找预防并发症的最佳干预时点，从而为临床有效预防和减轻并发症发病提供临床证据和治疗指导。

### (五)加强国际合作、提高学科知名度

加强国际，提高学科知名度，努力与国际诊疗平台接轨，积极进行国际合作，建立国际交流平台，促进学科更高、更快、更强的发展。

## 参考文献

[1] 仝小林，姬航宇，李敏，等. 脾瘅新论. 中华中医药杂志，2009，8：988-991.

[2] 连凤梅，仝小林，徐立鹏，等. 降浊清肝方治疗高血压伴代谢综合征的临床研究. 中国中医基础医学杂志，2011，6：649.

[3] 吴深涛. 化浊解毒法对2型糖尿病葡萄糖毒性作用的临床研究. 天津中医药，2005，22(2)：119.

[4] 吴深涛，阎冬雪，李步满. 由浊转毒与DM糖、脂毒性. 第十次全国中医糖尿病大会论文集，2007.

[5] 吴以岭."脉络-血管系统病"新概念及其治疗探讨. 疑难病杂志，2005，5：285-287.

[6] 魏聪，贾振华，袁国强，等. 营卫学说历代沿革及其在"脉络-血管系统病"防治中的应用. 中国中医基础医学杂志，2011，1：26-28.

[7] 魏华，卢绮韵，黄皓月，等."动-定序贯范氏八法"辨治糖尿病学术思想研究. 新中医，2011，7：31-33.

[8] 马春玲，朱章志，阮永队. 从六经辨证之三阴病干预IGR大鼠的实验研究. 齐齐哈尔医学院学报，2011，32(13)：212-214.

[9] 连凤梅，仝小林，白煜. 清热降浊方治疗超重2型糖尿病疗效分析. 中国中医药信息杂志，2009，16

(2):17 - 19.

[10] 孙鑫.新鞠消膏方治疗单纯性肥胖症的临床研究及机制探讨.中国中医科学院,2011.

[11] 王强.北京社区103例糖耐量低减(IGT)患者中医综合干预研究.北京中医药大学,2010.

[12] 王斌,邬金玲,罗昆.化浊解毒法干预2型糖尿病合并高脂血症临床研究.山东中医杂志,2011,5:16 - 19.

[13] 王世伟,节阳华,吴深涛.消渴通络丸在2型糖尿病周围血管病变中的临床研究.天津中医药大学学报,2011,1:17 - 19.

[14] 孙晓泽.中医辨证治疗早期和临床期糖尿病肾病的临床研究.广州中医药大学,2011.

撰稿人:仝小林　刘铜华　王　佳

# 中医风湿病学科发展研究

风湿病属于临床常见、多发、疑难病，临床表现复杂多样，往往侵害人体多个系统，对人类健康造成严重的危害。中医药防治风湿病有着悠久的历史，自《黄帝内经》时代开始，经过几千年的医学实践，积累了宝贵的经验，形成了独特的理论体系。风湿病学科一直重视中医继承发展和科技创新，以发展学术、提高自身素质为首务。随着自然科学的发展，基础医学研究的不断深入以及各种先进技术的广泛应用，风湿病的诊疗有了长足进步，中医风湿病也随着免疫学、分子生物学、遗传学的飞速发展，成为一门发展非常迅速的学科，中医风湿病的研究已经进入一个崭新的阶段。

## 一、本学科发展概况

在老一代主委路志正教授和现任主委王承德教授领导下，中医风湿病学科经过不断发展，尤其近 2 年取得了显著的、可喜的成绩。

(1)形成确立了二级病名体系。确定了由痹证→痹病→风湿病的一级风湿病病名；制定了风湿病五体痹(皮痹、肉痹、筋痹、脉痹、骨痹)、尪痹、燥痹等二级病名的诊断与疗效标准，制定风湿病中医证候诊断标准，使风湿病标准化、规范化研究更加深入，并已推广。

(2)组织全国风湿病专家，遵循辨证论治的原则，根据风湿病常见证候，研发了尪痹颗粒、湿热痹颗粒、寒湿痹颗粒、瘀血痹颗粒、寒热错杂痹颗粒等系列药，为适应社会需求进行剂型改革，一直服务于临床。

(3)在科研方面，类风湿关节炎(RA)、系统性红斑狼疮(SLE)、强直性脊柱炎(AS)等 3 个病种列入“十一五”科技支撑计划重大疑难病项目，开展了多中心临床研究，全国共有 20 余家单位参与，临床疗效得到提高，科学研究水平和学术水平得到提升。

(4)坚持发展学术，积极开展交流。2010 年、2011 年召开了两届全国中医风湿病学术会议，加强了同行间的学术交流，中医风湿病学科的学术影响逐步扩大。

(5)学科、专科建设逐步发展。2010 年 5 个单位被批准为国家中医药管理局重点学科建设单位。“十一五”期间 20 个国家中医药管理局风湿病重点专科进行建设，2011 年完成验收工作。2011 年 3 个专科被批准为国家临床重点专科。

(6)出版《痹病论治学》、《中医湿病证治学》、《谢海洲医学文集》、《实用中医风湿病学》等专著，为中医风湿病诊治水平及疗效提高作出了突出贡献，学会创办了《中国中医风湿病杂志》现为内部刊物，及时向全国报道了国内外风湿病的学术动态。

(7)在人才培养方面，需培养大量博士后、博士、硕士、进修生等多层次人才，进一步完善了中医风湿病专科梯队，促进了中医风湿学术人才的成长，提高了全国各地中医风湿病的诊治水平。

## 二、本学科进展

### (一)中医理论研究的继承与创新

1．名老中医经验继承

中医风湿病聚集了一大批临床经验丰富、学术思想独特、享誉海内外的名老专家，在全国名老中医药专家学术思想和临床经验继承等工作中以路志正、焦树德、谢海洲、张鸣鹤、周乃玉、胡荫奇、沈丕安、陈湘君等中医风湿病专家为代表，在培养出大批年轻有为中医风湿病中青年医师的同时，完成了一批极具中医传承特色的科研课题，如“路志正教授学术思想及临证经验研究”、“谢海洲教授学术思想及临证经验研究”等课题，系统总结了名老专家的学术思想，继承临床经验，传承医德医风和中医风湿病科研思路。

2．诊疗规范及标准化研究

(1)二级病名的规范。风湿病是一类疾病的总称，其间包括多种不同的风湿病(二级病名)。对风湿病证候的研究，从每个二级病名着手，以单个二级病名为纲，所属的证候为目，病证结合，探讨其证候规律。集全国有关专家的智慧，确立风湿病“二级病名”的范围，并做出规划，分期分批研究，先易后难，逐步进行，明确每个“二级病名”的概念以及每个二级病名之间的鉴别，运用现代科学手段，借鉴西医实验室检查方法，深入探讨每个二级疾病的客观指标，从而使各个二级疾病能从客观上得到区别。具有代表性的有燥痹、尪痹、顽痹、痛风、产后痹、大偻、红斑痹、骨痿等二级病名，丰富了中医风湿病的理论内涵。

痛风病名的正本清源。痛风发病率逐年上升，中医对此有卓越疗效。痛风之名，起源于我国，路志正经过多年探讨，对朱丹溪生平时代背景、气候、河流、居住环境，生活习惯等进行了考察，参阅了义乌县县志以及明清医籍，对痛风病名提出的时代背景进行了研究。浙江义乌的气候、地理环境、生活习惯、嗜食酒肉厚味等情况有痛风的发生条件。在朱丹溪所著《格致余论》内有痛风论一篇，率先列出“痛风”病名，创上、中、下通用痛风方。《丹溪心法·痛风63》中列举了分别体质和不同证候的加减用药，如治湿痰痛风、气实表实、骨节痛方、阴火痛风等，对我们研究防治本病有着很大的启迪作用及参考价值。

大偻病名研究。大偻首见于《黄帝内经》。焦树德早期曾将强直性脊柱炎归于尪痹中。随着研究的不断深入，他认为应考虑建立新的中医病名，以适应临床治疗与研究的需要，提出将强直性脊柱炎称为“大偻”，仍归于痹病的范畴。该病的发病是因“阳气不得开阖，寒气从之”而形成。肾督两虚，寒邪入侵肾督，阳气不得开阖，寒气从之乃生大偻。肾督阳虚是本病的内因，寒邪入侵是其外因，内外合邪，阳气不化，寒邪内盛，影响筋骨的荣养而致脊柱伛偻，形成大偻。

产后痹病名的提出。在中国古医籍中对妇人产后所患痹症，命名纷杂，有“产后身痛”、“产后关节痛”、“产后痛风”、“产后中风”、“产后筋脉拘急”、“产后鸡爪风”等相称，未与其他疾病区分，而是多种疾病的混淆，产后痹作为妇人产后所患的风湿性疾病，没有独立的命名，对临床诊断和治疗带来了困难。路志正经过论证，依据产后所患之痹，与一般的风湿痹病相比，产后痹以正虚为主，这些与其他风湿痹病的诊治不同，为了突出产后痹的特点，并与其他疾病区分开，创新性提出了产后痹这一病名，这一病名目前已广泛应用于临床。

(2)诊疗指南研究。起草完成中华中医药学会中医药标准化《中医类风湿关节炎诊疗指南》工作。2010 年中国中医科学院广安门医院完成了 WHO 西太区资助项目《中医循证临床实践指南:类风湿关节炎中医临床实践指南》编撰工作，该指南是在基于符合中医药理论、辨证论治原则，通过对近 20 年中医治疗 RA 文献的检索、梳理，结合现代研究成果，并经过中华中医药风湿病分会专家的广泛论证而形成，在于规范 RA 的中医临床诊断、治疗，为临床医师提供中医标准化处理策略与方法，全面提高中医风湿病临床疗效和科研水平。

3. 病因病机及治法的创新

在中医对风湿病传统病因病机认识的基础上，更加重视遗传因素、环境因素、社会因素、心理因素和现代医学治疗方法造成的因素在风湿病发病机制方面的作用，以及其对风湿病病情和病程带来的不良影响，并且把它们对疾病预后的恶性结果提高到前所未有的重视高度。

目前除对传统意义上的中医内治法、外治法加以科学定量分析外，内治法方面融入了世界现代医学对病情程度评价体系和疗效评价体系最新方法;注重中医药结合现代医学方法治疗风湿病时在减毒增效方面的互补作用。外治法中融入了现代科学技术元素，开展了如激光、离子、电等技术结合中医传统外治法在风湿病中的应用，更加注重中医综合疗法在治疗风湿病领域中的独特优势地位。重视康复锻炼，将中医传统方法与现代快捷方便的方法结合，有效保护关节功能，减少致残率，提高体质，减少疾病复发机会。同时把风湿病病人心理治疗提高到从未有达到的高度，从而改善了患者生活质量。单味药方面，除雷公藤制剂，新型如白芍中提取物白芍总苷、青风藤中提取物青藤碱等在风湿病治疗中改变病情的作用日益为国内外学者所认可。

4. 疗效评价方法研究

现有的临床和疾病状态功能测量不能完全获取慢性疾病以及对其治疗后的个性化影响的信息，同时患者自觉体验的许多方面(比如症状严重程度、频率、情感和社会健康度)对疗效评价也具有重要意义。另外，临床试验中两种治疗方法可比性非常局限，或者能治疗疾病但程度不同，而副作用不同程度地影响了患者症状、功能或生存质量的其他方面。中国中医科学院广安门医院借助科技部基础专项这一平台，开展类风湿关节炎基于病人报告的临床结局测量系统研究，将基于病人报告的结局指标(PRO)纳入中医临床评价理论体系，有助于弥补现代中医临床评价的缺陷，更有助于突出中医学优势和特点。通过文献回顾、专家咨询确立了 RA 评价量表(含 16 个主要症状)，取得初步成果。

## (二)重大疾病及优势病种临床研究

1. 类风湿关节炎临床研究

在传统临床分型的基础上，针对活动期 RA 的病机关键湿、热、毒开展了清热活血法治疗活动期 RA 多中心临床研究，并通过两年随访，进一步证实了清热活血中药的骨保护作用。

本学科所承担的国家“十一五”科技支撑计划重大疑难疾病项目中 RA 的临床研究已经完成结题。

因 RA 疾病疑难，致残性强，因此集各种治法的内外合治综合治疗是目前最佳治疗方案。中医外治法在 RA 的治疗过程中具有不可替代的作用，为中医一大特色，其应用于临床已有 2000 余年历史。在内服之外运用中药外治法，不仅较好地改善了药物的吸收过程，有效地减缓了一些药物的毒副作用，同时也在很大程度上提高了治疗的效果，据一项研究外治法可在内治法疗效基础上提高疗效 15%。单方治疗 RA 的探索，以雷公藤及其制剂的研究较多，对其有效成分雷公藤多甙、雷公藤甲素和雷公藤醋酸乙酯的研制和使用，减少了毒副作用，增加了治疗效果。临床报道其用于 RA 治疗的病例已经超过 8000 例，有效率达 80%～90%。

2. 系统性红斑狼疮研究

该病属于中医疑难病症，因累及多脏器，严重影响患者生存质量，经过国内学者的众多研究，认为中西医结合治疗 SLE 是最行之有效的方法，经过多年的努力，中药在改善及减轻激素、免疫抑制剂的副作用，替代激素、免疫抑制剂治疗作用中发挥的不可低估的疗效也越来越被医学界重视。中医药防治 SLE 的思路和主线主要是从免疫抑制和改善治疗并发症两方面开展的，其特色和优势具体体现在中医理论指导下的辨证论治和个体化治疗，主要有以下几个方面：①SLE 前期预防的理论、方法及干预措施，减少诱发和加重系统性红斑狼疮的因素；②中西医结合治疗，减少西药用量和种类，维持自身激素水平平衡；③改善临床症状和体质，提高生活质量；④防治 SLE 并发症。

SLE 的治疗难点是本病无法根治，因此常在某些诱因，如感染、妊娠、劳累、停药过早、长期日晒等因素影响下，病情复发。国内小样本的报道，75.3%的患者在一年内病情复发。因此如何使病情长期得到缓解，减少复发，尽可能使病人维持在“无病状态”，是治疗成功的关键。因大多数中药临床应用安全，故适用于长期治疗，尤其是在病情控制后，逐渐撤减激素时(一般在强的松口服量为 10～15mg 时，病情常有复发)，以中药为主进行辨证治疗，可使激素顺利撤减至维持量或停服，可调节整体脏腑功能，提高机体免疫力，增强防病能力，减少疾病复发。

本学科所承担的国家“十一五”科技支撑计划重大疑难疾病项目中 SLE 的临床研究已经完成结题。

3. 强直性脊柱炎临床研究

强直性脊柱炎属中医学“骨痹”、“脊强”、“大偻”范畴。焦树德依据《内经》中的“大偻”提出该病名更适合于强直性脊柱炎的诊断。在病因病机认识上以肾督亏虚为本[1-7]，以风寒湿热之邪侵袭为标，瘀血贯穿本病的始终。中药对患者 Bath 病情活动指数、Bath 功能指数(国际强直性脊柱炎协作组推荐)及疼痛、晨僵等临床症状均有明显的改善作用；并能改善患者 Schober 试验、胸廓活动度、指地距等体征。对 ESR、CRP 亦有改善作用，中药治疗 AS，疗效具有明显的时效性，随治疗时间延长，疗效逐渐增强。

本学科所承担的国家“十一五”科技支撑计划重大疑难疾病项目中AS的临床研究已经完成结题。研究表明，与西药组相比，中药组起效迅速，且能有效而稳定地改善AS患者AS患者AS20、50、70的达标率（$P<0.05$或$P<0.01$）。中药组在治疗24周后可明显改善BASDAI、BASFI、BASMI、总体关节肿胀指数、脊柱疼痛、EI指数、夜间疼痛等7个疗效指标，对于颈、背、髋关节疼痛，活动受限，晨僵均有明显改善，与西药组比较有统计学差异（$P<0.05$或$P<0.01$）。中药组在对中医证候疗效评分及积分评分的改善上与西药组相比有统计学差异，说明中药组起效迅速，且能有效而稳定地改善AS的中医证候（$P<0.05$或$P<0.01$），为AS的中医药治疗提供了循证医学证据。

4. 原发性干燥综合征临床研究

原发性干燥综合征（PSS）是中医治疗最具有优势的病种，属于中医“燥痹”范畴。其本质是阴津亏虚，而燥为其貌。经过对干燥综合征20年来有关文献报道统计，辨证分型治疗本病的病例上千例，其中阴虚内热型约占37.6%～39.6%；气阴两虚型约占22.8%；气滞血瘀型约占10.4%～19.4%。因此，阴虚内热型、气阴两虚和气滞血瘀型在本病中所占比例最高。辨证论治以中药复方为主，治本重在养阴益气；治标多以清热解毒、活血化瘀为主。在不违背辨证的原则下，选择某些经现代药理研究具有免疫抑制作用的中药应用于临床，达到辨证与辨病相结合的疗效。临床疗效主要是改善症状，控制和延缓因免疫反应而引起的肺肾等组织器官损害的进展等。中医药在通过调整人体异常的免疫功能，改善局部及全身症状，尤其在缓解口眼干燥症状方面优于单纯西医治疗，具有一定的优势。

### （三）基础研究

RA方面，通过痹痛康[8]、和血祛风冲剂[9]不同剂量组对大鼠弗氏完全佐剂性关节炎动物模型进行观察，均可降低IL－1、TNF－α。

SLE方面[10]，发现中药狼疮定能提高SLE患者Fas基因表达阳性率，增强其对淋巴细胞凋亡的调控作用，提示可能与其能有效缓解病情，改善紊乱的免疫内环境的作用机理有关。

AS方面，补肾强脊颗粒对佐剂性关节炎模型大鼠具有抗炎作用，对化学刺激引起的疼痛亦有明显的镇痛作用。并采用组织块原代培养法，建立AS髋关节囊成纤维细胞有限细胞系。采用中药血清药理学实验方法，补肾活血法抑制AS成纤维细胞过度增殖、调整细胞周期调控点及诱导细胞凋亡。对细胞增殖与凋亡的整合调节作用，可能是补肾活血法阻断AS骨化进程的重要机制之一。

舒督丹抗炎镇痛作用的研究[11]，发现对小鼠腹腔毛细血管通透性和巴豆油性耳肿的抑制作用非常显著，对大鼠角叉莱胶足肿和佐剂关节炎的抗炎作用也非常显著，其镇痛作用具有起效快和作用时间长的特点。

人参皂苷对AS实验小鼠有明显的镇痛和抗炎作用[12]，可明显降低血清中TNF的水平，双向调节IL－2的水平，可减缓自身免疫的发生及发展，从而减轻炎症反应。

壮督方对强直性脊柱炎患者T辅助细胞亚群的影响[13]，结论表明，外周血中Th1细胞有下降趋势、Th2 细胞有上升趋势，对 T 辅助细胞亚群有一定的改善作用。

干燥综合征实验研究，滋阴清热药煎剂具有提高机体免疫力的作用[14]，是扶正固本法则的一个体现。

皮肌炎实验研究，黄芪抑制了豚鼠针对自体肌肉发生的自身免疫反应从而达到治病目的[15]。甘草可抑制皮质激素对糖、蛋白质、脂肪代谢的影响及对脑垂体合成和分泌 ACTH 的影响，可减少强的松剂量，拮抗强的松副作用。

痛风实验研究，痛风宁能抗炎机理与尿酸钠所致关节炎局部组织 $PGE_2$、6 - K - $PGF_{1q}$及血浆中升高的 6 - K - $PGF_{1q}$明显与下降有关，可能主要通过促进 5 - HT 合成发挥中枢性镇痛作用。加味四妙散[16]和用不同剂量金钱草水提取物[17]治疗高尿酸血症，能显著地减少高尿酸血症小鼠血清尿酸水平，而对正常小鼠的血清尿酸水平无显著性的影响。

雷公藤制剂基础研究：雷公藤制剂在临床广泛使用使中药治疗多种风湿病获得重大进展，该药具有抗炎、免疫抑制等作用，主要研究结果有雷公藤甲素对人外周血单核细胞(PBMC)产生的 IL - 2、IL - 6 和 TNF 有明显抑制作用；雷公藤可抑制巨噬细胞 Jr774 的免疫活性；雷公藤 T4 单体可以抑制 PBMC 的增殖反应及体外培养的肾小球细胞的增殖及正常人 PBMC 及淋巴细胞株多种粘附分子的表达及 PBMC 与人脐静脉内皮细胞(HUVEC)间的粘附能力。对体液免疫则能明显抑制胸腺依赖性抗原诱发的抗体反应，还可抑制胸腺和网状内皮系统吞噬功能。

### (四)创新成果

#### 1. 科技成果奖

(1)“补肾活血法对强直性脊柱炎成纤维细胞向成骨型分化的影响及机制”获 2010 年中华中医药学会科学技术奖三等奖。

(2)“从毒瘀虚论治系统性红斑狼疮的增效减毒方案构建与应用”获 2011 年度国家科技进步奖二等奖(已经公示)。

#### 2. 学术著作奖

(1)路志正主编的《中医湿病证治学》2010 年获中华中医药学会学术著作奖一等奖。

(2)王承德、沈丕安、胡荫奇主编的第二版《实用中医风湿病学》2010 年获中华中医药学会学术著作奖二等奖。这部百万字巨著，集全国中医风湿病学科专家的智慧，系统地总结历代中医药治疗风湿病的理论和经验及一些科研成果编辑而成，体例新颖，内容翔实，在国内外是一部具有科学性，实用性、系统性、权威性的专著，对中医风湿病的科研、医疗、教学起到指导和促进作用。

#### 3. 获得专利

(1)复方首乌痛风颗粒(专利号：ZL200610038350.2)。

(2)痛风颗粒(专利号：ZL200610088103.3)。

(3)益肾蠲痹丸作为治疗痛风慢性期药物的应用(专利号：ZL200610097393.8)。

(4)可用于治疗系统性红斑狼疮的中药组合物等(专利号：ZL200710097519.6)。

## (五)风湿病中药药理研究

药理研究表明,川乌、草乌、秦艽、威灵仙、防风、蛇类等祛风通络药都可不同程度地作用于丘脑—垂体—肾上腺皮质系统各个环节,使肾上腺皮质激素增多而发挥抗炎、抗过敏作用,从而抑制变态反应,达到改善机体应激能力的目的。

当归、鸡血藤、赤芍、桃仁、红花、泽兰、丹参、益母草等活血化瘀药有抗炎、镇痛、抑制血小板聚集、削弱和防止血拴形成作用,可增加外周血流量,改善毛细血管通透性和微循环,增强纤维蛋白溶解活性,降低血液黏度等作用。

穿山甲、水蛭、虻虫等可抑制抗原抗体免疫反应所致的病理改变。紫河车、熟地、首乌、仙灵脾、肉苁蓉,菟丝子、补骨脂等药有促进抗体形、增强吞噬细胞的吞噬能力,可促进淋巴细胞转化,对体液免疫有一定影响,且有激素样作用。

金银花、连翘、白花蛇舌草、金镗根、黄柏、知母、大青叶等清热解毒药的临床观察认为具有抑菌、抗菌、抗病毒作用,且能解毒,促进病理性产物的排泄及控制抗原抗体复合物的产生和退热。目前试验研究证实,诸如雷公藤、白芍、川芎、青蒿、大黄,黄芪、冬虫夏草等及其有效成分在 SLE 治疗中发挥着重要的作用。

单味药研究方面,以雷公藤及其制剂的研究较多,在临床应用较为广泛用于 RA、AS、SLE、SS 等,具有广泛的药理作用,如抗炎、免疫抑制等。对其有效成分雷公藤多苷[18]、雷公藤甲素和雷公藤醋酸乙酯[19]的研制和利用,减少了毒副作用,增加了治疗效果。雷公藤的临床广泛使用使中药治疗多种风湿病获得重大进展,临床报道其用于 RA 治疗的病例已经超过 8000 例,有效率达 80%～90%[20]。白芍总苷对于 RA、干燥综合征、SLE 等患者的免疫系统也有一定调节作用。王氏等[21]对 29 例类风湿关节炎患者进行了白芍总苷的开放性临床试验,结果表明大剂量白芍总苷对类风湿关节炎患者有明显疗效,不仅改善临床症状与体征以及降低血沉、类风湿因子滴度,而且对类风湿关节炎患者的异常免疫功能有依赖性恢复作用,白芍总苷的抗关节炎作用起效较甲氨蝶呤早,但疗效较温和,且耐受性远较小剂量甲氨蝶呤为优。孙氏等[22]用正清风痛宁(青藤碱)治疗 38 例 RA,并与雷公藤多苷片对照,结果治疗组在改善关节晨僵、疼痛、肿胀、活动障碍,降低血沉及类风湿因子滴度等方面明显优于对照组($P<0.01$),总有效率为 95%,胃肠道反应、对月经影响等毒副反应亦小于对照组。劳志英[23]报道青藤碱与非甾体抗炎药及小剂量甲氨蝶呤(7.5mg/qw)联合治疗 RA,可提高疗效,减少不良反应。

## (六)走医药结合之路,研发系列风湿药

风湿病分会组织全国风湿病专家,遵循辨证论治的原则,进行论证,根据风湿病常见证候,制定出尪痹冲剂、湿热痹冲剂、寒湿痹冲剂、瘀血痹冲剂、寒热错杂痹冲剂等系列处方并获奖。另有多种风湿病新药的面市,为社会医疗卫生保障体系作出了贡献。

## (七)学术交流

中华中医药学会风湿病分会每年定期召开全国中医风湿病学术研讨会,并依托各省中医风湿病专业分会,每年定期举办本专业的学术交流会及学术讲座,使学会会员及临床

医师了解中医、中西医结合治疗风湿病的前沿和进展，促进学科学术团队建设。

2010 年 8 月，由中华中医药学会主办、中华中医药学会风湿病分会等单位承办的“中华中医药学会风湿病分会第十四届学术研讨会暨第四届国际中医风湿病学术会议”在北京召开。会议邀请了国内外中西医专家学者进行学术交流，为中医药防治风湿病提供了可借鉴的思路、方法和模式。

2011 年 9 月，由中华中医药学会主办、中华中医药学会风湿病分会等单位承办的“中华中医药学会风湿病分会第十五届学术研讨会”和“第十一届中医风湿病高级研修班”在烟台召开。会议邀请了国内著名的中医、西医专家，并探讨了中医药防治风湿病的相关问题。

2011 年 1 月，由中国中医科学院广安门医院、中华中医药学会主办，中华中医药学会风湿病分会等多家单位协办的“国医大师路志正从医 70 周年学术思想研讨会”在人民大会堂召开。部分国医大师、两院院士、各级领导、兄弟单位及弟子 300 余人参会，来自全国各地区的专家和学者以及路老的弟子，对路老的学术思想和临床经验进行了研讨和交流。

### （八）科普宣传

风湿病学科在科普宣传、基层医师继续教育等方面也做了大量的工作。本学科多家单位作为继续教育基地，每年对社区医师进行中医风湿病继教培训，提高了基层医师对风湿病的诊疗能力。在学会领导下，各省分会组织了多次风湿病知识普及、宣传及义诊活动。全国多位专家借助电视媒体，对类风湿关节炎、强直性脊柱炎、干燥综合征、痛风等风湿病的中医药防治进行了科普宣传，提高了公众对这些疾病的了解和认识。

### （九）本学科、专科建设

在学科建设方面，通过不断完善风湿病的学科建设，2010 年共有 5 家单位成为国家中医药管理局重点学科建设单位，分别是：中国中医科学院广安门医院、浙江中医药大学、南方医科大学南方医院、安徽中医学院附属第一医院、云南省中医院。

在重点专科建设方面，由 20 余家重点专科建设单位一起成立了风湿病重点专科协作组，设立了类风湿关节炎、强直性脊柱炎、干燥综合征、骨关节炎、痛风、系统性红斑狼疮 6 个协作分组，由协作分组组长单位组织进行了诊疗方案的梳理、重点病种评价分析报告、临床难点及解决方案等。并组织协作组参与单位完成了部分临床诊疗方案进行了验证工作。2010 年还完成了类风湿关节炎、强直性脊柱炎、干燥综合征、骨关节炎、痛风、系统性红斑狼疮等 6 个中医临床路径的制订工作，通过了国家中医药管理局组织的审订，已经发布。

通过重点专科建设，2011 年 3 家单位被批准为中医风湿病国家临床重点专科，分别为：中国中医科学院广安门医院、中日友好医院、浙江中医药大学。

## 三、本学科发展中存在的问题

（1）由于历代医学家对风湿病的认识不尽相同，加之中医学命名依据的多样性，反映在古医籍中提到的风湿病的名称繁杂不一。为促进中医风湿病现代化，方便科研、临床工作，增强学术交流，学会已经做了大量工作，确立了痹证→痹病→风湿病的一级病名的规范，还应确定一些新的风湿病种的中医名称，并要做好在全国中医风湿病界大力推广的工作。

(2)我国风湿病中药学发展速度很快，拥有一批自主新药，并且疗效确切，使用安全，质量可控，但是传统剂型单一，现代剂型很少，且稳定性差，加强风湿病中医药的国际科技合作已经迫在眉睫，联合开展新药研究势在必行。要拓展中药基础理论和新药创制研究，有效保护和合理利用中药资源，组织开展中医药知识产权保护研究。新药研发工作要有持续发展的眼光，深入研究药物的作用机理，并且取得国际承认，让我国研发的中医风湿病新药真正的站立于世界风湿病领域之列。

(3)中医风湿界要大力培养年轻中医临床、科研人才，尽可能多地开展中医药国际交流，采用“走出去，请进来”的办法，开展与国内西医风湿病界的广泛合作与交流。积极参加现代医学风湿病学的国际交流，从过去的单项引进转变为双向交流，开阔眼界，立足自身，加强国际合作，提高中医风湿病现代医学的诊疗水平，合作开展中医药临床疗效评价、作用机理、有效防治方法研究，以及被国际科学界所认可、适合中医药特点的标准和方法研究。

(4)风湿系统疾病是一门新兴而快速发展的学科，目前我国其他医学专业对风湿病知识不够，或相对滞后，体现在管理部门对中医风湿病学科临床、科研、教学重视和支持力度不够，相关专业与之支持、配合、协作困难，机会少，因此造成中医风湿病学科发展机遇较其他学科少。这有待于我们积极宣传，加强普及教育，扩大中医风湿病在全国乃至世界范围的影响，努力为中医风湿病发展创造更加广阔的空间。

## 四、本学科发展趋势

(1)随着现代医学科学技术的发展，临床学科越来越重视治疗与预防相结合。进一步提高中医风湿病普及程度与国际化程度，完善区域性学术、医疗、科研网络，建设中医风湿病医疗卫生保健体系、科研创新体系、教育体系和学会管理体系，强化平台建设，推进知识普及，尽可能在提高中医风湿病治病防病能力方面取得突破性进展，实现跨越式发展已经大势所趋。

(2)积极开展中医风湿病标准化研究，进一步完善“五体痹”乃至“五脏痹”的规范化研究。进行多中心、大样本的临床研究，探讨中医风湿病更加科学的临床辨证分型、有效的中药和方剂，并使其规范化。加强风湿病中医药科技成果转化和适宜的技术普及推广，建立一批中医药风湿病科技成果推广示范基地，使中医药风湿病科技成果更好的服务与人类不断增长的医疗保健需要。

(3)开展中医风湿病临床诊疗技术整理与研究，利用中医综合治疗的优势，进行针灸、外治法、功能锻炼、食疗和饮食控制、民间疗法等治疗方法挖掘，组织中医治疗方法诊疗技术与标准的研究制定。目的将各种治疗方法规范化，进而在全国中医风湿病界普及，拓展中医治疗方法种类，提高中医疗效，不断扩大研究范围，总结出更加科学规范的治疗标准。

(4)中医的基本概念与现代生命科学有许多相似之处，现代系统生物医学为中、西两大医学的聚会创造了前所未有的机遇和平台，把中医和西医整合在一起，是促进中医现代化的非常好的途径之一。中医风湿病现代化发展的关键在于正确认识中医药理论与实践的先进性，重点有效地利用现代科学技术、检查方法，促进中医药特色优势的发挥。中医也要与时俱进，不断地从不同方面完善自我。其核心是使中医药在风湿病方面人类健康事业中发挥重要的作用。中医药应该立足自我，从客观实际出发，体现出中医药单独治疗风湿病的优势，并在与西药联合应用方面，表现出良好的疗效，增强西药疗效，减少用量，从而减少西药的毒副作用。还要在针对西药的毒副作用治疗，提高人类生存质量方面发挥特色优势。真正体现出中医药在单独治疗和“增效”、“减毒”两个方面的特殊作用。

(5)推进中医风湿病现代化发展战略，重点在中医风湿病关键科学问题与关键技术研究领域，推进原始创新、集成创新和引进消化吸收再创新能力，促进中医风湿病理论自主创新。中医风湿病要大力推动中医药科学研究的发展，建立中医药风湿病科研队伍，重视后备科研人才培养，注重中医药理论、临床规范化研究、治疗方法、适合于中医的诊疗技术等研究，建立中医药风湿病重点实验室，加强中医药实验室的科学化、规范化管理，建立和完善中医药科技信息服务网络与共享平台，拓展与国际科学研究交流合作的领域，使中医药风湿病的科研成果被世界接受。

(6)组织开展中医经验传承与挖掘，特别是名老中医临床经验、学术思想研究，挖掘整理民间医药，在“十五”和“十一五”国家科委重点科技攻关课题和“十一五”国家科技支撑计划中，“十五”攻关课题已经有了可喜进步，在“十一五”科技攻关中也将有更大发展。研究解决制约中医风湿病现代化发展的主要因素和所面临的发展机遇，中医风湿病现代化发展应以立足传承创新，把“主体”和“创新”作为战略选择，重在提高能力。积极抢救、整理、总结、研究中医风湿病名老中医(包括已故的王为兰、谢海洲等)学术思想和临床经验，通过中医风湿病理论、中医风湿病养生、中医风湿病诊疗技术的继承与创新，提高全国中医风湿病界的整体水平。

(7)风湿病学科建设是发展科学技术的基础，中医风湿病学科的形成和发展往往是多个相关学科相互渗透、相互交叉、相互结合的结果。要站在学科的前沿、高端导引本门学科的发展，走综合性和多元化道路。中医风湿病学科的发展融入医学界不同学科和医学外相关学科的人才与技术，才能保持其旺盛的生命力与生长力。

## 参考文献

[1] 王为兰. 中医治疗强直性脊柱炎. 北京：人民卫生出版社，1999：44-90.
[2] 焦树德. 大偻(强直性脊柱炎)病因病机主辨证论治探讨(上). 江苏中医药，2003，24(1)：1-3.
[3] 刘宏潇. 补肾活血法治疗强直性脊柱炎临床研究及抗骨化作用实验探讨. 中国中医科学院，2005.
[4] 阎小萍，王昊，孔维萍. 强直性脊柱炎与大偻. 中国医药学报，2002，17(10)：612-614.
[5] 赵诗哲. 黄仰模辨治强直性脊柱炎经验. 浙江中医药，2003，38(3)：99.
[6] 潘文萍，周丽萍. 周翠英治疗强直性脊柱炎的经验. 四川中医，2002，20(11)：1-2.

[7] 张华东,赵冰.强直性脊柱炎的中医发病机制.现代中西医结合杂志,2005,14(11):1420-1421.
[8] 王旭丹,周勇.痹痛康对小鼠免疫功能及细胞因子影响的实验研究.北京中医药大学学报,2000,23(4):41-43.
[9] 张华东,常志遂,杨怡坤,等.和血祛风冲剂对类风湿关节炎大鼠细胞因子的影响.中国中医基础医学杂志,2001,7(11):41-44.
[10] 范永升,温成平,李学铭.狼疮定对SLE患者外周血淋巴细胞凋亡及Fas基因表达的影响.中国中医药学报,2002,17(5):278-320.
[11] 刘稚敏,娄玉钤,李振国.舒督丹抗炎镇痛作用的研究.中草药,1998,29(8):454-457.
[12] 张纯武,滕红林,柳献云,等.人参皂甙对强直性脊柱炎镇痛和抗炎作用的实验研究.浙江中医杂志,2005,(9):402-403.
[13] 王建明,阎小萍,周童亮.壮督方对强直性脊柱炎患者T辅助细胞亚群的影响.中国医药学报,2004,19(6):349-352.
[14] 徐治鸿,等.口腔滋阴清热煎剂的免疫实验研究.中华口腔医学杂志,1998,(6):371-373.
[15] 赵红东,陈祖孙,杜颂伟,等.中药治疗实验性肌炎动物模型的研究.河南实用神经疾病杂志,2003,6(1):21-23.
[16] 冯时傧.加味四妙散对痛风血尿酸的影响及疗效观察.江西中医药,2002,33(3):22.
[17] 王海东,葛飞,郭玉松,等.金钱草提取物对高尿酸血症小鼠的影响.中国中药杂志,2002,22(12):939-944.
[18] 陶学濂,孙瑛.小剂量雷公藤多甙治疗类风湿性关节炎的临床观察.中西医结合杂志,1990,10(5):289.
[19] 舒达夫,李瑞琳.雷公藤甲素和雷公藤醋乙酯提取物治疗类风湿性关节炎临床对照观察.中西医结合杂志,1990,10(3):144.
[20] 黄清春,陈纪藩.类风湿性关节炎的中医药治疗现状.中国临床康复,2002,6(15):2308-2309.
[21] 王志坚,陈敏珠,孙桂华,等.白芍总甙治疗类风湿性关节炎的临床药理研究.中国药理学通报,1994,10(2):117.
[22] 孙瑞华,林宗广.正清风痛宁治疗类风湿性关节炎38例疗效观察.上海中医药杂志,1999,10(2):21-23.
[23] 劳志英.青藤碱和甲氨蝶呤联合治疗类风湿性关节炎.中国新药与临床杂志,2000,19(4):254-256.

撰稿人:王承德　张华东　唐晓颇

# 中医药防治艾滋病学科发展研究

艾滋病(AIDS)是由于感染人类免疫缺陷病毒(HIV)引起的以免疫系统损害为主、易继发各种机会性感染和肿瘤为主要特征的综合征。自1981年在美国发现以来,已成为一种全球流行的慢性传染病。2009年11月24日联合国艾滋病规划署和世界卫生组织联合发布的2009年全球艾滋病流行趋势报告显示,目前全球有大约3340万艾滋病感染者,其中2008年新增感染者270万人,200万人死于与艾滋病相关的疾病。报告中说,由于抗反转录病毒疗法的推广等原因,艾滋病感染者的存活期越来越长,因此,全球艾滋病感染者的总人数仍在增加。但可喜的是,经过不懈努力,2011年全球新增感染者人数已经比8年前下降了17%。中国政府高度重视艾滋病防治工作,将防治艾滋病作为关系社会稳定、经济发展的战略问题,纳入政府工作的重要议事日程,联合国艾滋病中国专题组主席、联合国人口基金驻华代表薄纳德也高度赞赏了20多年来中国艾滋病防控取得的巨大成绩。

## 一、国家政策

艾滋病是严重危害人民群众身体健康和生命安全的重大传染病,已成为严重的公共卫生和社会问题。自1985年我国首次报告艾滋病病人以来,每年报告HIV(AIDS)的人数呈逐年增加,近几年有增加减缓趋势。截至2010年年底,累计报告HIV感染者和艾滋病病人379348例,其中,艾滋病病人138288例;死亡72616例。2010年,报告HIV感染者48249例,男女之比2.4∶1;艾滋病病人34188例,男女之比2.3∶1。其主要分布在云南、四川、广西、新疆和广东。2007年以来,性途径传播比例逐年增加,2010年比例高达50%以上,因此性传播途径成为主要传播途径。

卫生部2010年9月2日由卫办疾控印发的《2010年艾滋病防治项目管理方案》(〔2010〕149号),是根据《财政部、卫生部关于下达公共卫生专项资金的通知》(财社〔2010〕90号)要求,结合2009年全国艾滋病防治工作情况和工作重点,同时整合全球基金艾滋病防治项目等制定。方案是贯彻落实《艾滋病防治条例》和《中国遏制与防治艾滋病行动计划(2006—2010年)》、《中国预防与控制梅毒规划(2010—2020年)》和《2006—2010年全国乙型病毒性肝炎防治规划》的具体体现,对深化医药卫生体制改革,推动艾滋病性病防治工作深入开展具有重要的指导意义。

## 二、本学科发展现状

我国自首次报告艾滋病病例以来,中医药对艾滋病的临床治疗和科学研究已进行了20余年,经初步探索,逐步发展到规范、完善。

近两年来,国家对中医药防治艾滋病工作高度重视,对其临床、科研经费投入力度加大，中医药治疗艾滋病在理论创新、药物研制、实验技术等领域取得了较好的发展。

理论基础方面，从文献研究、流行病学研究、中医证候演变规律、标准化研究、系统生物学研究等方面对艾滋病中医学理论基础进行深入探讨，发现艾滋病中医证型的变化有虚证逐渐增加、实证逐渐减少的趋势，存在由肺气虚证或脾气虚证向肺脾气虚证的演变；病因病机研究揭示艾滋病是由温邪疫毒或湿热疫毒流溢三焦、累及卫气营血；并提出从“艾毒”、肠黏膜免疫系统、脾胃脏腑论治等不同的学说。

药物制剂方面，研制并在临床进一步推广了扶正排毒片、益艾康胶囊、艾灵颗粒、唐草片、扶正抗毒胶囊、康爱保生胶囊、湘 A 颗粒等治疗艾滋病的相关药物，并进行了临床疗效、作用机理的研究探索。

临床与基础研究方面，从中医药干预 HIV 感染无症状期延缓发病、中西医结合治疗艾滋病期促进免疫重建、中药协同 HAART 减毒增效、经方治疗艾滋病机会性感染、艾滋病相关动物实验模型建立、艾滋病中药干预后免疫功能恢复、细胞因子水平变化、细胞凋亡等方面均进行了有益的探索。

## 三、科研成果

### 1. 基础研究成果

通过“十五”国家科技攻关课题——“艾滋病中医证候数据库的建立”、“艾滋病中医证治规律的研究”、“艾滋病中医发病学特点及中医证候数据库建立的研究”，国家“973”计划重点课题——“艾滋病中医病因及发病机制的研究”，国家自然科学基金重大计划项目——“艾滋病中医证候分布规律及证候标准建立与验证”，国家中医药管理局标准化专项——“中医、中西医结合艾滋病诊断标准、治疗指南及疗效评价标准”等课题的实施，开展了 HIV/AIDS 大样本中医证候流行病学调查，初步总结了艾滋病的常见中医证候，分析并阐述了及其主要中医证候特点及规律，建立了艾滋病中医证候数据库，为中医药系统、规范地防治艾滋病提供了理论依据。

另外，经广泛征求业界专家意见、反复修订，由中华中医药学会防治艾滋病分会和河南中医学院主持起草的《艾滋病中医诊疗指南》已通过全国中医标准化技术委员会审查。

### 2. 临床研究成果

临床研究方面，通过“十五”、“十一五”国家科技攻关项目课题、国家“863”计划项目、科技部国际合作项目等课题的实施，提出了“无症状 HIV 感染期是中医药治疗艾滋病的黄金切入点”，提出利用中医“治未病”的学术思想，提高机体免疫力，提高患者生存质量，延缓发病乃至长期带毒生存的新理念，并研制了针对无症状 HIV 感染者的扶正排毒片系列药物，从而开创了新的研究和救治领域。目前对无症状 HIV 感染期的中医药早期干预已成为国内外研究的热点和重点，中医药防治艾滋病无症状 HIV 感染期的研究已被列入国家防治艾滋病肝炎等传染病重大专项。

### 3. 新药开发

在艾滋病中药新药研发方面，目前获得 SFDA 批准作为艾滋病辅助用药的中药新药只有一种(唐草片),已获临床批文的有艾奇康胶囊、克艾特胶囊、复方三黄片、乾坤宁片、艾宁颗粒、艾复康胶囊、复方SH、祛毒增宁胶囊、艾可扶正片、艾伏平胶囊、喘可治注射液等。正在进行新药临床试验的有艾奇康胶囊、艾复康胶囊、艾伏平胶囊、乾坤宁片等;克艾特胶囊、复方三黄片、乾坤宁片、艾宁颗粒、喘可治注射液等药物已做新药临床但尚无结果。

唐本草可提高艾滋病患者体内$CD4^+$ T淋巴细胞计数,改善患者症状;艾宁颗粒可稳定HIV/AIDS患者免疫功能,通过提高免疫功能可影响病毒载量,无副作用;艾灵颗粒可促进HIV感染者$CD4^+$ T淋巴细胞细胞因子表达,改善患者临床症状,有可能抑制HIV病毒复制的作用;益艾康胶囊治疗组能改善机体免疫功能,有降低或稳定病毒载量,并可改善患者的脾胃症状的功能,长期服用可降低患者的病死率;喘可治联合HAART疗法可降低HAART疗法的副作用,减少耐药性,增强$CD4^+$免疫细胞水平;克艾特胶囊可抑制HIV,治疗AIDS多种机会性感染优于对照组;扶正排毒片早期干预可以改善临床症状,降低病毒载量,在一定程度上提高或稳定免疫功能;乾坤宁片可改善HIV感染者症状、体征,提高患者生存质量;精元康胶囊对治疗艾滋病患者合并外周血白细胞降低有重要意义;艾溃灵合剂对艾滋病口腔溃疡收到较好效果,复发率低,治愈率高,为艾滋病口腔溃疡患者提供了一种药物;湘A颗粒合并抗病毒疗法可调节患者机体免疫功能,改善艾滋病患者发病期症状体征;康爱保生丸联合HAART治疗AIDS患者提高患者$CD4^+$ T淋巴细胞计数。

4. 动物模型及疫苗研究成果

广州中医药大学热带病医学研究所进行的"艾滋病治疗疫苗"、"中药艾可清"复方研发和产业化已获得了国际合作、国家及省级科研经费的资助。其中,与法国第五大学科研合作项目"艾滋病治疗疫苗"的研究和与南非政府相关部门合作开展艾可清治疗艾滋病的临床研究的工作正在积极进行,在国际上产生了一定影响。创建了两个具有中医证候特征的猴艾滋病(SIV)动物模型。小鼠白血病病毒模型的建立,对于评价作用于反转录病毒共同基因的中药治疗艾滋病有积极的作用。

5. 非药物疗法

通过"十五"国家科技攻关课题"中西医结合治疗AIDS临床综合方案研究"等的实施,开展了非药物疗法治疗艾滋病的临床研究,如艾灸治疗艾滋病相关性腹泻,充分发挥中医药"简、便、廉、验"的传统优势,对艾滋病脾气虚弱腹泻显示了较好的临床疗效,深受患者欢迎。艾灸治疗对非药物疗法介入艾滋病治疗产生了积极的推动作用;临床上采用情志相胜疗法对病人进行心理疏导,可明显提高临床的疗效。

6. 中医药治疗目标明确,针对性强

主要体现在以下三点:

(1)未达到HAART治疗标准的无症状HIV感染者或不适合HAART治疗的患者,中医药早期干预延缓病情进展。

(2)中医药促进HAART治疗后免疫功能重建不全患者的免疫重建。

(3)随着HAART耐药性和毒副作用的不断增加,使抗病毒药的治疗效果和选择范围受到影响。因此,通过中医药干预降低HAART疗法耐药性和毒副作用、降低"两率"已成为中医药研究的热点。此外,中医药在改善和减轻临床症状、治疗并发症、提高生存质量等方面也具有良好效果。

7. 疗效评价及诊疗标准研究

“中医药治疗艾滋病疗效评价的研究”、“中研2号与艾灵颗粒对HAART疗法的影响及疗效评价研究”等课题均通过了国家有关部门的验收。“十五”国家科技攻关项目“适合艾滋病防治示范区河南省艾滋病综合防治研究”也对中医药治疗艾滋病疗效评价进行了量化和客观化的研究，初步制定了《艾滋病(中医)症状量化计分标准》、《HIV/ADIS生存质量量表(HIV/AIDSOOL-46)》评价指标和评价体系，研制开发了ZYTNY-1体能测定仪。2007年国家中医药管理局组织专家制定中医药治疗艾滋病的评价标准，已形成《中医药治疗HIV/AIDS疗效指标评价体系》，从艾滋病疗效评价分期标准、基于艾滋病患者报告的临床结局评价、艾滋病生存质量评价、重点指标的评价、相关病证及体征指标评价、生物学指标评价6个方面，对中医药治疗艾滋病临床疗效进行评价，引入了患者直接对自身健康状况测量的生存质量量表和基于HIV/AIDS患者报告的临床结局评价(PRO)，PRO量表在“十一五”重大专项中仍在继续研究。

国家“十五”科技攻关“适合艾滋病防治示范区河南省艾滋病综合防治研究”课题2007年获得中华中医药学会科学技术一等奖。同时形成了《艾滋病中医辨证系统》、《艾滋病四诊信息采集表》、《艾滋病红外诊断系统》。

8. 艾滋病临床科研基地建设

国家科技重大专项“艾滋病和病毒性肝炎等重大传染病防治”——“中医药防治艾滋病临床科研基地建设”已形成了以河南为中心、覆盖湖北、安徽、新疆、广西等省、自治区的临床科研医疗观察现场，有利于临床及科研能力整合，实现了资源共享，推动了中医药对艾滋病的临床治疗和科学研究。

9. 人才培养与学术交流

近年来，积极发挥中华中医药学会防治艾滋病分会学术交流平台作用，积极组织学术会议，针对中医药治疗艾滋病的临床治疗、实验技术、理论研究、中药研制等问题展开学术讨论，百家争鸣，有效地促进了中医药治疗艾滋病的发展。

中医药治疗艾滋病的机构和队伍不断发展壮大，19个省包括科研院所、传染病医院、大学在内，建立了110个治疗点，直接参与救治人员达574人，拥有高级职称197名，中级职称164名，初级职称208名。已出版《艾滋病中西医结合临床与研究》、《艾滋病舌诊图谱》、《艾滋病科普读本》等多部著作，获得专利1项，申请专利4项，获得软件著作权1项，发表国内核心期刊论文161篇，SCI论文22篇。培养博士、硕士研究生、博士后合计172名。

## 四、本学科存在问题

1. 标准建立问题

由于艾滋病中医证候类型及分布规律尚在研究中，未确立规范的证候标准，如果能找到证候的量化标准，将会给中医药学带来飞跃性的发展。

艾滋病中医辨证论治体系和评价方法尚需完善，影响了中医药治疗效果的评价。目前中医药治疗艾滋病的疗效评价标准，很难真实地体现中医药治疗的作用。

中医基础理论研究进展缓慢，不能很好地指导临床治疗。

因此，应结合临床，制定中医药治疗艾滋病的诊疗标准，突显中医药防治艾滋病的优势。

2. 药物研制问题

艾滋病临床症状复杂，机会性感染众多，然而治疗艾滋病的中药目前只有唐草片一种，远远不能满足临床需要，因此加强扶正中药、改善免疫功能中药、抗病毒药物的研制，亟待加快进行。

3. 机制建设及科研方法学问题

中药干预艾滋病的目标主要是降低发病率和病死率，这是一项长期的工程，因而建立良好的运行机制，保证研究的持续性和长效性至关重要。另外，在处理科学性、有效性统一的问题上，既要发挥中医学特点，又要遵守临床流行病学循证医学的要求，发挥中西医结合优势，借鉴西医的研究手段，展开多层次、全方位的研究。

4. 艾滋病临床科研基地建设

中医药治疗艾滋病的临床实践为其科学研究提供基础条件，科研能有效地指导和推动中医药治疗艾滋病临床实践，进而提高中医药治疗艾滋病的临床疗效。目前，中医药治疗艾滋病工作在某种程度上存在着临床和科研脱节的现象。因此，中医药治疗艾滋病工作需建立高层次的中医药临床科研基地，建立专科医院，搭建实验基地平台，构建艾滋病防治诊疗网络，以保证临床研究质量和诊疗信息的可靠。

## 五、本学科发展趋势及展望

1. 构建艾滋病中医诊疗体系

中医药防治艾滋病的重点和难点在于辨证施治，辨证是施治的前提和基础，证候又是其理论核心，所以证候研究是中医药防治艾滋病的基础和重点。随着艾滋病中医证型研究的深入，应进一步阐明艾滋病中医证候类型及演变规律，形成艾滋病中医诊疗体系。

2. 加强中医药对艾滋病病毒感染者早期干预和中西医协同治疗的研究

高效抗反转录病毒治疗（HAART 疗法）是世界公认的至今最有效的艾滋病干预手段，使得艾滋病的病死率大大下降，但 HAART 疗法也存在某些局限性如毒副反应、耐药性等，从而影响了抗病毒的治疗效果，也影响了患者服药的依从性和生活质量。另外，部分患者 HAART 治疗后呈现低载量、低 CD4 水平等免疫重建不全以及极少量病毒潜伏于体内的病毒储藏库内不能被清除的状态；大量的无症状期 HIV 感染者目前不主张进行抗病毒治疗而处于一种无药可用的状态。这些状况都为中医药治疗艾滋病提供了机遇。采用中西医结合的方法进行治疗，扬长避短，使治疗效果达到最大化，利用西药高效抗病毒作用，使患者血液中的 HIV 病毒载量在很短的时间里快速下降，甚至降到测不出的水平，用中药作为辅助手段进行治疗，发挥中药作用缓慢持久、作用时间长的优势，增强患者免疫功能，使免疫保持在一定的范围、病人延缓发病、减少机会性感染的出现率。

3．加强中医药治疗艾滋病机会性感染的临床研究

艾滋病复杂多样的机会性感染是导致患者生存质量下降，引起死亡的主要原因。开展中药治疗艾滋病肺部感染（发热等）、肠道感染（腹泻等）、皮肤感染（疱疹等）的临床研究，对于目前的艾滋病防治工作具有现实意义。应积极探索针对不同病理阶段、不同机会性感染和不同靶点的中医（中西药联合）治疗综合方案和有效中药，创建适合我国国情的中西医联合治疗模式，丰富治疗手段，提高临床效果。

4．艾滋病的中医基础研究

加强中医药治疗艾滋病的基础研究，采用队列研究的方法，明确艾滋病的中医证候特点及其演变规律，确定其治则、治法、方药，进而探索证候的生物学实质，揭示中医药治疗艾滋病的科学内涵，为建立艾滋病诊疗体系及客观评价中医药治疗艾滋病临床疗效提供技术支撑。

## 参考文献

[1] 性病艾滋病预防控制中心流行病学室. 2010年中国艾滋病疫情网络直报现状与分析. 中国艾滋病性病，2011，17(3)：275－278.

[2] 王健，刘颖. 中医防治艾滋病研究进展. 中华中医药学会防治艾滋病分会第八次年会论文集，2011：344－350.

[3] 杜维婧，郭蕾，魏南方，等. 2008年中国居民艾滋病相关知识知晓状况及影响因素分析. 中国艾滋病性病，2011，17(3)：332－335.

[4] 熊燃，毛宇嵘. 2008年11省艾滋病防治工作综合技术督导的发现及问题分析. 中国艾滋病性病，2010，16(1)：36－39.

[5] 陈关征，徐立然. 中医药治疗艾滋病无症状HIV感染期研究进展. 辽宁中医杂志，2010，37(8)：1624－1626.

[6] 路聚更，李保印，王红全，等. 心理疏导在艾滋病中的应用举隅. 中华中医药学会防治艾滋病分会第八次年会论文集，2011：292－293.

[7] 何丽云，刘保延，王健，等. 中医药治疗艾滋病疗效评价指标体系构建的思考与实践. 中国艾滋病性病，2010(16)3：288－291.

[8] 张玲霞，郭永洁. 中医药治疗艾滋病的鼠白血病模型研究进展. 云南中医中药杂志，2010(31)7：73－74.

[9] 黄世敬，潘菊华，薛柳华，等. 治疗艾滋病中药复方研究概况. 时珍国医国药，2011，22(5)：1208－1210.

[10] 宋春鑫，危剑安，黄霞珍，等. 艾灵颗粒对HIV感染者$CD4^{+}$ T细胞因子表达的影响. 中华中医药学会防治艾滋病分会第八次年会论文集，2011：162－163.

[11] 白静峰，王军文. 湘A1号、湘A2号合并抗病毒治疗艾滋病发病期患者的临床观察. 中华中医药学会防治艾滋病分会第八次年会论文集，2011：211－215.

撰稿人：谢世平　郭会军

# 中医周围血管学科发展研究

## 一、本学科发展概况

### 1. 学科发展概述

中医周围血管病历史悠久，几十年来，学科特色已十分鲜明，成为西医血管外科的对应科室——中医周围血管病科。

(1)中医周围血管病内涵丰富，临床上常见的已不仅仅限于教科书中所提到的脱疽，而是包括动脉系统、静脉系统、淋巴系统等，涵盖了功能性、器质性、肿瘤类等多系统疾病范畴。

(2)中医周围血管学科是一门年轻的学科。就周围血管病而言，中医干预有较好疗效，特殊优势明显，不但可以解决 2/3 不能手术的病人尴尬局面，而且可以解决 1/3 病人术后再狭窄、再闭塞的后顾之忧。2006 年中华中医药学会周围血管病分会的成立，标志着中医周围血管学科发展进入了新的阶段。

(3)专业从业人员增多，专科队伍逐渐形成。中医周围血管病专业医护人员逐渐扩大，一批周围血管病专业的骨干充实到了临床、科研工作一线；全国不少中医医院相继成立了周围血管病专科；有的门诊开设了糖尿病足诊疗专台、动脉硬化闭塞症诊疗专台等；一些科室成为当地著名的特色科室；2002 年全国有 5 家中医医院的周围血管病科室成为国家中医药管理局的重点专病、专科建设单位，并通过验收。

(4)重视老中医经验的继承，着力人才培养。目前，第一批师承工作正有序进行，2012 年将出师。中医治疗周围血管病在挖掘整理古籍的同时，重视老中医经验的继承。2009 年 1 月 19 日经学会批准，分会在全国范围内聘请了 10 位周围血管病名老中医，为 18 名中青年医师授业。

中医周围血管学科的发展关键是人才。虽然新中国成立以后周围血管病专科的从业人员不断增加，但仍不能满足患者的需求，特别是高水平的临床型专业人才远远不能满足需要。目前，各地已培养了一批中医周围血管病的博士、硕士，一批中青年中医工作者逐渐成为骨干力量，显示中医周围血管病学科后继有人。除了院校培养、举办培训班、进修等方式之外，周围血管病分会着力推进师承制人才培养方式，以培养更多的人才。

(5)"读中医经典，学中医名著"，研究中医文献，著书立说，搭建中医周围血管学科理论框架，学科逐渐走向成熟。

### 2. 学科积累经验

周围血管病的发展可以追溯到 2000 多年前。早在《黄帝内经》中就有关于血管病的记载。之后，经过历代的发展，古代医家已积累了相当丰富的周围血管疾病诊治经验。

中医药治疗周围血管病的许多内容散见于中医外科论著中，周围血管学科的古代中医文献研究较少，加强对古籍的研究，进一步挖掘古籍中周围血管病相关内容是继承工作所必需的。2005 年由人民卫生出版社出版的《实用中医周围血管病学》是继 1993 年出版《中医血管外科学》之后，又一部内容翔实的专著。它不仅反映了近 20 年中医周围血管病诊疗的成熟和进步，而且标志着中医周围血管病理论与临床实践框架由建立到逐渐完善的历史进程。这对我们指导临床以及进一步完善中医理论与实践都有十分重要的意义。

(1)重视中医周围血管病知识的普及和提高工作，重视总结中医周围血管疾病的辨证论治规律，重视各地区民间经验交流与学习。

目前，周围血管疾病尚未被人们广泛认知，致使一些疾病延误了最佳治疗时机。尤其是缺乏对中医治疗周围血管病优势的了解，因而加强周围血管疾病的普及，重视周围血管疾病的早期发现及筛查尤其重要。

分会和各专业委员会积极努力，举办中医周围血管病讲座，为二级以下医院医师讲授周围血管疾病相关知识，以及动脉疾病、静脉疾病的常规治疗等；借助中央电视台第二套节目、中央电视台第四套节目等向全国观众介绍中医诊治周围血管病的知识；并又在人民卫生出版社出版了《周围血管病效方验案》，受到广大读者的欢迎，并再版。

(2)重视中医周围血管病诊治的规范化、标准化工作。周围血管病的前身是外科脉管专业委员会。自 1986 年成立之初就非常重视疾病诊治的标准化、规范化。经过文献组、临床组和标准组 5 年的合作，制订了临床常见的《血栓闭塞性脉管炎》、《动脉硬化性闭塞症》、《深静脉血栓形成》中医诊断与疗效标准。

2006 年开始《血栓闭塞性脉管炎治疗指南》的制订，全国 4 家中医院参与了再评价与制定工作。由于周围血管病病种多，要全面完成治疗指南，使其规范化、标准化尚需时日。

(3)中医周围血管科的成熟与发展，为周围血管病提供了更加优良的治疗方法，并且创造了极大的社会效益。

手术治疗周围血管疾病的技术在不断提高，但由于手术适应证的限制，约 2/3 的病人不可能采用手术治疗。另外，动脉重建术 5 年后通畅率多低于 50%；介入治疗后半年，30%～50%的人可发生再狭窄甚至再闭；静脉曲张术后，因 60%的患者深静脉瓣膜功能不全而表现出较高的复发率。若手术同时能得到中药口服及中药静脉点滴治疗，方可巩固手术疗效。目前，中药防治经皮经腔血管成形(PTA)术后再狭窄的试验研究已经取得初步成果；在下肢深静脉血栓形成发病早期，使用溶栓疗法的同时应用中药辨证治疗，不但可加强抗凝、溶栓的效果，而且在消除水肿、改善症状上有较好的优势；配合服用中药后，并发肺栓塞病人的同位素检查可以显示改善。临床上不可用手术治疗的周围血管病人服中药后，临床疗效满意，显示了中医治疗周围血管疾病的优势。

## 二、本学科发展成果

### 1. 学科队伍壮大

2006 年外科脉管专业委员会升级为周围血管病分会后，几年来，先后在北京、天津、黑龙江、河北、山东、山西中医药学会的支持下成立了周围血管病专业委员会，目前，尚有两个省市、武警部队正在筹备成立周围血管病专业委员会。不少委员、会员所在医院先后成立了周围血管病科室，还有的开设了专病门诊，成为当地的特色科室。

从业人员不断增加，一批中青年医师逐渐成为所在医院、地区的骨干力量；已培养出以周围血管病为研究方向的博士、硕士生多名；第一批周围血管病学科人才培养计划中的18名学生2012年将毕业，充实中医周围血管病学科的队伍。

2. 文献研究

《实用中医周围血管病学》出版发行完善了中医治疗周围血管疾病的理论框架。文献是记录人类知识的物质载体，是认识和改造世界的重要资源，也是进行科学交流、获取情报和传授知识的重要工具。中医治疗周围血管疾病在临床上能取得良好疗效，离不开中医理论的指导。由人民卫生出版社出版的《实用中医周围血管病学》是继1993年出版的《中医血管外科学》之后的又一力作，使学科框架更加完善。

2009年、2010年召开了全国性的学术会议。目前，本学科结合自身的实际情况，选择、制定读书计划，以发皇古义，再融新知，不断提升学科发展后劲，为发挥中医治疗周围血管病优势而不懈努力。

3. 临床经验继承

中医周围血管学科十分重视全国中医周围血管病确有疗效的经验总结，经过征文、搜集、筛选、整理，编撰了《周围血管病效方验案》，由人民卫生出版社出版。书中搜集了中医治疗周围血管病的125个有效案例，集中反映了周围血管病辨证论治规律及中医治疗周围血管病的确定疗效。

4. 规范化、标准化工作

中医证候诊断标准化是全面落实中医药标准化建设的重要研究项目，是加快中医药事业发展的重要举措，是适应国际标准化发展趋势的需要。2006年中医周围血管学科启动了周围血管病中医标准化建设工作，经过专家论证，上报了11个病种，制定了《中医、中西医结合诊疗常规》。其中，《中医、中西医血栓闭塞性脉管炎诊疗指南》已经完成。《中医、中西医结合糖尿病足诊疗指南》、《中医、中西医结合多发性大动脉炎诊疗指南》、《中医、中西医结合小腿慢性溃疡诊疗指南》、《中医、中西医结合静脉曲张诊疗指南》、《中医、中西医结合深静脉血栓形成诊疗指南》和《中西医结合浅静脉诊疗指南》有待继续完成。

## 三、本学科发展存在问题

中医周围血管病学科发展至今已取得了令人瞩目的成绩，但与现代医学的血管外科学科相比还显得相对滞后，存在一些制约发展的因素。主要存在的问题：

1. 学科年轻，学术传承断档，人才培养刻不容缓

人才培养应多种方式并举。一是通过学历教育提高人才培养层次。有条件的医学院校应将本地独具特色且疗效好的医生聘为兼职教授，并协助其带教硕士、博士，拓宽中医周围血管病教育的范围，使高层次人才在较短的时期内得以成才。

二是加强专科继承工作。应确定本专科全国名中医，做好国宝级名中医的学术继承工作，并给予一定的经费支持，在学历或职称晋升方面给予一定的优惠政策。

三是强化继续教育。继续教育学习班向全国各级中医医院开放，建立全国性的学术、医疗网络。可以设立专项基金，支持基层医院，尤其是缺医少药的乡村医院的医生应得到脉管病知识的培养，充分发挥中医治疗周围血管病简、便、廉、效的特点。

四是提高中医周围血管病学在中医外科学的地位：目前中医外科学在中医教育中的地位日渐式微，学时逐渐减少，与中医周围血管病相关的课时更是少得可怜。然而，相关疾病却越来越多。因此，中医外科教学应根据疾病谱的变化与时俱进，增加教学时数，同时加强教材建设。

2. 中医周围血管病科受到制约

全国各西医医院血管外科完全独立于传统意义的外科范畴，但不少中医医院仍无独立的中医周围血管病科，该专业还受中医外科所束缚，这直接制约了中医周围血管科的发展，大大削弱了其本应有的特色与效益。

3. 外用药物应使用受到限制

现行的《药品管理法》规定，以丸、散、膏、丹为代表的中医外科传统药物（特别是含汞制剂）不得以生产和应用，这严重影响了中医外治的疗效。应对现行规定进行适当修正；采取许可证或者定点生产的模式生产中医外科外用药物（特别是含汞制剂）；采取中医外科医生准入制等管理方法，以使传统方法能够得以延续，充分发挥中医外治法的优势，提高疗效。

开展外用中药的有效性与安全性研究：对中医外用药的有效性、安全性进行评估，为中医外治法中化腐生肌理论在治疗难愈性溃疡中的指导作用提供数据；临床合理应用含汞制剂，为扩大中药外用制剂和方法提供依据。

开展外用中药的客观规范化应用研究：将传统中药制剂的疗效与经皮氧分压、下肢动脉检查及测量中的踝肱比、下肢动脉彩色多普勒及下肢动脉血管核磁这些现代诊疗手段相联系，探讨传统中药在中医辨证理论指导下应用的正确性与迫切性，为中药外用制剂临床应用提供客观化依据及相应诊疗标准

4. 中医药治疗周围血管病优势明显，但推广不够

多年来治疗血管疾病，临床皆以活血化瘀、抗凝、扩血管等改善局部血供等方法治疗，取得了很多成绩。但近年来中医血管病的发展比之于西医周围血管病的发展明显不够，关键在于我们在优势的发扬方面不足。因此要面对西医的挑战，全方位发挥优势，才能立足并发展。

如奚九一教授在长期临床研究中发现，因气阴两虚、湿滞筋损导致的肌腱变性、坏死是引发糖尿病足坏疽的主要原因。使用清法，内清湿邪，外清变性、坏死肌腱，可使截肢率降低到 2%～4%。因此，从理论高度重新认识糖尿病足的发病分类，并予以对应治疗是提高临床疗效的关键所在。

应临床疗效上下工夫，制订中医周围血管病的评判标准。目前，中医周围血管病的治疗尚缺乏评判标准。如何优化中医诊疗方案，使治疗方法规范化，可操作性强，还需进一步努力。尤其是重症并发症，更应重视中西医结合治疗，不断优化诊疗方案。

5. 与时俱进，发挥优势

(1)关于命名。以中医周围血管病替代脉管病是否完全贴切。脉管病是最具中医特色、反映中国文化特点的病名，百姓广为知晓，要将脉管病改为中医周围血管病还要有一个适应的过程。但在具体疾病命名上应有时代特点，应让大众知晓。如脱疽包含了血栓闭塞性血管炎、动脉硬化闭塞症、糖尿病足坏疽以及各种免疫性血管病导致的坏疽等。如单以脱疽命名已不能涵盖这些性质完全不同的疾病，对中医血管病的发展非但无益，反而成为障碍。因此，在疾病命名上要与时俱进，使用西医的命名和诊断更有利于发展。

(2)不要排除现代医学和技术的使用。应借鉴使用血管外科手术和介入技术，改善局部的血液循环，重要的是如何结合中医药的优势，提高疗效和缩短疗程的同时，提高术后的通畅率，降低再狭窄和闭塞率。

6. 注重基层医师脉管病知识的培训

通过建立全国性的学术、医疗网络支持和发展基层医院，尤其是缺医少药的乡村医院。应加强基层临床医生脉管病相关知识的培训，充分发挥中医治疗脉管病简、便、廉、效的特点，造福百姓。

## 四、本学科发展展望与对策

1. 确定中医周围血管病的优势病种

中医治疗周围血管病显示了与西医不同的特点与优势。注重整体观、注重长远期疗效、注重生命周期的延长与生活质量的提高，注重减少致残率都是中医明显的特色和优势。这些优势已经被广大人民群众认同。如糖尿病足、血栓闭塞性脉管炎、多发性大动脉炎、静脉性溃疡的治疗等等都显示出独特的疗效。如果能很好地利用这些优势，将极大地提高周围血管病的临床疗效，缩短疗程，改善患者生活质量，减少治疗费用，降低致残率。

尽管中医治疗周围血管病的优势已形成共识，也有不少数据予以支持，但仍缺乏循证医学方法下的严格统计数据。今后应加强这方面的工作，在全国范围内进行大样本的临床研究，采用循证医学的方法、严谨的设计、严格的临床观察统计和完整的资料，通过与西医治疗效果的科学对比，进一步确定中医周围血管病的优势病种。

应确定优势病种，以最大限度地发挥中医优势。优势病种确定后，应在全国范围内推广优势病种的治疗方法，全面提升治疗水平，改善目前国内地区间治疗水平不平衡的问题，提高规范化治疗水平，促进学科发展。

2. 积极开展中医周围血管病流行病学调查

周围血管病的发病率近年有明显上升趋势，中医对早期疾病的治疗优势更明显，积极开展中医周围血管病临床流行病学调查，找出与发病相关的体质因素及其他相关因素，以早期干预，早期预防。这样可以提高周围血管病的早期治愈率，并降低治疗费用，降低致残率，阻断疾病发展。

3. 针对治疗难点的攻关

无论西医还是中医，治疗周围血管病都有一些难点需要解决。应组织全国中医专家联合攻关,力争在一段时间内攻克1～2个治疗难关,突破治疗瓶颈,提高临床疗效。

4. 建立中医周围血管病专科及专科评价体系

目前,绝大多数省份已有中医治疗周围血管病的专门科室,中医治疗周围血管疾病的民间机构更是数不胜数。但有些中医周围血管病专科并没有完全按照中医规律进行专科建设,致使中医治疗周围血管病的优势没有充分发挥出来。一些地区中医周围血管病专科的建设名不副实,有些单位因为中医学术力量不足,虽挂中医的牌,内涵则是西医、西药和手术为主体;有些则迫于经济收入的压力,大量开展手术介入等治疗,在这些单位,中医治疗成为一种辅助方法甚至是点缀。相对西医昂贵的检查及手术与介入治疗而言,在以经济收入为核心的评价体系中,中医治疗方法简便价廉,疗程短,效果好的优势就变成了劣势。因此,建设中医周围血管病专科应有长远眼光,应坚持中医发展方向,有一套符合中医自身发展规律的建设方案。不仅要着眼于目前,更要有相对长远的规划。同时要有合理的评价体系,不仅要以业务量、经济收入为考核标准,更要看是否符合中医的科学理论体系,中医的特色优势是否发挥充分,是否有满意的临床疗效,是否有合理的治疗方案,治疗费用是否合理等。

5. 重视名老中医经验继承

目前,对周围血管病辨证规律的研究还远远不够,各种疾病的中医治疗方法还较混乱,疗效不一。一些名老中医对周围血管病的治疗积累了丰富经验,对中医周围血管学科发展具有重要的作用。这些经验是宝贵财富,既要对其加以总结,还要强化继承。

6. 加强学科体系建设

通过文献研究和整理,中医治疗周围血管疾病的理论框架已经建立,并逐步完善。但随着时代的发展和治疗经验的不断积累,中医周围血管病学科理论尚有很大的提升空间。因此,进一步深入研究古代中医文献,挖掘古籍中与周围血管病相关的内容,对于完善周围血管病的中医理论体系、指导临床治疗都有十分重要的意义。

7. 加强人才队伍建设

虽然周围血管病从业人员不断增加,但相对于巨大的社会需求仍显不足。特别是高水平的临床型专业人才远远不能满足实际需要。就全国而言,人才分布很不均衡。现有中医周围血管病从业人员也存在着知识结构不合理、中医基础知识不扎实、中医专业思想不巩固等问题。人才培养仍是本学科今后的重点工作之一。可通过研究生培养、师带徒、举办提高班、进修等方式培养更多的中医周围血管病学科的人才。

8. 重视科研,开发疗效确切的中成药

中医周围血管学科应强化科研意识,中医治疗周围血管病尚需进行机理研究、理论探讨、剂型探讨,以及中成药的基础研究、药理研究及病理研究。目前,以中药为主的治疗方法众多,但缺乏高效廉价的中成药,中成药市场尚存在较大发展空间。

当前,我们已进入中医周围血管疾病新理论体系的创新发展时代。今后,还要继续走中医专科化、规范化、现代化道路,全面提升周围血管病学科的学术水平,为广大人民群众提供更好的医疗服务,为中医的发展作出更大贡献。

# 参考文献


[1] 陈淑长,葛芃.周围血管疾病的中医治疗概况.继续医学教育,2006(19).

[2] 徐旭英.陈淑长教授诊治动脉硬化闭塞症经验.云南中医中药杂志,2010,31(1).

[3] 徐旭英,吕培文,杨焕杰.糖尿病足截肢临床分析.辽宁中医药大学学报,2010,12(2).

[4] 徐旭英.略论中医外科学的临床现状.云南中医中药杂志,2010,31(1).

[5] 郝钰,杭小同,贾德贤,等.温脉通对高脂血清诱导的单核细胞与血管内皮细胞黏附的影响.中国中西医结合杂志,2007(4).

[6] 路广林,郝钰,黄启福,等.温脉通对实验性肢体动脉硬化家兔的防治作用及其机制的研究.北京中医药大学学报,2007(7).

[7] 路广林,郝钰,董建勋,等.温脉通对 VSMC 增殖和迁移相关因子 MMP-2、TIMP-1 表达的影响.北京中医药大学学报,2008(6).

[8] 路广林,董建勋,郝钰,等.血管紧张素Ⅱ诱导血管平滑肌细胞增殖迁移及温经活血中药的干预作用.中华中医药学刊,2008(7).

[9] 戴淼可,李萍,梁雅慧,等.阴证、阳证皮肤溃疡创面渗出液 MMPs 和 TIMPs 的酶活性对比分析.中国中医基础医学杂志,2009(4).

[10] 贾连城,盛巡,孙明杰,等.回阳生肌膏治疗慢性难愈性皮肤溃疡疗效观察及作用机制探讨.中国中医药信息杂志,2009(10).

[11] 周艳华,贾连城,杨焕杰,等.大鼠脾肾阳虚皮肤溃疡模型的建立及回阳生肌膏作用机制研究.中国中医基础医学杂志,2009(10).

[12] 刘欣,李萍,杨焕杰,等.超细化处理复方化毒膏、散抗炎及抑菌作用的研究.北京中医,2007(1).

[13] 杨焕杰,吕培文,丁毅,等.中医辨证外治 5 法治疗糖尿病足溃疡.北京中医药,2008(9).

[14] 赵钢,吴明远,田旭升,等.蓬子菜冲剂对降钙素基因相关肽和肾上腺髓质素水平的影响.中国中西医结合外科杂志,2007(1).

[15] 王艳明,李令根,黄艳洪.健脾利水渗湿法治疗迁延期下肢深静脉血栓形成的临床观察.北京中医,2007(10).

[16] 曹烨民.下肢静脉性皮肤溃疡的中西医外治方法.中国中西医结合外科杂志,2008(6).

[17] 王瑾,王睿琦,奚九一,等.奚氏痛风灵 2 号对慢性高尿酸血症肾病大鼠尿酸代谢的影响.包头医学院学报,2009(2).

[18] 王瑾,赵兆琳,王义成,等.痛风灵Ⅱ号治疗尿酸性肾病合并脂代谢异常的实验研究.内蒙古中医药,2008(1).

[19] 吴伟达,钱晓琴.伤寒论六经分证方法之我见.甘肃中医,2008(11).

[20] 贾鹏,陈盛业,甘宇,等.中医药治疗糖尿病肾病研究进展.辽宁中医药大学学报,2010(7).

[21] 李大勇,郑巧楠,袁明殿,等.裸鼠肢体缺血后炎性细胞浸润及相关因子表达的动态变化.中国组织工程研究与临床康复,2010(41).

[22] 郝钰,杭小同,吴珺,等.温脉通对高脂致血管内皮细胞损伤的保护作用.北京中医药大学学报,2007(4).


撰稿人:陈淑长　徐旭英

# 中医脾胃病学科发展研究

回顾“十一五”期间，中华中医药学会脾胃病分会在临床、教学、科研、学术交流等各方面均取得了可喜的成绩。学科始终坚持以中医理论为指导，以学术发展为宗旨，团结广大脾胃病工作者，开拓创新、锐意进取，各项工作得到全面发展。

## 一、本学科发展现状

2011 年为“十二五”的开局之年，回顾脾胃学科过去五年的发展历程，广大脾胃病工作者承前启后、积极开拓，脾胃病学科研究取得了引人瞩目的成就，并一直处于领军地位。

### (一)脾胃学说理论继承与创新研究

新中国成立后，在党的中医政策关怀下，中医事业得到了蓬勃的发展，脾胃病临床名家辈出，学术思想百花齐放，百家争鸣，脾胃学理论得到了进一步系统的丰富和创新。

1. 名老中医学术经验传承研究

从 1990 年国家开展老中医药专家学术经验继承工作以来，现已进行了 4 批师承工作，入选的脾胃病专家主要有(按姓氏笔画)马骏、牛兴东、王自立、王国三、冯五金、白长川、白兆芝、田德禄、皮持衡、李佃贵、李乾构、朱良春、危北海、刘沈林、张小萍、吴文尧、劳绍贤、沈舒文、单兆伟、周学文、周福生、杨春波、涂晋文、徐景藩、路志正、廖志峰、蔡淦等。该项工作使脾胃病名医学术经验的继承得以持续。

脾胃病学科名老中医学术经验继承研究具有较强的科研示范意义。为此，科技部从“十五”开始，即把“名老中医药临证经验与学术思想的研究”列为国家科技攻关计划项目——“中医药疗效及安全性基本问题研究”的主要研究内容。课题既是中医药继承工作的重要组成部分，更是一项科技攻关课题。它不是一般的经验整理，而是从老中医个体研究和群体研究角度对他们学术思想、临床经验、临床成就的全面回顾总结，并在此基础上开展一定的验证和评价研究。第一批开展研究的脾胃病学家有路志正、李玉奇、李寿山、颜德馨、张镜人、徐景藩、王国三、王自立、杨春波、李振华等。“十一五”期间继续加大了投入开展这项研究，列入第二批研究的脾胃病专家有周学文、马骏、皮持衡、谢昌仁等。这些研究对脾胃病名老中医经验的继承起到了极大的推动作用。张声生等还较系统地总结了新中国成立以来全国名老中医治疗消化病的经验，出版了《名医临证经验丛书·脾胃病》[1]。

2. 理论创新研究

“十一五”期间，脾胃病学科基础理论得到了不断传承、创新、发展，指导消化疾病的治疗，提高了临床疗效。周学文等[2,3]创新“毒热”病因理论，倡导“以痈论治”指导消化性溃疡治疗，其病机脾胃虚弱为本，毒热为标，久病入络，气血郁滞，久致热盛毒腐成痈。李乾构[4]在辨证论治规律基础上，总结了治脾十五法、治胃十五法、治泻十法和治胆八法等。张声生等[5]阐述了脾胃与“治未病”理论的相互关系，提出“脾劳”理论，突出了脾胃在“治未病”中的重要地位，阐述了在防治功能性胃肠病、慢性胃炎、溃疡性结肠炎、脂肪肝等消化病时，要注重贯彻“治未病”思想，注重脾胃。周福生[6,7]认为，脾胃与心神密切相关，提出以心胃相关理论指导脾胃病的治疗，并阐述了心胃相关理论的内涵及外延。劳绍贤、杨春波等[8,9]率先开展了“脾胃湿热”理论的研究，建立了脾胃湿热证的判断标准，初步阐明了胃肠慢性炎性病脾湿热证形成机制，提出了治疗脾胃湿热方药。赵荣莱[10]发扬脾胃升降学说，并以之指导消化病治疗。张声生等[11]研究发现，慢性胃肠病以肝郁相关证候最为常见，提出调肝理脾是基本治则。唐旭东等[12]继承和发扬董建华院士“脾胃通降论”理论，即“胃生理上以降为顺，病理上因滞而病，治疗上以通祛疾”，在治则上强调“脾胃分治”与“脾胃合治”，在治法上强调脾理气血。李佃贵等[13]提出“浊毒致病论”阐述病的发病机理及病机特点，总结了一套独特的病因病机、诊断及治疗体系。王新月[14]提出以伏邪理论指导防治溃疡性结肠炎的复发。

## (二)临床研究

在大量临床实践的基础上，脾胃病的临床研究在许多方面都取得了可喜的成绩。

### 1. 中医药治疗脾胃病的疗效得到科学评价

中医药治疗脾胃病的疗效评定在“十一五”期间取得了明显的成果。许多学者采用循证医学系统评价和 meta 分析等方法对中医药治疗脾胃病的临床疗效进行了分析。中医药治疗腹泻型肠易激综合征的近期、长期疗效均较好，能显著改善临床症状，优于安慰剂及对照西药[15~20]。中医药综合治疗方案、中药灌肠、针灸等治疗溃疡性结肠炎具有良好的临床疗效，且优于相应的西药治疗[21~26]。中药治疗慢性浅表性胃炎总有效率优于西药对照组，与西医相比具有一定的优势[27~30]。针灸治疗慢性浅表性胃炎在临床总有效率、改善胃脘痛、上腹胀、泛酸、纳呆食少等临床症状改善、增加胃黏膜血流量方面有优势，对胃镜分级为中度患者有治疗优势，而对轻度及重度患者优势不明显，在幽门螺杆菌清除率方面与药物比较没有优势[31]。中医药治疗慢性萎缩性胃炎在改善临床症状、总显效率、总有效率、胃镜和病理学(萎缩、肠化、不典型增生)改善方面相对西药有明显优势[32,33]。中医药治疗胃食管反流疾病总有效率，降低胃食管反流病复发率，均优于对照组(包括雷尼替丁、法莫替丁、吗丁啉、奥美拉唑等)[34~37]。

### 2. 创新性制定脾胃病疗效评价量表

患者报告结局指标(patientreportedoutcomes，PRO)是近些年来国外在健康相关的生存质量之上发展起来的评价指标。研制具有中医特色的脾胃系疾病 PRO 量表，对脾胃系统慢性病和功能性疾病的疗效进行评价，能进一步体现中医治疗特色与优势。刘凤斌等[38,39]以脾胃、五脏相关理论为主线，结合脏腑学说分设各项目，体现引起患者自我不适感觉的各个环节，构成量表的理论结构模型。通过对脾胃系慢性疾病患者调查结果进行重要性评分、离散趋势分析、因子分析、逐步回归分析、判别分析法和克朗巴赫系数法等分析方法筛选条目，最后形成了由 4 个领域、8 个方面和 44 个条目组成的中医脾胃系疾病

PRO量表。唐旭东等[40]采用典型病例访谈、核心小组讨论、专家咨询、借鉴国内外相关量表等方法,初步形成具有6个维度(分别为反流、消化不良、全身状况、社会功能、排便、心理)、35个条目的基于慢性胃肠疾病患者报告临床结局(PRO)评价量表,与理论构想和慢性胃肠疾病临床特点相符,并对其信度、效度进行分析。该量表具有较好的信度、效度,可尝试作为慢性胃肠疾病临末疗效评价研究的工具。

3. 脾胃病优势病种的形成

脾胃病学科是中医临床的优势学科,中医药治疗脾胃病具有良好的临床疗效,在指导理论、治疗方案、治疗手段、预防保健等方面具备独特的优势和特色。常见的优势中医病证包括吞酸、噎嗝、胃脘痛、痞满、呕吐、泄泻、休息痢、便秘、腹痛、胁痛、黄疸、鼓胀、癥瘕、积聚等;涉及西医病种包括胃食管反流病、食管癌、功能性消化不良、慢性浅表性胃炎、慢性萎缩性胃炎、消化性溃疡、胃癌术后、胃下垂、慢性腹泻、溃疡性结肠炎、克罗恩病、肠易激综合征、肠梗阻、抗生素相关性腹泻、大肠癌、功能性便秘、肝硬化、脂肪肝、肝癌、胆石症、胆囊炎、急性胰腺炎、慢性胰腺炎等。

4. 证候标准化研究

证候标准化研究是国家"十一五"中医标准化研究的重要任务。脾胃病中医诊断标准化也得到深入研究。劳绍贤等[41]采用聚类分析提出了慢性浅表性胃炎脾胃湿热证的量化标准。周福生等[42]收集慢性浅表性胃炎脾气虚患者的临床数据,提出了脾气虚证的诊断标准。王忆勤等[43]运用临床流行病学方法对慢性胃炎患者进行临床流行病学调查,在聚类分析和主成分分析对证候群筛选的基础上,分别建立了慢性胃炎脾胃湿热证和脾胃湿阻证的Logistic回归方程,从而确立了证候诊断标准。朱莹杰等[44]采用中医症状积分法进行脾虚证等级分组,运用多类判别分析法建立进展期胃癌脾虚证等级判别函数。

## (三)科学研究

在国家"973"计划、国家"十一五"科技支撑计划等各级科研计划的支撑下,采用科学的临床研究方案,功能性消化不良、溃疡性结肠炎、消化性溃疡、慢性萎缩性胃炎、脂肪肝等常见和疑难病开展了多中心、分层、随机、盲法、对照研究。如周学文主持"基于'以痈论治'胃癌前状态性疾病(胃溃疡活动期)脾胃病'毒热'病因创新研究";张声生主持的"基于寒热虚实辨证的功能性消化不良的中医优化干预方案";唐旭东主持的"胃癌前病变早期诊断早期治疗的关键技术研究";沈洪主持的"溃疡性结肠炎中医干预方案及疗效评价研究";赵文霞、李军祥主持的"非酒精性脂肪性肝炎中医综合治疗优化方案临床研究"等课题,研究方案经过多次优化,并在中国临床试验中心注册,研究过程采用严格的四级督查,研究数据由专业数据中心进行同意管理。通过"优化"的研究方案和"规范"的研究管理获得了高等级的循证医学证据,阐明了中医药治疗功能性消化不良、溃疡性结肠炎、消化性溃疡、慢性萎缩性胃炎、脂肪肝等常见和疑难病的临床疗效和安全性。2010年由王垂杰申报的"根除幽门螺杆菌候选中药研究"获国家重大专项资助,项目正在进行中。该项目将促进和推动中医药根除幽门螺杆菌的研究和应用。

"十一五"期间基础科研也取得了显著进步。较早的研究分别从高级神经中枢、植物神经系统、内分泌系统、免疫系统和消化系统等多方面探讨脾虚证的内涵本质，主要涉及的内容包括胃肠道激素、内分泌、微量元素、胃肠道运动、消化道菌群状态、基因蛋白组学等。杨春波等研究显示胃肠慢性炎性病脾胃湿热证是机体对病因应答呈亢进性、失调性和代偿性的形态、功能综合病理反应。劳绍贤等阐明了脾胃湿热证与水通道蛋白表达及胃肠微生态改变的关系。袁红霞研究了善胃方对胃癌前期病变细胞因子及基因蛋白表达的调节。李军祥探讨了3种活血法对慢性萎缩性胃炎的作用机制。曹志群等探讨了中医逆转慢性萎缩性胃炎癌前病变的作用机制。马贵同、谢建群、陈詣、邹莉波、杜立阳、钦丹萍等阐明了清肠栓、三黄汤、青黛、云母等药物灌肠治疗溃疡性结肠炎的机制。邱佳信等研究了中医中药对胃癌的预防作用和中药在胃癌癌变过程中的作用。

### (四)学术交流与研究平台建设

#### 1. 中华中医药学会脾胃病分会学术交流及平台建设情况

中华中医药学会脾胃病分会是中医脾胃病学术交流的重要平台。中华中医药学会脾胃病分会每年举办的全国脾胃病学术交流会议规模不断扩大，学术论文数量与质量得到极大提高，参会人数逐年增多。同时，以中华中医药学会脾胃病分会为平台的科研协作网络得到建立，一大批国家重点科研项目得以立项实施，如国家"973"课题、国家"十一五"科技支撑计划项目、国家自然科学基金等。中华中医药学会脾胃病分会为脾胃病的治疗规范和标准化做了许多有益的工作，如《名医临证经验丛书·脾胃病》、《消化病特色专科实用手册》、《中医消化病诊疗指南》、《今日中医内科》、《中医消化主治医师400问》等中医消化病学权威著作。中华中医药学会脾胃病分会常务委员、委员、青年委员中汇聚了全国脾胃病学领域的专家、学者及青年人才，队伍不断扩大，层次和水平不断提高，成为人才聚集之所。

#### 2. 世界中医药学会联合会消化病专业委员会学术成立

2010年7月，世界中医药学会联合会(简称"世界中联")消化病专业委员会成立大会暨首届消化病国际学术大会成功召开。第一届理事会成员涵盖了各国脾胃病领域的156位知名专家学者，中国大陆以外理事比例超过25%。杨春波教授当选为会长，唐旭东教授为常务副会长，张声生、王新月、季光、卞兆祥等为副会长。世界中联消化病专业委员会是国际性学术组织，为世界各国中医药消化病学领域学术交流和科研合作建立了良好的平台。2011年9月2日，世界中医药大会成功在伦敦举行，来自58个国家的近600余名专家(包括脾胃专家)届时参加了会议，借此机会进行了高端的学术交流。

#### 3. 国家中医药管理局重点研究室建设

"十一五"期间成立了一批以脾胃病研究为主的国家中医药管理局重点研究室，如脾胃病调肝理脾、肠胃病辛开苦降、慢性胃炎浊毒证、脾胃病脾虚证候、中药胃肠药理等重点研究室。国家中医药管理局重点研究室专门从事中医药研究的组织机构，是聚集多学科人才，按照中医药发展规律及学术发展需求，在重点方向或关键领域深入开展综合性中医药研究的重要基地；是组织学术交流，运用传统和现代研究方法获取原始创新和自主知识产权成果，培养卓越科技人才的重要基地；是对重点学科、重点专科、中药产业基地发挥引领支撑作用的科学研究的重要基地，是国家中医药创新体系的重要组成部分。重点研究室的主要任务是围绕脾胃病事业发展的科技需求，针对制约中医药发展的关键理论问题和共性技术问题，组织开展符合中医药自身发展规律的前瞻性、纵深性及综合性研究，为理论、临床和产业发展提供支撑。

## 二、本学科发展成果

### (一)专科专病发展

“十一五”期间，国家中医药管理局确定了全国31个脾胃病重点专科建设单位，并于2011年顺利通过国家中医药管理局“十一五”重点专科(专病)项目建设评审验收。在此基础上，首都医科大学附属北京中医医院脾胃病科等被评为国家临床重点专科。

在强化脾胃病重点专科建设之后，国家中医药管理局组织成立了“十一五”重点专科脾胃病协作组。2007年协作组组织重点专科对诊疗方案进行了梳理，2008年形成了各病种的中医诊疗验证方案，2009年对验证方案进行了临床验证，最终形成集合各种有效临床治疗方法的中医诊疗方案。2010年进一步在前期工作基础上制定了胃痞病(功能性消化不良)、胃脘痛(慢性胃炎)、久痢(溃疡型结肠炎)、吐酸(胃食管反流病)、鼓胀(肝硬化腹水)、胃疡(消化性溃疡)、泄泻(腹泻型肠易激综合征)等7个病种的中医临床诊疗路径。目前中医临床诊疗路径已经在重点专科中得到试点，并有望在“十二五”中得到广泛推广。

### (二)诊疗规范制定

近两年脾胃病诊疗规范方面取得了较大的进展。2008年成立全国专科专病“常见脾胃(消化)病中医诊疗共识意见”起草小组，制订了“常见脾胃(消化)病中医诊疗共识意见(草案)”。2009年10月中华中医药学会脾胃病分会第21届全国脾胃病学术会议上通过了《常见脾胃(消化)病中医诊疗共识意见》，包括消化不良、胃食管反流、慢性浅表性胃炎、慢性萎缩性胃炎、消化性溃疡、溃疡性结肠炎、肠易激综合征、慢性便秘、非酒精性脂肪肝9种疾病。目前中医诊疗共识意见已经在《中国中西医结合杂志》、《中国中西医结合消化杂志》、《中医杂志》、《中华中医药杂志》等核心期刊上发表。

### (三)专著出版

中华中医药学会脾胃病分会为进一步扩大学术交流和提高学术水平，普及脾胃病知识做了大量工作，发表大量专著，包括《名医临证经验丛书·脾胃病》、《消化病特色专科实用手册》、《中医消化病诊疗指南》、《今日中医内科》、《中医消化主治医师400问》、《胃癌前状态性疾病》、《常见病医学科普丛书:慢性乙型肝炎》等中医脾胃病学著作。

### (四)科研获奖

脾胃病学科基础理论得到了不断传承、创新、发展。周学文等创新“毒热”病因理论，“以痈论治”指导消化性溃疡治疗，其病机脾胃虚弱为本，毒热为标，久病入络，气血郁滞，久致热盛毒腐成痈。其主持并完成"基于'以痈论治'胃癌前状态性疾病(胃溃疡活动期)脾胃病'毒热'病因创新研究",获得沈阳市科技进步一等奖,辽宁省科技进步二等奖。发表专著《胃癌前状态性疾病》。

首都医科大学附属北京中医医院李乾构教授根据中医药食同源理论,编著了《药食同源》一书,有效地指导了疾病的预防保健,获得中华中医药学会科技进步二等奖。

张声生指出,功能性消化不良的辨证虽然纷繁复杂,但大多不出脾虚气滞证(肝胃不和)、脾胃虚弱证、脾胃湿热证和寒热错杂证的范畴,在此基础上主持并顺利完成"十一五"支撑计划"基于寒热虚实辨证的功能性消化不良的中医优化干预方案",并以课题为支撑申报技术专利 4 项。

唐旭东针对当前胃癌前病变临床和科研中普遍存在的难点问题,开展多中心、随机、对照临床试验,对中药治疗胃癌前病变疗效及安全性进行科学评价,主持并顺利完成"十一五"支撑计划"胃癌前病变早期诊断早期治疗的关键技术研究"。

沈洪指出溃疡性结肠炎活动期多有湿热内蕴肠腑、气滞血瘀、肉腐血败之病理变化,缓解期多有脾肾两虚、肺气失调、大肠不固、湿热留恋之候。主持并顺利完成"十一五"支撑计划"溃疡性结肠炎中医干预方案及疗效评价研究"。

赵文霞、李军祥认为非酒精性脂肪性肝属于中医之"痰证"、"积证"、"肥气"等范畴,采用多中心、随机、单盲、对照临床试验设计,从疾病诊断、药物试验过程、疗效评价方法进行优化与规范,主持并顺利完成"十一五"支撑计划"非酒精性脂肪性肝炎中医综合治疗优化方案临床研究"。

## 三、本学科发展存在问题

### (一)脾胃病学理论的继承与创新仍需加强

中医药是一个伟大的宝库,脾胃病学科是中医药伟大宝库的重要组成部分,在几千年的发展中形成了宝贵的中医脾胃病学理论体系和老中医临床经验。在中医学发展和社会需求的新形势下,脾胃病学理论的继承与创新仍需加强,应该及时挖掘、整理、总结、传承、运用、发展脾胃病名老中医丰富的学术思想和理论以及临床实践经验,建立脾胃病学科数据平台。分析、归纳并提炼脾胃病学理论和临床研究进展,总结规律,探索方法,不断创新,阐明中医基本理论和概念的内涵与外延、逻辑关系及适用范围,丰富和发展中医脾胃病学理论体系,进一步推进中医脾胃病学理论现代化。同时要大力进行理论创新,提出新理论、新思路,解决当前临床中面临的实际问题。

1. 脾胃病学科科学的临床疗效评价方法与标准体系尚未建立

临床疗效是脾胃病学科生存和发展的基础,建立能体现中医药疗效优势和特色,同时被国际认可的临床疗效评价方法与标准体系,对于科学、客观、系统地开展中医临床疗效的评价具有重要意义。在"十二五"期间应着重开展脾胃病学科临床疗效评价方法的研究与创新,借鉴现代医学的量表(他评量表、自评量表)等疗效评价方法,结合脾胃病学科特点,建立脾胃病学科的疗效评价方法。同时在此基础上,进一步建立脾胃病学科临床疗效评价标准体系。

2. 临床科研方法期待改进

目前脾胃病的临床科学研究方法虽然取得了转变，但问题亦不断呈现，没有充分借鉴利用其他学科的研究方法成果。表现在一些临床研究思路缺乏创新，一些是研究中医，而不是中医研究，本末倒置；一些临床设计没有严格遵循 RCT 原则，影响了结果的真实性；一些对国内外最新研究动态掌握不足，重复跟风研究，缺乏资源整合，浪费科研资源；一些研究结果的技术含量较低，标准落伍，较难获得国内外的公认接纳。多数研究报道为小样本、研究的标准不一、缺乏规范性，因而极大地影响了研究成果的科学性和可信性，限制了成果的交流、病例资源的充分利用，以及研究成果对临床的指导作用。这些都导致了脾胃病学术研究缺乏说服力和临床推广价值，成为学科发展瓶颈。因此，开展以循证医学为基础的临床研究势在必行。

3. 中医辨证分型不统一，缺乏脾胃病中医药干预的优势方案和疗效评价方法的研究

目前，中医药防治脾胃病临床研究工作始终未能出现一个权威的、让临床医师和学者都能一致接受的辨证分型标准。因辨证分型标准不统一，严重阻碍了中医药诊治脾胃病的学术进步，无法评价各种分型不一的临床文献，无法重复验证有效方药。另外，诊断上灵活性有余、规范不足，难以进行大样本量的疗效观察与研究。在中医药干预因素疗效评价方面，长期存在着疗效评价标准不统一、评价指标取舍无定律、以替代指标取代结局指标、用中医的证(或证候)评价疗效的科学性不明确等问题。因而中医药疗效难以得到客观评价，这些严重制约了中医药学的发展和国际化、产业化进程。

4. 脾胃病诊疗技术与特色疗法有待进一步的挖掘与推广

应开展脾胃病学科适宜技术及特色疗法的挖掘与推广研究，挖掘、遴选、整理、研究出一批应用基础良好、临床效果明确、经济实用并具有传统特色的诊疗技术加以进一步研究，制定安全、有效、可控的技术操作规范，建立评价方法，开展推广研究。同时应用中医传统理论与现代技术相结合，针对临床治疗难点，拓展脾胃病诊疗技术与特色疗法，提高临床疗效。

5. 脾胃学理论与治疗的现代科学内涵有待于进一步阐明

以脾胃病学学术发展为重点，阐明脾胃病学相关理论的科学内涵，促进脾胃病学理论和实践的创新与发展，不断丰富和完善脾胃病学理论。在中医理论指导下，探索脾胃与其他脏腑功能作用特点和规律，深入揭示脾胃与其他脏腑相互作用、相互制约、维持动态平衡的规律及调控机制。以脾胃病学优势病种、常见病、多发病、疑难重病为切入点，应用现代科学技术与方法，开展病机、证候、治法、方剂相关的机制研究，阐明其科学内涵，探索病证发生、发展、转化的规律，探索中医药在多环节治疗过程中的治疗机制，丰富和完善病机与治法、方剂配伍理论。

6. 证候规范化研究还需深入进行

脾胃病中医辨证分型方法未能统一，临床研究工作中尚未能出现一个权威的、让大家

都能一致接受的辨证分型标准，导致难以进行大样本的科学研究，难以取得诊疗脾胃病的最佳证据并产生规模效益。

## 四、本学科发展展望与对策

脾胃病学科未来发展主要趋势体现在继续对脾胃学说经典继承、对脾胃病名家的经验进行传承，并广泛开展脾胃病的循证医学研究，大力推进脾胃病的应用基础研究，加强脾胃病中医防治研究，探索脾胃病中西医结合研究，推动脾胃病的自主创新研究等多个方面。

（1）疗效是中医的生命线。继承是为了更好的发展，发展需要在继承的基础上进行，因此需要认真整理、挖掘古代脾胃病文献，总结出高效的方药和治疗方法；认真继承、总结现代脾胃病名老中医经验，提高临床疗效；重视民间单验方和独特疗法的挖掘。在此基础上进行脾胃病理论创新与治疗技术创新。

（2）避免单纯应用西方医学模式，或理论、研究方法，或标准来解释中医学理论的科研误区，坚持按照中医的理论体系和自身发展规律去研究中医脾胃基础理论与临床实际问题。建立有中医脾胃特色的研究思路与方法。也就是说，现代的研究思路、方法要紧密结合中医特色，得出的指标、结论是能够用来说明中医学理论的。

（3）树立大学科、多学科交叉的观念，以此开展中医学脾胃理论的研究。开放性的、多态性的、可持续发展充分运用生命科学的高新技术，创新脾胃病学术研究。应用基础研究是学术发展与提高的基石，自然科学是应用基础研究的钥匙。当今社会自然科学的成就运用到医学的周期越来越短，改变医学面貌的影响越来越大，这是现代医学的一个重要标志。新技术出现以后推广得很快，比如分子生物学已经进入到医疗、诊断、治疗各个领域。医学对理科、生物科学、工程、技术的依赖越来越大。因此，运用现代自然科学技术开展脾胃病应用基础研究迫在眉睫。利用脾胃病学会的专家群，吸引临床与基础研究方法学、西医基础学科、自然学科等方面的专家，形成学科研究的整合，实现信息共享，成果互用，一定会实现突破。合理利用现代科学的理论、方法与技术，使传统的研究方法（包括临床应用研究、文献整理研究）和在中医理论指导下的现代科学研究方法（主要是实验研究）有机结合，探索具有中医脾胃病特色的动物模型、实验方法、实验指标，建立有中医特色的现代研究体系。这是从事中医脾胃基础研究所面临的艰巨任务。相信既有掌握中医学基础理论、观点和方法的研究人员的积极投入，又有现代科学理论、方法与技术的引进，定能将中医脾胃病基础的研究推向新阶段，产生新成果。

（4）逐渐融入循证医学理论，使脾胃病临床疗效研究取得突破。以循证医学的原则，规范中医脾胃病的研究，积极开展多中心、大样本的随机对照研究，中西医结合、全面发展，可使研究方法更科学，成果更可信，为国内外医学界公认共享，广泛交流，促进发展。

（5）建立脾胃病学科科学的临床疗效评价方法与标准体系，深入进行脾胃病证候规范化研究，逐步建立一个权威的、让临床医师和学者都能一致接受的辨证分型标准，进一步挖掘与推广脾胃病诊疗技术与特色疗法，进一步阐明脾胃学理论与治疗的现代科学内涵。规范临床实践指南，提高中医临床疗效，建立新药研发中心，促进科技成果转化。

(6)建立脾胃病学科教育体系,加强脾胃学科临床与基础研究专业人才培养。应重视学科知识的普及,患者及家属的健康教育,临床医师继续教育、高等院校开展脾胃学选修课等。

# 参考文献


[1] 张声生.专科专病名医临证经验丛书·脾胃病.北京:人民卫生出版社,2006:6.

[2] 王垂杰,李玉锋,周学文.毒热与胃癌前状态.中医杂志,2011,1:79-80.

[3] 季顺欣,陈欢雪,陈民,等.周学文教授以痈论治消化性溃疡学术渊源.中华中医药学刊,2010,5:1001-1002.

[4] 李乾构.中国现代百名中医临床家丛书-李乾构.北京:中国中医药出版社,2006:10.

[5] 周滔,张声生."治未病"思想与脾胃病的防治.环球中医药,2009,2(4):

[6] 程宏辉,周福生,陶双友,等.心胃相关的理论内涵与外延探讨.新中医,2009,8:5-6.

[7] 谢秀丽,许仕杰,于丰彦,等.心胃相关理论本质探析.中国中医基础医学杂志,2010,1:24-25.

[8] 福建省中医药学会脾胃分会.福建省中医脾胃学科发展报告.海峡科学,2009,1:116-123.

[9] 劳绍贤,胡玲.脾胃湿热证研究概要.广州中医药大学学报,2008,1:5-8.

[10] 赵荣莱.脾胃升降与功能性胃肠病.北京中医,2007,2:90-92.

[11] 张声生,牧童,汪红兵,等.慢性浅表性胃炎证候分布的研究.中华中医药杂志,2007,1:18-21.

[12] 唐旭东,卞立群,王萍.中医药防治胃肠疾病新进展.环球中医药,2009,2(4):241-244.

[13] 王正品,李佃贵.杜艳茹,等.浊毒致病论与现代中医病因学.中医杂志,2010(1):11-13.

[14] 刘果.王新月.伏邪理论在中医药抗溃疡性结肠炎复发中的运用.中国中西医结合消化杂志,2009,17(6):391-394.

[15] 苏冬梅,张声生,刘建平.中医药治疗腹泻型肠易激综合征的系统评价研究.中华中医药杂志,2009,24(4):468-471.

[16] Bian Z,Wu T,Liu L,et al. Effectiveness of the Chinese herbal formula TongXieYaoFang for irritable bowel syndrome: a systematic review. J Altern Complement Med,2006,12(4):401-7.

[17] Shi J, Tong Y, Shen JG, et al. Effectiveness and safety of herbal medicines in the treatment of irritable bowel syndrome:a systematic review. World J Gastroenterol,2008,14(3):454-62.

[18] 石珺,汪崇文,范可.中药痛泻要方治疗肠易激综合征疗效的荟萃分析.世界华人消化杂志,2007,15(17):1934.

[19] 苏国彬,刘文华,陈海滨.等.以痛泻要方为基本方治疗肠易激综合征随机对照试验的系统评价.广州中医药大学学报,2009,26(2):113-119.

[20] 陈誩,张声生,苏冬梅,等.中医药治疗便秘型肠易激综合征疗效的系统评价.中国中西医结合消化杂志,2008,16(5):322-323.

[21] 曾志聪,沈洪.中药口服配合中药保留灌肠治疗溃疡性结肠炎疗效的资料分析.湖北中医学院学报,2008,10(1):31-33.

[22] 熊俊,董文军,宋俊生,等.乌梅丸及其加减方治疗溃疡性结肠炎临床随机对照试验的系统评价.吉林中医药,2008,28(4):296-299.

[23] 杨爱学,江巍.中医药治疗溃疡性结肠炎临床疗效的 Meta 分析.中医杂志,2006,47(4):283-284.

[24] 黄绍刚,张海燕,黄穗平.中药保留灌肠治疗溃疡性结肠炎的 Meta 分析.辽宁中医杂志,2010,37(8):1433-1435.

[25] 姜挺,夏冰,李春,等.中药保留灌肠治疗溃疡性结肠炎疗效的系统评价.医药导报,2006,25(10):1016-1019.

[26] 穆敬平,吴焕淦,张志权,等.针灸治疗溃疡性结肠炎的 Meta 分析.中国针灸,2007,27(9):687-690.

[27] 黄崇政,杜发斌.柴胡疏肝散治疗慢性浅表性胃炎的系统评价与 Meta 分析.江西中医药,2008,39(309):17-18.

[28] 商铁刚.四逆散及其加减方治疗胆汁反流性胃炎临床随机对照试验的系统评价.中国中医急症,2008,17(2):223-225.

[29] 吴文媛,熊俊.四逆散加减方治疗慢性胃炎的系统评价.江西中医药,2010,41(325):34-36.

[30] 魏明,屈华,邵明义,等.中医药治疗慢性浅表性胃炎随机对照试验的系统评价与 Meta 分析.新中医,2010,42(11):104-106.

[31] 李颖,杜元灏,石磊,等.针灸疗法治疗慢性浅表性胃炎的 Meta 分析.针灸临床杂志,2011,27(2):1-6.

[32] 黄宣,吕宾.中医药治疗慢性萎缩性胃炎的系统评价.世界华人消化杂志,2010,18(10):1056-1062.

[33] 朱亮亮,田金徽,拜争刚,等.胃复春治疗慢性萎缩性胃炎的系统评价.中国循证医学杂志,2009,9(1):81-87.

[34] 李秀娟,张素,张伟伟,等.中医药预防胃食管反流病复发随机对照试验的系统评价.福建中医药,2010,41(6):5-9.

[35] 熊俊,宋俊生,商铁刚.旋覆代赭汤加减治疗反流性食管炎临床随机对照试验系统评价.实用中医内科杂志,2008,22(1):19-21.

[36] 宋俊生,熊俊,陆小左.小陷胸汤及其加减方治疗胃食管反流疾病临床随机对照试验的系统评价.辽宁中医杂志,2008,35(5):653-655.

[37] 赵文,邵明义,魏明,等.疏肝和胃法治疗反流性食管炎随机对照试验的系统评价.辽宁中医杂志,2011,38(3):398-401.

[38] 刘凤斌,王维琼.中医脾胃系疾病 PRO 量表理论结构模型的构建思路.广州中医药大学学报,2008,25(1):12-14.

[39] 刘凤斌,王维琼.中医脾胃系疾病 PRO 量表的研制与条目筛选.世界科学技术中医药现代化,2009,11(4):527-531.

[40] 唐旭东,王萍,刘保延,等.基于慢性胃肠疾病患者报告临床结局测量量表的编制及信度、效度分析.中医杂志,2009,50(1):27-29.

[41] 梅武轩,劳绍贤.慢性浅表性胃炎脾胃湿热证量化标准的初步建立.广州中医药大学学报,2007,24(3):177-179.

[42] 周福生,赵立凝.慢性浅表性胃炎脾气虚证诊断标准确立研究.中医药学刊,2006,24(12):2178-2179.

[43] 王忆勤,郎庆波,李果刚.慢性胃炎中医湿证证候诊断标准研究.中国中西医结合杂志,2005,25(11):975-979.

[44] 朱莹杰,杨金坤,郑坚,等.进展期胃癌患者脾虚证等级的计量诊断研究.辽宁中医杂志,2006,33(9):1057-1059.

撰稿人:姜　薇　汪红兵　王垂杰　张声生

# 中医耳鼻咽喉学科发展研究

近两年,中医耳鼻喉科学术发展又取得了长足的进展,如将中医脏腑生理与系统生理学相联系,创立官窍脏腑相关理论和清窍清阳相关理论,促进了对耳鼻咽喉等局部器官生理学的深入认识,并以此为指导,开展了鼻肺相关、耳鼻相关等基础理论研究,发现了其间包括超微结构、激素、微量元素、免疫机能等在内的一些相互联系环节。在继承传统、吸收现代研究成果、应用科研方法的基础上,研究和制定了具有中医药特色、科学性强、严谨规范的《中医耳鼻咽喉科常见病诊疗指南》、《临床路径》、《科室建设指南》等标准化文件,以指导中医耳鼻咽喉科临床工作,促进耳鼻咽喉科事业发展。随着基础研究的深入,临床工作进展也突飞猛进,如对耳聋的研究,过敏性鼻炎的研究,嗓音疾病的中医辨证,中医耳鼻咽喉诊断学的研究,耳与肺相关学说的研究,活血化瘀法在耳鼻咽喉科的应用,头颈肿瘤放、化疗过程中的减毒增效和疗后康复,鼻咽癌和食管癌癌前病变的阻逆等都取得了一定的成果。

在 2009 年本学科编写出版了研究生规划教材《中医耳鼻喉科学临床与研究》,填补了本学科的空白;出版了精编教材《中医耳鼻咽喉科学》;对中医耳鼻咽喉科教学走向系统化、规范化、专业化起到了积极的作用。

## 一、本学科发展现状

2009—2010 年本学科对以下疾病进行了深入研究并获得初步成果。

### (一)耳科

#### 1. 耳鸣

对耳鸣患者分别应用耳鸣程度评分法及 THI(tinnitus handicap inventory)评分法进行严重程度估,对两种方法评估的总分及其子项目评分进行相关性分析。结果耳鸣程度评分法与 THI 评分法的评估理念基本一致。在多年临床观察的基础上,吸收了过去的分级方法和问卷评分法及视觉模拟评分法的优点,提出了更为简洁的评估方法——耳鸣程度评分法。初诊耳鸣患者分别应用耳鸣程度评分法和 THI 评分法进行了评估,结果两种方法评估的总分具有较高的相关性(相关系数 0.73),说明两种方法评估出来的结果大体上是相似的。对主观性耳鸣患者选取双侧耳门、听宫、听会各一穴(若为单侧耳鸣则取患侧三穴之中任意两穴),垂直进针 1.2～1.3 寸,进针采用平补平泻法,不提插不捻转,至针感向耳内放散、局部酸麻胀重感为度,针尾长城 KWD－808 全能脉冲电治疗仪,采用连续波,每次留针 15 分钟,每日 1 次,20 次为 1 个疗程,治疗效果稳定。

#### 2. 感音神经性耳聋

探讨金匮肾气丸对庆大霉素造成药物性耳聋豚鼠耳蜗螺旋神经节细胞凋亡调控基因

表达的影响,分析庆大霉素导致豚鼠耳蜗损伤后,能上调 Bax 蛋白表达,抑制 Bcl-2 的表达,从而导致耳蜗螺旋神经节毛细胞凋亡。金匮肾气丸拮抗了庆大霉素损伤的诱导细胞凋亡的机制,从而起到防治耳聋的效果。用大鼠随机选取造模实验结果表明,肾阳虚大鼠 ABR 反应阈升高,中药组可降低 ABR 反应阈,说明补肾活血法具有改善肾阳虚大鼠听力的作用。中药复方可能通过整体调节改善内耳的听觉通路传导,或直接促进内耳细胞功能活动,从而提高耳蜗感音功能。观察补肾活血通窍中药对庆大霉素致聋小鼠听力损失的保护作用,及分析内耳受损后神经营养因子-3(neurotrophin,NT-3)在中枢听觉通路上神经核团(耳蜗核、下丘及听皮层)内的表达情况,从分子水平探讨中药多靶点作用的相关机制。

## (二)鼻科

### 1. 鼻科基础理论的研究

对鼻玄府学说作了探讨与研究。鼻玄府是鼻腔组织内环境以及鼻腔内外环境物质信息交流的“气液循环”通道,其正常开阖维系着鼻腔的正常生理功能,慢性鼻窦炎的病理学机制包括窦窍与鼻玄府闭塞、内外双毒互结,提出以通窍启玄为立法思想的“畅窦窍、开玄府、去双毒、扶正气”。认为玄府实际上既构成机体内环境也构成机体内外环境的信息物质交流通道。指出鼻腔、鼻窦及其被覆上皮的功能与玄府的关系密切,鼻玄府存在普遍性形态的微观性及物质交换、信息交流等特征均与现代医学细胞膜的分子结构、各类离子通道以及微循环具有共性,是鼻腔组织活体细胞与外部环境之间独特的物质信息交流途径。

### 2. 变应性鼻炎

对变应性鼻炎辨证分型的研究在与肺、脾、肾虚损的关系上又提出气滞血瘀、阴虚火旺、水湿停留等。研究变应性鼻炎最常见的肺气虚证及风热犯肺证定量诊断,以 OR 值探求症状因子与证的联系强度,进一步探讨症状因子与证的联系强度,以了解症状因子在证中的诊断意义。发现变应性鼻炎虚证患者血清和头发中 Mn、Sr 含量下降,提示肺脾肾气虚或阳虚可能与 Mn、Sr 含量下降有一定的关系。在 Mn 与阴阳盛衰的关系研究中发现,Mn 值降低属于阳虚或阳虚阴盛,而变应性鼻炎患者发中 Mn 值降低以肾虚型最为明显,比肺虚型和肺脾气虚型更低,提示 Mn 与肾虚关系密切。对变应性鼻炎中医辨证与变应原检测相关性研究,发现肺肾虚型重度过敏者较多,与肺气虚型比较有显著性差异。变应原皮试强阳性反应的比例以肺肾虚型较高,变应原特异性鼻黏膜激发试验的强阳性反应以肺肾虚型者比例最高,与肺气虚型比较有显著性差异。变应性鼻炎中医辨证与一氧化氮及一氧化氮合成酶相关性研究。一氧化氮能引起鼻黏膜血管的扩张,是造成变应性鼻炎个体出现鼻腔阻塞症状的重要物质基础。同时一氧化氮还能增加鼻腔血管的通透性,引起白蛋白的外渗和炎症细胞流向鼻腔,是变应性鼻炎速发相和迟发相反应中的重要的炎性介质。对变应性鼻炎患者鼻激发试验前后鼻分泌物嗜碱性细胞进行观察,发现在激发试验后较激发试验前明显增高,且与鼻激发试验反应程度呈显著性相关,中医辨证肺虚兼热型嗜碱性细胞的阳性率最高。对变应性鼻炎的中医辨证分型与白细胞介素 4 及干扰素-Y 的相关性进行研究,其中肾阳不足组患者 IL-4 水平最高。其次为脾气虚弱组、肺经伏热组、肺气虚寒组。肾阳不足组患者 IFN－Y 水平最低，其次为脾气虚弱组、肺经伏热组、肺气虚寒组。药益气温阳能降低血清 IL－4 值，升高血清工 FN－Y 值，改善患者免疫水平。苍耳子甲醇提取物抑制化合物（Compound ）48/80 引起肥大细胞活化，减少了 $C_a^{2+}$ 摄入，引起肥大细胞内 cAMP 增加，从而使肥大细胞稳定化，抑制肥大细胞脱颗粒及组胺的释放。研究复方甘草酸苷对组胺和花生四烯酸等刺激健康者外周血单核细胞分泌趋化因子的影响实验显示，复方甘草酸苷对分泌 MCP－1、RANTES 的水平和 MCP－1、RANTES 的 mRNA 表达均有抑制作用。研究玉屏风散能使 AR 大鼠鼻黏膜和肺中趋化因子 Eotaxin 和 RANTES 表达降低，减少 AR 大鼠鼻黏膜和肺中 EOS 的浸润从而减轻鼻黏膜和肺的变应性炎症。中医外治法治疗变应性鼻炎提供了新的思路和方法。其中穴位贴敷以其简便廉验格外受到关注。

3. 慢性鼻-鼻窦炎的研究

从“以药测证”的角度反证了慢性鼻炎气虚证与鼻腔纤毛输送功能低下有关。将具有典型与非典型气虚者进行鼻分泌物 SlgA 含量测定，结果发现，慢性鼻炎及正常健康人群中具有典型气虚者鼻分泌物 SlgA 含量降低，论证了慢性鼻炎气虚证与鼻腔 SlgA 降低关系密切，即与特异性防御机能低下相关，说明鼻腔 SlgA 降低为气虚证又一病理生理学基础。运用糖精试验检测治疗前后鼻腔纤毛输送功能，放射性免疫法测定鼻腔分泌物 SlgA 含量，研究益气活血通窍汤对慢性鼻炎鼻腔生理功能恢复情况的影响。对寒热证型及中药干预治疗对鼻内镜手术出血影响的初步研究发现，慢性鼻窦炎的中医寒、热证型与内镜术中出血有一定相关性，术前应关注患者中医证型，有针对性地进行中医药治疗可能有助于减少术中出血。对中医证型与慢性鼻-鼻窦炎功能性鼻内窥镜术后的预后相关性分析，认为肺气虚、脾胃湿热、脾气虚、胆腑郁热证等中医证型为影响 CRS 豁膜上皮化进程的因素之一。采用在围术期中辅以中医药参与治疗，通过鼻腔灌洗促进分泌物的排出和黏膜水肿的消退及黏膜纤毛系统的改善。

## （三）咽喉科

1. 咽喉疾病病因病机辨证分型的研究

探讨研究喻嘉言（明末清初）在咽喉科方面的学术见解及其对咽喉科发展的贡献，注重养护胃津在人体生命活动中的重要地位，对胃阴学说为咽喉疾病的治疗提出了全新的观点，对咽喉疾病的辨证论治产生了深远影响。总结干祖望治疗慢性咽炎采用培土生金法意义在于补益脾气，培土生金，补脾气和养肺阴并存，是培土生金法在治疗咽炎临床应用的特殊性。总结近年来中医对慢性喉炎的辨证，提出“六淫外邪”致暗论，“肺家主声”论，“心、肺、肾”主声论，五脏皆主声论，声嘶从肝论，“声音源于脾”论，讴歌外伤论，妇证失音论。

2. 嗓音疾病的治疗

发挥中医特色在围术期辨证施治基础上以活血化痰法加减口服汤药，并加入活血化痰中成药，避免抗生素的副作用；防止术后瘢痕、粘连、预防息肉复发。运用虫类药治疗喉喑，可起到搜风祛瘀之功；治疗急喉喑采用疏风化痰法，治疗慢喉喑多以活血祛瘀法为主，或软坚散结。利用虫类药深搜细剔之性，在辨证用药基础上，配伍虫类药以加强搜剔祛瘀之功。山东中医药大学附属医院汪冰通过实践提出——“阖音穴”，用其注射治疗声带炎性病变，使声带有充分吸收药液的环境保持药液缓慢吸收，从而发挥作用。江西中医学院谢强总结经验提出——“开音一号穴”，通过穴位疏通经络，宣畅气机，气通血行，有助于消除气滞血瘀及痰湿凝聚等病理改变，达到扶正祛邪，恢复喉肌、声带正常功能。

3. 喉源性咳嗽的治疗

按肺络病的辨证将本病分肺络郁滞型、络脉绌急型、络虚不荣型、热毒滞络型，因“络以通为用”，治则即以保持络脉通畅包括祛邪通络和扶正通络为法。以开壅刺血外治法，用扁桃体手术镰状刀在扁桃体、咽喉壁淋巴滤泡、咽侧索上做挑刺，或点刺，或切开引流治疗喉源性咳嗽。从病因角度来看，中医认为，风邪是发病的主要原因，燥、热、痰、瘀也是常见的病因，强调了内外因相结合才会导致喉源性咳嗽。治疗从宣肺、疏风、补虚、活血、调脾胃为法；针刺治疗以调节和刺激人体相应穴位，达到疏通经络、清养肺肾、引火归源、润喉止咳目的。

4. 鼻咽癌的治疗

对鼻咽癌患者放疗后中医证候变化进行研究，根据文献资料及《中医量化诊断》、《中医诊断实验分析学》的中医四诊标准，制定的病例观察内容，通过 5 次聚类分析，把鼻咽癌放疗后相关性密切中医症状聚为一类，通过中医辨证得出鼻咽癌放疗后中医证型。用益气解毒药物对大鼠鼻咽癌过程中细胞凋亡和增殖的干预，诱导病变鼻咽上皮细胞的凋亡活性，加快鼻咽病变细胞的凋亡速率，从而诱发性大鼠鼻咽上皮细胞癌变进程的阻断和逆转。逐渐重视中药对放疗的增敏作用，由于肿瘤细胞特别是乏氧肿瘤细胞对放射线不敏感而影响疗效；采用活血化瘀药可以改善微循环，增加血流量，加快血液流速，破坏肿瘤组织周围和内部纤维蛋白的聚集，从而改善乏氧组织状态，增加放射敏感性。

## 二、本学科发展成果

### (一)耳科

1. 耳鸣

耳鸣信息调查和四诊的采集，研究耳鸣的特点，在此基础上探讨一种较为科学的耳鸣评判标准。通过中医治疗过程的研究观察，得出科学的数据，了解中医治疗耳鸣的疗效，进一步研究耳鸣治疗中变化、发展等方面特点，为中医治疗耳鸣的优势奠定基础。研究发现，耳鸣在发生、发展、变化过程中具有其自身的临床特性，如年龄、响度、影响因素、中医证候特点与听力损失关系等方面，值得进一步研究。耳鸣评分法与 THI 评分法的评估理念一致，经临床验证两种方法结果相关性较好，但耳鸣评分法更为简洁，使用方便，更易掌握，是一种临床上较为实用而科学的耳鸣评估方法。

2. 感音神经性耳聋

应用普通针刺加缪刺法在常规治疗基础上进行治疗，观察疗前后电测听的变化并对患者进行中医证候分型，观察中医证型对针灸缪刺法疗效的影响，发现针灸缪刺法的临床疗效确切，且疗效高于单纯针刺组。中医证型，听力损失程度与听力图形有密切联系，对预后有一定的指导作用，针灸缪刺法可以加速起效时间，提高治愈率。

## （二）鼻科

### 变应性鼻炎

对 IgE 的影响中药鼻凝胶滴剂（主要成分为冰片、蝉蜕等）对豚鼠变应性鼻炎（AR）的干预，模型组豚鼠血中 LTE4、IgE 值和鼻黏膜的嗜酸性粒细胞数显著升高，给药组 AR 豚鼠血清的 LTE4 和 IgE 浓度均显著降低，鼻黏膜嗜酸性粒细胞数亦显著下降，抑制炎性介质的释放，减少炎症细胞在鼻黏膜的聚集，从而减轻鼻道的变态反应。中药清热止嚏汤（知母、黄柏、泽泻、葛根、黄芩等药味组成）能显著降低 AR 患者鼻分泌物嗜酸性粒细胞数目。益气温阳能降低血清 IL－4 值，升高血清工 FN－Y 值，改善患者免疫水平。苍耳子甲醇提取物抑制化合物（Compound）48/80 引起肥大细胞活化，减少了 $Ca^{2+}$ 摄入，引起肥大细胞内 cAMP 增加，从而使肥大细胞稳定化，抑制肥大细胞脱颗粒及组胺的释放。复方甘草酸苷对组胺和花生四烯酸等刺激健康者外周血单核细胞分泌趋化因子的影响实验显示，复方甘草酸苷对分泌 MCP－1、RANTES 的水平和 MCP－1、RANTES 的 mRNA 表达均有抑制作用。

中医外治法也取得了一定进展，其中穴位贴敷以其简便廉验而格外受到关注。针灸对该病的各种疗法包括针刺法、穴位注射法、穴位敷贴法、灸法、耳穴疗法、穴位埋线法及综合疗法（针药合用、针刺配和灸法、针刺配和耳穴贴压法、针刺配和拔罐法、针刺配和穴位贴敷法、穴位敷贴配和拔罐法、粗针埋针结合刺络拔罐法、穴位注射加 TDP 照射疗法、针刺配和隔蒜灸疗法）。无论是针灸的传统疗法还是与现代科技手段相结合的综合疗法对过敏性鼻炎都反映出了理想的疗效。

## （三）咽喉科

### 1. 嗓音疾病的治疗

针刺开音一号穴配合喉部声门深呼吸运动即是应用针刺运动疗法原理，具有止痛作用，而且疼痛缓解迅速并持久。针刺止痛可能是由于针刺选择的激活脊髓上位中枢发放下行冲动，从而选择性的抑制伤害性传入。临床实践表明，运动对针刺止痛作用有明显的影响，运动具有提高针刺止滳疗效，在针刺期间运动患部是使疼痛获得持久缓解的重要因素。同时，实验研究也表明运动传出对感觉（痛觉）传入有控制作用。采取针刺开音一号穴配合喉部声门深呼吸运动（针刺运动疗法）、点刺三商穴和耳轮三点的综合针刺方法，三部配合，增强宣泄热毒、消肿开闭的作用，而且具有良好的抗炎作用，较单一部位的针刺疗法取效更捷，疗效尤著。本技术是由国家中医药管理局组织推广的国家第三批中医临床适宜技术推广项目。

### 2. 喉源性咳嗽的治疗

将喉源性咳嗽患者的症状、体征、舌脉变量进行聚类分析（舌、脉象采用传统诊断分析),根据聚类中心将其分类,对聚出的每一类再进行主要成分分析,判定每种类型的代表症状,判定该证型的主、次、兼证,归纳出证型,建立喉源性咳嗽标准化规范化的中医证候分型体系,完成规范化、标准化的喉源性咳嗽中医证候分型的研究,为中医药治疗本病提供可靠可行的理论依据,本成果获得广西科技成果奖。

3. 鼻咽癌的治疗

将中医药方法引入鼻咽癌防治领域,从临床流行病学研究入手,确定了鼻咽癌高危人群、鼻咽癌患者体质类型特点及其与鼻咽癌发病模式的相关性,提出了鼻咽癌发病的"气虚染毒"病机假说,建立了针对性的"益气解毒"治疗法则,中药对于鼻咽癌康复治疗(包括鼻咽癌放化疗中的增效减毒效应、鼻咽癌放化疗后的康复治疗、初诊鼻咽癌患者益气解毒法序贯治疗)、鼻咽癌前病变的治疗、鼻咽癌高危人群的防护性治疗及其他肿瘤及瘤样疾病的治疗(如喉淀粉样变治疗、喉癌手术/放疗后康复治疗、鼻腔/鼻窦癌手术/放疗后康复治疗、上呼吸道外周 T/NK 细胞淋巴瘤放疗后的康复治疗),采用基因表达芯片、蛋白质组学、及分子动态模拟等技术,从在体和离体角度研究了中药抗鼻咽癌变和对高危人群防护作用等的分子机制,发现该药能抑制 EB 病毒感染活力,有效调节患者免疫功能,解除细胞因子 TNF－α 的免疫耐受诱导效应,促进细胞因子 IL－2 的分泌,提高患病机体细胞免疫功能,有助于恢复免疫监视机制;抑制鼻咽上皮细胞端粒酶的激活,进而阻断 DNP 诱导的细胞转化;亦可通过调节核转录因子、细胞分裂增殖、细胞周期、DNA 修复和诱导细胞凋亡、促进坏死等信号通路,从而抑制细胞增殖和诱导细胞死亡。本成果获得湖南省科技成果奖。

## 三、本学科发展存在的问题

临床工作辨证分型标准难以统一,无法评价各种分型不一的临床文献,无法重复验证有效方药,难以进行大样本量的疗效观察与研究,难以取得最佳疗效证据。各医家过于注重辨证论治的个体化,干扰因素过多,很难形成群体效应,难以产生规模效益从而向群体化升华。一些研究文章得出的结论没有合理的对照和前瞻性,少数作者为了标新立异,单纯追求好转率,浮夸之风阻碍学术进步和科学严谨学风的树立。对中医耳鼻喉科的认识不足,在科学研究、临床用药、论文的撰写等方面,"重西轻中"的现象无处不在。中医的特色治疗没有受到足够的重视。一些医疗单位对中医耳鼻喉科建设不重视,许多基层医疗单位的设施非常简陋,人员不稳定,有的甚至取消了中医耳鼻喉科。中医耳鼻喉科的许多特色技术不能被继承。中医耳鼻喉科基础研究和临床应用研究应大力扶持,促进医疗特色的形成和提高诊治质量。在新药研发方面试图以西医药理、药化为理论为依据,进行中药有效成分的提取来阐明和解释它的功能与主治或用西医确诊的病名,套用一个或几个中医处方,寻找针对性、特异性的特效药方。认为这就是中医药现代化,以简单的西医辨病替代复杂的中医辨证,以单纯的药物提取替代中医的方剂配伍。中医同病可以异治,异病也可以同治。如果采用现在这种一病一方重复的验证统计办法,就违背了中医辨证论治原则。这种统计结果,中医药的疗效甚至还不如安慰剂。因此,不能用简单的西医理论与方法去界定中医理论是否具有科学性。

## 四、本学科发展展望与对策

中医耳鼻咽喉科学是中医学科具有优势与特色的专业之一，既具有中医学的一般共性特点，又具有自己的专科特点。它以中医整体观为指导思想，以脏腑经络学说为理论基础，吸取了现代先进的诊疗技术与方法，强调辨病与辨证相结合，局部辨证与整体辨证相结合，内治与外治相结合。

继承和开展传统医疗技术。传统医疗技术是中医的特色优势，对某些专科疾病的治疗有着独到的经验，其临床疗效往往优于一些现代疗法，尤其那些申请科研课题及获奖的中医专科特色项目如烙治法、啄治法、发泡疗法、针灸疗法、刺血法、滴鼻剂等，必须逐渐普及应用。通过宣传和专家示范、讲座的方式，积极开展，在中医耳鼻咽喉科，应更多体现在中医外治法的应用和优势。

内窥镜使得局部辨证（客观体征）和整体辨证的关系变得非常重要，有些学者认为耳鼻咽喉局部症候可分为两大类：一是自觉症状，二是客观体征。由于自觉症状是主诉，在整体辨证时比较容易纳入辨证认识的过程，虽然积累了不少此类局部辨证的经验，但对局部自觉症候而言往往并不强调局部辨证的重要性。随着耳鼻咽喉科的独立发展和现代检查方法的广泛应用，其局部症候的表现（主要是指体征）与整体病机证候有时不一定一致，甚至相反。因此中医耳鼻咽喉疾病越来越重视局部辨证，尤其是对局部体征的辨证，要求局部辨证和整体辨证相结合。

加强临床研究，发挥中医临床优势。中医临床是学术赖以生存发展的土壤，没有中医临床优势，就谈不上中医的学术振兴。故应对于一些中医药治疗有特色优势的病种，组织多中心、大样本的临床研究。在临床研究的基础上做好中医标准化的研究。加强研究疑难疾病的力量与临床的中西医结合研究。

# 参考文献


[1] 刘蓬，龚慧涵，阮紫娟．耳鸣严重程度评估方法的研究．中华耳科学杂志，2009，7(3).

[2] 龚慧涵．耳鸣疗效评判探讨及中医综合治临床研究．广东中医药大学博士论文．

[3] 王枫，赵乌兰．补肾耳蜗螺旋神经节细胞凋亡基因表达的影响．时珍国医国药，2010，21(1).

[4] 李金飞．电针刺激耳周三穴治疗神经性耳鸣影响疗效的多因素分析．北京中医药大学硕士论文．

[5] 李莉，王俊峰，熊大经．补肾活血法对肾阳虚大鼠内耳细胞 Caspase－3 凋亡影响的实验研究．山西中医学报，2010(11)：4.

[6] 宋永玲．补肾活血通窍汤对庆大霉素致聋小鼠中枢听觉通路核团内 NT－3 表达的影响．南京中医药大学硕士论文，2010.

[7] 张勤修，熊大经．鼻玄府学说理论探微．中华中医药杂志，2010，25(3).

[8] 林源泉．过敏性鼻炎中医常见证型的定量诊断研究．广州中医药大学博士研究生论文．

[9] 尤彬彬．变应性鼻炎的中医辨证分型与白细胞介素 4 及干扰素－Y 的相关性研究．南京中医药大学硕士研究生论文．

[10] 朱珠.益气温阳法对变应性鼻炎临床疗效及血清 IL-4、IFN-γ影响的观察.南京中医药大学硕士学位论文.
[11] 延光海,金光玉,李光昭,等.苍耳子提取物抑制大鼠肥大细胞活化的机制研究.解剖科学进展,2010,16(2):164-166.
[12] 范菁.复方甘草酸苷对外周血单核细胞趋化因子的影响.上海复旦大学,2008.
[13] 田翠玲.玉屏风散对大鼠变应性鼻炎趋化因子影响的实验研究.成都中医药大学,2008.
[14] 王东方,高凉琴.慢性鼻炎鼻黏膜中一氧化氮合酶表达与中医证型相关性研究.辽宁中医杂志,2008,35(1):16.
[15] 郑伟红.益气活血通窍汤对慢性鼻炎鼻腔生理功能的影响.南京中医药大学硕士生论文.
[16] 卢标清,李云英,孙一帆,等.对寒热证型及中药干预治疗对鼻内镜手术出血影响的初步研究.中医研究,2009(7).
[17] 安静娟.中医证型与慢性鼻-鼻窦炎功能性鼻内窥镜术后的预后相关性分析.南京中医药大学硕士学位论文.
[18] 朱有明.鼻窦内窥镜术后中药"清窍合剂"鼻腔灌洗的疗效观察.广州中医药大学硕士研究生学位论文论文.
[19] 陶波,谢强,黄满珍.喻嘉言咽喉观探析.辽宁中医药大学学报,2008,10(11).
[20] 严道南.干祖望对慢性咽炎的临证思辨方法.江苏中医药,2009(10):14.
[21] 刘春燕,谢强,邓琤琤.急性咽炎的中医药研究概况.中医耳鼻喉科学研究杂志,2010(7):4.
[22] 李锐键.慢性喉炎中医药治疗近况.中医耳鼻喉科学研究杂志,2010,9(3):26.
[23] 王向辉,赵荣祥,朱祥成.祖国医学对声音嘶哑的学术论证.中医耳鼻喉科学研究杂志,2009(2):41.
[24] 苏鑫,杨海淼.鼾症的中医药临床研究.长春中医药大学学报,2008,24(2):220.
[25] 李华,邹浩波,陈俏妍.活血化瘀法治疗围手术期良性增生性声带疾病疗效观察.新中医,2011,43(4).
[26] 陈彩凤.李云英教授运用虫类药治疗喉喑经验介绍.新中医,2009,41(11):21.
[27] 杨淑荣,许增华,李颖,等.针刺结合艾灸法治疗喉源性咳嗽的疗效观察.中华中医药杂志,2010(7):1128-1130.
[28] 王玉明.开壅刺血法治疗喉源性咳嗽 43 例临床观察.新中医,2010,42(2):11-12.
[29] 梁艳.鼻咽癌放疗后中医证型初步规范及流行病学研究.广州中医药大学,广州中医药大学硕士学位论文,2009.
[30] 刘文婷.鼻咽癌患者放疗后中医证候变化的初步研究及中医体质观察.广州中医药大学,广州中医药大学硕士学位论文,2010.
[31] 成细华,田道法,喻嵘,等.益气解毒方阻断气虚染毒大鼠鼻咽上皮细胞癌变的研究.湖南中医药大学学报,2009,29(5):19.
[32] 黄宇贤,王杨,孙明,等.苦参碱对高表达 ABCG2 人耐药鼻咽癌细胞 NKG2D 配体表达的诱导作用.中国肿瘤临床,2009,36(5):279-282,286(18):1376-1378.

撰稿人:刘大新

# 中成药学科发展研究

## 一、引　言

中医药是中华民族的瑰宝，为中华民族的繁衍生息作出了重要贡献。国家高度重视中医药事业的发展，将中医药作为医药卫生事业不可或缺的重要组成部分，制定了系列发展中医药的政策措施，推动中医药事业持续健康发展。2006 年《国家中长期科学和技术发展规划纲要》，要求我国要在中药产业中重点开展理论创新研究；2007 年《中医药创新发展规划纲要》指出要建立中医药标准规范体系；2009 年《关于扶持和促进中医药事业发展的若干意见》为中医药事业的发展指明了方向。如今，新医改政策的出台将使我国中药事业的发展有一个质的飞跃。

通过回顾总结我国近两年来中成药学科领域的新进展、新成果、新学说、新观点、新技术、新方法，反映我国中成药学科发展的现状和水平，指出中成药学科发展存在的问题与不足，提出今后一段时期中成药学科发展的思路、目标及对策，并为中成药学科发展又好又快提供重要参考。

## 二、中成药学科发展的主要成就

### (一)中药科技事业迎来了新的重要发展机遇期，中药现代化与创新药物研究备受重视

我国政府十分重视中医药工作，并将中医药现代化作为一项长期战略任务，将中药产业作为我国的战略产业之一。《国家中长期科学和技术发展规划纲要(2006—2020 年)》、《中医药创新发展规划纲要(2006—2020 年)》的战略部署均已把中医药继承与创新发展列为重点领域及其优先主题之一，持续并重点开展中医药基础理论及中医药经验传承与挖掘，研究中医药诊疗、评价技术与标准，发展现代中药研究开发和生产制造技术，有效保护和合理利用中药资源，加强中医药知识产权保护研究和国际合作平台建设。刚刚出台的《国家“十二五”科学和技术发展规划》和《医学科技发展“十二五”规划》明确提出应充分发挥前沿技术的引领作用和中医药的原创优势，突出重点疾病、重点人群、重点区域、重点技术、重点产品和重点环节，着力实施自主创新、重点前移、重心下移、加强转化和系统整合五项战略，重点解决我国医学科技领域的重大瓶颈问题，切实加强医学科技发展组织模式的优化，大幅提高医学科技的创新能力，为构建公共卫生和医疗服务体系、提高全民健康水平、保障人口安全、推动中国经济社会的快速可持续发展提供更强有力的科技支撑。

继“十一五”实施系列促进中医药科学研究、技术开发和产业化专项计划之后，我国政府于 2008 年发布“重大新药创制”重大科技专项“十一五”计划第一批课题申报指南，它标

志着正式启动实施“重大新药创制”重大科技专项工作，预算投入 66 亿元。在此基础上，2011 年又持续启动了“重大新药创制”重大科技专项“十二五”计划，政府对中药科技投入空前高涨。该专项通过设置创新药物研究开发、药物大品种技术改造、创新药物研究开发技术平台建设、企业新药物孵化基地建设和新药研究开发关键技术研究项目，以期实现研制一批具有自主知识产权和市场竞争力的新药，建立一批具有先进水平的技术平台，形成支撑我国药业自主发展的新药创新能力与技术体系。至此，基本实现了该专项分 3 个阶段实施的格局：2008—2010 年，2011—2015 年，2016—2020 年。到 2010 年，专项计划自主研制出 30 个创新药物，其中有部分药物得到国际科学界和市场的承认，并将建立多个综合性药物创新研发平台，培育出更多的创新型企业和产学研联盟。到 2020 年，希望我国的新药创制水平能够接近国际先进水平，我国医药产业能成为支柱产业。

### （二）中药基础理论与应用研究不断创新，形成一批有影响的中医药科研成果

在国家有关部门的正确引导和大力支持下，中药科学攻关取得重要进展，形成了一批在国际、国内有影响的中医药成果。屠呦呦研究员首创的抗疟药物青蒿素作为中国传统医学给人类的一份礼物，2011 年获得了美国拉斯克临床医学研究奖，这是迄今为止中国生物医药界所获得的最高的世界级大奖。颁奖词是“屠呦呦的这一发现，缓解了亿万人的疼痛和苦恼，在 100 多个国家拯救了无数人的生命，尤其是儿童的生命。”充分说明了中医药学是一个伟大的宝库，展示了中医药学的科学价值，体现了我国在生物医学领域的科技创新能力，振奋了广大中医药工作者的精神。随之，国际社会把更多的目光投向了中国的传统中医药。同时，屠呦呦研究员和张亭栋教授因其突破性的发现，于 2011 年双双获得生命科学杰出成就奖，他们的成就给全球的疟疾和白血病病人带来了福音。在 2010—2011 年期间，先后有 17 项中医药科技成果获得国家科技进步奖或国家技术发明奖，其中 80%以上是以中药为主或与中药研究密切关联的项目，如王峥涛教授领衔完成的“中药质量控制综合评价技术创新及其应用”、张卫东教授领衔完成的“基于中医药特点的中药样品库的建立与新药研究”、王国庆教授领衔完成的“经方现代应用的临床与基础研究”、张伯礼院士领衔完成的“芪参益气滴丸对心肌梗死二级预防的临床试验”、肖小河教授领衔完成的“面向临床的中药药性与品质评价模式和方法”、黄璐琦教授领衔完成的“道地药材形成机理研究及应用”、段金廒教授领衔完成的“中药资源化学研究体系建立及其应用”、贾振华教授领衔完成的“中药莲花清瘟治疗流行性感冒研究”、涂瑶生教授领衔完成的“中药配方颗粒产业化关键技术研究与应用”、张连学教授领衔完成的“人参新品种选育与规范化栽培及系列产品开发”、凌昌全教授领衔完成的“人参皂苷新作用靶点及其临床应用”等。

近年来，我国中医药在服务社会应对突发公共卫生事件中也发挥了积极作用。在防治甲型 H1N1 流感中，中药临床试验取得了令人瞩目的成果。麻杏石甘汤与银翘散加减方可有效缓解甲型 H1N1 流感引起的发热症状，其效果与达菲相仿或有更加优效趋势。相关研究发表于国际权威医学期刊《内科学年鉴》，并被美国卫生部网站等多个国际主流网站相继转载报道，标志着国际社会对我国中医药临床医疗的高度认可，同时也向世界展示了中医药在人类应对新发呼吸道传染病和突发公共卫生事件中的作用与价值。此外，

莲花清瘟胶囊、金花清感方等对新发呼吸道传染病的疗效也得到较广泛的好评。玉树抗震救灾中，中药在预防高原反应、减少危重患者死亡率、防治呼吸道传染病和肠道传染病、骨折外伤等方面也发挥了重要医学价值。

2010年版的《中国药典》颁布实施，标志着国家药品标准提高行动计划取得了重要的阶段性成果，对于保障公众用药安全，促进我国医药卫生事业健康发展意义重大。新版药典特点主要体现在三方面：

(1)收载品种大大增加，基本覆盖国家基本药物目录品种以及国家医疗保险目录品种。

(2)提高和完善药品特别是注射剂品种的安全性、有效性和质量可控性。

(3)现代分析技术广泛应用，如DNA分子标记技术、生物自显影技术、细胞膜技术、生物活性测定、"一标多测"技术、化学指纹图谱分析方法、电感耦合等离子体质谱等。

近年来，新药研发的整体水平逐渐步入健康平稳的轨道，建立了一批现代创新中药研究平台，如天然药物活性物质与功能国家重点实验室、天然药物活性组分与药效国家重点实验室等。

### (三)科技进步助力中药产业快速发展，企业逐步成为中药科技创新的主体

自国家实施"政府宏观引导、专家科技把关、市场机制运行"方针以来，有效地推动了中药产业的科技创新及快速发展，特别是通过"重大新药创制"重大科技专项的实施，不仅让生产企业高度重视科技创新，更让生产企业逐步成为中药科技创新的主体。根据不同地区的资源特点和发展优势，通过区域布局、整体规划，强化技术创新，从中药材、饮片、配方颗粒、中药新药等各个环节全面部署，建立的中药现代化科技产业孵化基地、中药科技大平台、中药研究工程中心发挥了重要作用。一批中药工业生产与质量过程控制关键共性技术日益成熟；一批符合中药特点的质量评控方法得以认可与推行；一批具有国际前沿水平的创新药物研究开发中青年学科带头人和具有科技先导意识的企业家群体得以凸显。

通过集中优势力量重点突破的方针政策，中药新药在现代化国际化发展道路上获得了新的实质性进展。如复方丹参滴丸完成了食品及药物管理局(FDA)二期临床试验，扶正化瘀胶囊获批进入FDA二期临床试验。同时，在国内也形成了一批销售额达数亿的中药大品种，如康莱特注射液、丹红注射液、热毒宁注射液等。

## 三、本学科存在问题与对策

我国中医药事业特别是中成药学科面临历史最佳发展机遇，势头正健，成效斐然，但随着研究工作的不断深入，一些关键性的问题渐次浮出水面，成为制约中药现代研究的瓶颈。

### (一)中药现代化发展与临床结合不够紧密

从产业链来看，中药现代化可分为上游、中游、下游，其中上游主要指中药资源建设、

田间管理等;中游主要指中药制剂生产工艺、产品质量控制、药理毒理等;下游主要指临床安全有效、合理用药等。目前,中药现代化的重点放在了中药产业的中游,并已取得阶段性重要进展。但上游资源保护与饮片质量控制等问题依然很严重,下游安全性、有效性与合理用药研究严重脱节,若把中药现代化比作一条长河,如果下游不顺畅,则中药现代化这条长河就不会很顺畅。其次,中药"品、质、性、效(毒)、用"各单元独立研究颇多,一体化研究格局没有形成,以致造成了中药现代化研究成果难以又快又好地走进临床,直接造福广大百姓。同时也影响了中医药特色和优势的发挥。今后中药现代化的重心应有所调整,一方面要适当"前移",即抓"两个源头"的建设:一是中医药文化建设,二是中药资源建设;另一方面更要适当"后移",即加强中药安全性和有效性研究,开展面向临床的中药现代化研究,切实地提高临床疗效,走"临床引导科研、科研促进临床"的健康发展之路。

### (二)符合中药特点和规律的研究较少

多年的中医药研究工作经验证明,如果抛开中医药的理论思维与诊疗特色,一味按照西医药的研究思路来研究中医药,结果只能是西医化,而不会是真正意义上的中医药现代化。若要避免中医药研究偏离方向,应从行政管理入手。凡有关中医药的科研规划制定、科研机构建设、科研经费投放、项目招标指南、科研成果鉴定、科技奖励等等都应把体现中医药理论、突出中医诊疗特色作为先决条件。有了管理部门的正确引导,中医药研究者自会修正自己的研究方向。

如何开展符合中药特点的有效性、安全性评价方法研究,完善中药材、中药饮片、提取物及制剂质量标准体系;利用现代生物技术,促进现代中药产业发展,为市场提供特色明显、疗效确切、品质优良、安全方便、质量可控的中药产品和制剂,是一直以来阻碍中药事业发展的难题。由于我国中药产业的技术标准还不够健全,中药出口额不足国际中草药市场的十分之一,至今尚无一例中成药产品以药品身份出口到欧美等主流医药市场。国际标准缺失是中药走向国际市场的一大障碍。目前,尚没有国际通行的中药标准,这导致很多制药企业在面对国际市场时无从下手,在国际竞争中总是处于被动地位。对此问题,有学者认为需要在尊重国内中药标准的基础上,进一步细化重金属、农药残留标准,并从国家角度制定出国际通行的中药标准。

### (三)国家应进一步加大投资力度,企业应进一步推进科技创新

据统计,2010 年我国中成药进出口达 4.11 亿美元,同比增长 21%。其中,出口 1.93 亿美元,同比增长 18.05%,进口 2.18 亿美元,同比增长 23.71%。中成药贸易自 2008 年开始持续出口逆差,2010 年逆差额增势加大。有学者指出,从市场份额和增长速度来看,洋中药显现出比我国中药更具市场竞争力的优势,而近年来,洋中药取胜的最大武器就是坚持不懈的科技创新。洋中药抓住科技创新的"牛鼻子",比拼赶超,直接导致我国中成药出口与洋中药进口连续 3 年出现贸易逆差。国外医药企业对科研投入的资金比例达到每年销售额的 15%~20%,而我国中药企业对科研的投入远远达不到这样的比例,甚至是负投入,这导致我国中药取得科研重大成果比较少,致使我国中药企业缺乏竞争力。调研发现,中药企业中投入科技研发的不多,即使有,其投入也仅占销售收入的 3%~5%。之

所以不愿加大投入的重要原因是，药品研发是一个投入多、周期长、风险大的过程，也许投入巨资、耗费多年，也不一定能开发出一种新药来，这种科研易打水漂的现象让资金实力均不够强大的中药企业更不愿进行长期持续的投入。

加强科技创新系关国药未来的发展大局，应尽快采取组建国家技术团队、建立公共服务平台、集中使用扶助资金等一系列积极措施，有效巩固壮大国药的市场地位。

(1)组建国家技术团队。目前中药企业科技创新都是靠企业自身组织力量完成，而科研人员又多分散在不同的科研院所，难以抱团形成合力，这种状况是不能适应中药现代化发展的需要的。

(2)建立公共服务平台。许多企业呼吁，政府应建立为企业提供中药科研技术公共服务的平台，集合社会资源，减轻企业负担，共享科研成果。

(3)国家政策倾斜扶持。药品科技研发是一项漫长复杂的系统工程，需要得到政府全方位配套的政策扶持，否则就会半途而废、前功尽弃。

## 四、本学科发展的重点领域和方向

### (一)开展并加强中药转化医学研究

自古道，中医中药不分家，药为医所用，医因药而存。然而，随着社会时代的飞速发展，学科专业的快速分化，在包括中医药在内的生物医学研究领域里，药学与医学之间鸿沟不断加深，基础医学与临床医学之间屏障不断加厚，使得基础医学和药学研究成果难以真正有效地指导和服务临床。转化医学(translational medicine)作为进入21世纪以来国际生物医学领域出现的新概念和新动向，试图在基础研究与临床医疗之间建立更直接且更有效的联系，使实验室基础研究获得的知识、成果尽快转化为临床诊断和治疗的新方法、新手段。转化医学概念的提出与推进，必将为医药结合、基础与临床结合提供自然的“绿色”通道，也将为中成药学科又快又好地发展提供新的重要机遇。

当前，转化医学已成为国家在生物医学领域里一个重大的政策。《中共中央关于制定国民经济和社会发展第十二个五年规划的建议》辅导读本中指出：“以转化医学为核心，大力提升医学科技水平，强化医药卫生重点学科建设。”目前，全国各地一批转化医学研究机构如雨后春笋般纷纷组建了。中医药学本身就是转化医学，或者说中医药学从来就是转化医学的先导和践行者。特别是在当今日益壮阔的转化医学趋势和背景下，中药转化医学研究路径可概括为：源于临床—证于实验—回归临床的循环往复过程。其研究主要内容可概括为：面向临床的中药标准化和源于临床的创新中药开发。面向临床的中药标准化研究的核心是以临床需求为导向，建立以效为核心的中药品质评价方法和标准，以及以用为核心的中药(广义)药性评价方法及标准，推动中药“品-质-性-效-用”一体化，使中药标准在临床上医生看得懂、用得上；源于临床的创新中药开发，是基于循证医学证据和临床经验的特色复方中药研制和基于临床标本和组学方法的现代组分中药研制，缩短或加快中药新药开发进程，为中医临床提供“源于传统，优于传统”的安全高效药物。

## (二)中药资源的可持续利用与保护

中药资源是一种有限的自然资源,是中产业发展的源头和基础。随着中医药产业日益壮大以及走向世界步伐的加快,在全球范围内对中药的需求迅速增长,中药资源承受着巨大压力,野生中药资源消耗严重,珍稀濒危中药基因资源面临流失之厄,中药无序开发破坏生态环境。中药资源的合理保护利用与可持续发展研究已成为中药现代化发展的重要战略课题。

要实现中药资源可持续利用:①要建立中药资源动态监测及预警技术平台,对资源状态进行系统的调查和评价,为中药资源科学管理与可持续利用提供决策依据。②要发展濒危中药资源野生抚育和就地保护技术,实现珍稀濒危中药资源保护与原产地天然优质道地药材生产协调发展,优化升级及规模化推广,同时利用生物技术培育中药材优良新品种和保护珍稀濒危中药资源。③要科学客观地刻画珍稀濒危中药的临床医疗价值、经济价值与保护生物意义,寻找替代品、发现新药源与新功效,权衡利害、综合考察,建立用废机制、替代机制。④要开展中药资源的再普查,补缺查新,摸清家底,动态监测,预警预报,应是再普查的主要目标和方向,回顾性分析+重点考察+前瞻性研究,是再普查的基本方式。“重点品种”、“重点时期”、“重点地域”的中药资源变化是再普查的重中之重。以此为基本指导思想的第四次全国中药资源普查工作已于 2012 年正式启动。

## (三)中药基础理论的现代科学基础

中药基础理论是中医药理论的重要组成部分,是中药形成与发展的重要源泉,是中医临床辨证论治合理用药的重要依据,是中药区别于植物药和天然药物的重要标志。中药药性理论、中药材道地性、中药药效物质基础和作用机制、结合临床深化传统经方配伍规律等是中药基础理论的主要研究内容,是中医药现代化必须解决的关键共性科学基础问题。

中药基础理论一直是中医药基础研究与中药现代化研究的难点和热点问题,但由于研究对象本身的复杂性以及当今科技条件和水平等因素限制,中药基础理论研究至今尚未取得突破性进展,也因此制约着中药现代化国际化的发展进程。几十年来,中药的化学、制剂、药理、毒理研究已经积累了很多的成功经验,也有深刻的教训,目前的研究虽处于平台期,但已孕育着突破,而化学、物理学、药学及生物学的理论和技术又为中药基础理论研究提供了可靠的技术支撑。特别是作为国家重点基础研究发展计划(“973”计划)的“中药药性理论相关基础问题研究”、“以量效关系为主的经典名方相关基础研究”、“治疗心血管疾病有效方剂组分配伍研究”以及国家自然科学基金重点项目“药对”、“道地药材”等研究工作的启动,将有助于实现对中药药性理论、中药材道地性和中药方剂(组分)配伍理论的科学表征,推动中医药理论的科学阐释与现代应用。近年来,有学者提出“中医药(药性)热力学观”,建立热动力学表征的中药寒热药性辨识方法,为研究中药药性理论提供了新的视角和手段。

## （四）中药质量评控体系的创新与发展

中药质量标准问题是制约中药现代化国际化发展的关键瓶颈之一。建立符合中药特点的质量评控模式与方法仍然是发展的重点与方向，质量评控模式多元化将是发展的主线，包括"一测多评"、化学指纹图谱、生物测定等技术手段将是创建新质量评控体系的关键支撑。2010版《中国药典》编写大纲中明确指出：中药的质量标准要逐步由单一指标成分定性定量测定，向活性有效成分及生物测定的综合检测过渡。2015版《中国药典》也将重点从三方面着力打造与提升中药质量标准：①解决同品种多标准问题，建立同品种通用标准，从根本上解决和改变同品种多个标准并列的问题；②加强药品实物标准工作，做到实物标准和文本标准同步发展和实施；③提高中药安全控制水平，对"有毒"中药进行系统毒理学研究，提出和制订安全的药物配伍、用药剂量和限度范围。

为实现中药标准化研究的突破性进展，有学者提出"中药大质量观"，从"品-质-性-效(毒)-用"一体化角度考量并建立了面向临床的中药标准化研究模式和方法，为审视和开展面向临床的中药标准化研究提供了新的视角和手段，以期实现中药标准研究新的飞跃。该模式与方法已成功应用于板蓝根、角甲类动物药、大黄、黄连、清开灵注射液、双黄连注射液等质量标准研究中。

## （五）组分中药发现与开发关键技术研究

组分中药是中药现代化与创新药物研究的重要发展方向之一，目前已列入"十二五"重大新药创制重大科技专项。组分配伍模式将为中医方剂配伍理论作出新的科学诠释，以此指导并创建现代中药复方，实现中医理论和现代工艺技术一体化，易与国际接轨，为中药进入国际市场奠定基础。

张伯礼院士领衔的课题组，在"973"计划的资助下先后建立了组分中药系列关键技术及标准，如①方剂药效物质制备关键技术（标准化提取分离的总体策略、标准化提取分离的方法及步骤）；②方剂药效物质分析方法和技术（方剂药效物质分析的色谱条件优化与方法、方剂药效物质分析的重叠峰精确拟合定量方法与技术、中药指纹图谱计算分析技术、中药材质量智能辨识与评价技术）；③方剂活性筛选及评价研究；④有效组分配比优化筛选模式。在此基础上，提出了方剂科学问题研究总体假说："方剂在病证结合、方证对应、理法方药一致的条件下，通过多组分作用在多靶点，融拮抗、补充、整合、调节等多种功效而起到治疗作用。"这一假说为建立具有"明确主部位，强化主效应，降低副效应"特点，体现"整体综合调节"作用的现代组分中药在配比组方、制剂工艺、质量评控、安全有效等方面提供了重要的理论指导。

近年来，肖小河研究员首创基于目标成分敲除/敲入(component knock - out & knock - in)的中药药效组分辨识与质量控制模式和方法。该方法体现了中医药整体观、系统观，多快好省地阐明中药药效关键组分（含主要药效组分和/或药效相关组分）及其黄金比例，且能有效地避免假阴性现象，从而为研制开发"源于传统，优于传统"的现代组分中药提供新的思路和方法，也为实现"量而不准，难关药效，难控难评"向"量而又准，关联药效，可控可评"的愿景提供可能。

## (六)中药有效性评价与再提高

有效性是药物的根本属性,总体来说中药有效性是毋庸置疑的,但是怀疑中医药疗效的声音也不断出现。中药有效性评价研究应重点做好以下两个方面工作:

(1)要以防治常见病和重大疑难疾病中成药为切入点,采用多种药物疗效评价模式与方法,对中药新药和已上市品种的疗效进行科学、严谨、规范、客观的评价实现优胜劣汰,推出一批疗效确切、特色突出的精品中药。

(2)要以中药量-时-效(毒)关系研究为切入点,寻找和确定中药安全有效的"治疗窗",合理增加中药剂量。这可能是提高中医药临床疗效的重大举措。此外,中药用法是关乎中药临床用药安全有效的关键科学问题,为了寻求中药日服次数研究的新突破,有学者提出"基于药效动力学-药物代谢动力学(PD - PK)的中药日服次数合理性评价模式"的研究设想,阐释传统中药用法(包括临床经验用法和典籍记载用法)的科学性和合理性。

## (七)中药安全性评价与合理用药

随着中医药事业的发展,中药的安全性受到了越来越多的关注,我国用药问题的重点已经逐步从保障有药可用转变为如何保障合理用药、安全用药。为此,国家先后开展了药品安全标准完善、安全用药监测与预警、安全用药等"药品安全七大科技行动",在"十一五"重大新药创制重大科技专项——"中药注射剂安全关键技术研究"的基础上,"十二五"重大新药创制重大科技专项又设置多项有关中药安全性课题。同时,制定了中药安全性监测工作指南及相关技术要求,制定上市后再评价的技术要求与规范,实现创新药新品种的上市和"落后"品种淘汰的良性循环,为"用好药"建立了相对完善的监管体系。

我国药品不良反应监测工作取得了长足进步,药品不良反应监测水平全面提升,但监测数据分析能力有待进一步加强。据 2010 年药品不良反应报告显示,中国药品安全风险仍主要集中在抗感染药和中药注射剂,其安全性仍是今后药品安全监管的重要目标,也是临床合理用药应关注的重点。2010 年药品不良反应/事件报告的剂型分布情况:注射剂占 59.5%,口服剂型占 37.0%,其他剂型占 3.5%。中成药报告中,注射剂占 50.9%,与总体情况基本一致。注射剂构成比高于其他剂型,仍是药品不良反应监测的重点。在国家的大力资助下,有学者创建了基于化学指纹谱-生物活性指纹谱关联分析的中药注射剂质量波动与不良反应早期预警方法,为确保中药注射剂质量稳定可控、临床安全有效提供了技术支持。还有学者以曾被国外热炒有肝毒性、肾毒性的大黄为代表,创建了基于"有故无殒,亦无殒"思想与病证模型动物的"有毒"中药安全性研究模式和方法,揭示了大黄治疗肝炎和肾炎的"量-时-毒-效"关系及治疗窗。该研究为"有毒"中药可通过辨证(病)解毒、合理用药解毒提供示范。

## (八)中药制药关键技术产业化开发

随着一批中药制药关键技术的逐渐成熟与规范(如中药超微粉碎技术、中药经皮给药技术、中药复方多元释药系统技术等),为重大新药创制研究提供了重要的技术支撑,推动了学科发展步入新的台阶,"创新药,创好药"已成为"十二五"期间创新中药发展的战略目标。

我国新药研究和医药产业发展虽然已经取得了较大的成果，但是在今后的发展中仍要立足国情，走具有中国特色的新药研发创新之路。主要包括以下四个方面的工作：

(1)继承传统中药制剂理论，借鉴多学科技术，提高中药制剂创新能力。将传统中药制剂优势与现代科学多学科技术相结合，积极应用新工艺、新技术、新设备、新辅料，开展中药现代给药技术研究。

(2)以"重大新药创制"重大科技专项等国家级项目为支撑，建立多学科、多层次研究队伍，完善技术装备，构建中药制剂研究平台、现代中药制剂研究示范基地，，开展现代中药复方多元释药系统研究，重点运用"物质组释放量"、"生物效应计量"、"整合药动学"等整体评价技术，充分体现和发挥中药制剂的整体作用特色。

(3)重视中药固体制剂的溶出度研究，并以此触发固体制剂行业和相关产业的发展。鉴于现行中药固体制剂溶出度评价的局限性，应从化学和生物双重角度共同把关中药固体制剂溶出度，建立标准溶出谱，体现中医药的整体观，弥补现行"唯成分论"的中药质量控制和评价方法的不足。

(4)加强中药制剂产业化意识，重视中药产业链条建设，加大国家政策扶持力度，调动企业资金投入热情，研制具有示范性作用的现代中药制剂新品种并推向国际。

### (九)生物"组学"方法在中药现代研究中的应用

多学科的交叉和融合是医药学科技自身发展的内在需求。要在整体布局和重点突破的基础上促进多学科交叉与融合，培育新的学科生长点，推进科技的持续创新。中医药工业历经多次技术变革和跨越已跻身于现代制药工业之列，并成为国家战略性新兴产业，如何将中医配伍理论与现代科技手段相结合，创新发展现代中药新药创制方法学已成为我国医药科技领域的重大战略需求。

目前世界上创新药物的研究思路、研究方向、技术路线都发生了深刻变化，形成了"从基因到药物"的崭新研究模式。随着人们反思单分子单靶点的新药研发模式存在的问题，近年来兴起的网络生物学、网络药理学是生命科学领域在研究方法学上的一次重大突破，为多靶点药物发现和创制开辟了新路，并为创制现代中药提供了可资借鉴的新思路，必将为创新中药又好又快发展注入新的活力。各种"组学"技术(基因组、转录组、蛋白质组、代谢组、表观遗传组、结构基因组等)、系统生物学技术、基因芯片技术、受体技术等具有"整体性研究"、"动态性研究"的特点与中药多组分、多靶点、多层次、多代谢途径的作用特点及中医药理论的"整体观"、"动态观"、"辨证观"高度相关。利用此类技术可获得有关中医药作用机理、药效物质基础、预测临床疗效等重要信息，已成为研究中医药的重要手段之一。目前此类研究作为重要内容之一，已被同时列入医学科技发展"十二五"规划和"十二五"重大新药创制重大科技专项。

### (十)中药国际化发展与知识产权保护

中药国际化就是要充分利用全球科技资源，解决中医药现代化中的关键科技问题，推进中医药现代化和国际化进程，促进以中医药为代表的世界传统医药进入国际医药保健主流市场，并以此为突破口，带动我国科技竞争力的全面提升，促进中医药"走出去"战略的实施。国家中医药管理局在《中医药标准化发展规划(2006—2010)》中提出全面实施中医药标准化战略，初步建立与中医药事业发展和人民群众健康需求相适应的中医药标准体系的目标。《中医药国际科技合作规划纲要》明确指出，中医药国际化战略的总体目标是中国传统医药学的理论和实践得到国际社会的广泛认同，中医药在全球范围内被广泛接受和应用；中医药国际化战略将分别通过科技支撑、文化渗透、医疗服务、产业开发及人才培养，使中医药全面走向世界，融入各国的主流社会，在国际医药保健领域占有较大的市场份额，在全球的传统医药中拥有世界主导地位，实现从传统医药大国向现代中医药强国的跨越，使中医药在多元化的21世纪，参与并整合到全球经济与科技发展一体化进程中，成为世界新经济与新医学的重要组成部分；中医药国际化战略模式将实行科技开道、文化铺路、医疗接轨、产业挺进、人才输出的五维立体发展架构。

由于长期缺乏知识产权保护意识，我国中成药方剂基本为公开，国家保密配方仅有云南白药和片仔癀两种，对很多传统著名方剂(如六味地黄丸、藿香正气丸、保和丸等)的保护认识不足，导致部分关键技术已被同质化或仿效化。然而，中国的中医药应是具有自主知识产权的，在国际上处于"中医药发达国家的地位"，尤其在国际标准化的竞争方面有资格掌握主动权。因此，从战略上看，中医药国际标准化战略选择首先应当是"主导者战略"。其次是"参与者战略"，"追随者战略"只能是权宜之计。中国应该有雄心致力于实施由自己"创造国际标准"，打造"中国标准主导的中医药国际标准化"的战略理念。根据我国目前的综合国力、国际地位的相关基础，在传统医学领域比较现实的战略选择是以"参与者战略"为工作切入点，逐步实现"主导者战略"。

### (十一)加强中医药文化研究与建设

深化文化体制改革、加强文化建设已成为推进我国社会发展与进步的一项重大战略举措。而中医药是承载中华优秀传统文化的最重要载体和工具之一，进一步发掘中医药文化宝库，不仅有助于多角度认识疾病发生发展规律，进一步提高人们防病治病水平，而且对于进一步提高我国民众文化素质，推动社会文明进步，构建社会主义和谐社会具有战略和现实意义。

2010年国家中医药管理局联合23家部委和单位主办的"中医中药中国行"活动是迄今为止规模最大、覆盖面最广、内容最丰富的一次大型中医药科普宣传活动，大力弘扬了中医药文化，增进了民众对中医药的了解和认同。同年，中医药申报人类非物质文化遗产代表作名录取得突破，《本草纲目》、《黄帝内经》两部中医古籍成功入选世界记忆亚太地区名录，41项中医药项目被文化部列入国家级非物质文化遗产名录。中医药认为人的生命产生和自然界息息相通，认为药味源自自然，这些理念和思维方式、方法具有巨大的社会价值，是弥足珍贵的文化遗产，具有引导社会、教育人民、服务发展的重要功能。中医药文化既是发展中医药事业的重要思想基础和不竭动力，又对人与自然的和谐、人与人的和谐、人自身的和谐具有重要的启迪意义。我们要深入研究、大力宣传中医药文化，不断推进中医药文化走向社会，深入人心，发扬光大。

# 参考文献

[1] 国家中长期科学和技术发展纲要(2006—2020):2006.

[2] 中医药创新发展规划纲要(2006—2020):2007.

[3] 医学科技发展“十二五”规划:2011.

[4] 肖培根,王永炎.中药创新之路.中国中药杂志,2011(6):655-655.

[5] 张伯礼,王永炎.方剂关键科学问题的基础研究——以组分配伍研制现代中药.中国天然药物,2005,3(5):258-261.

[6] 肖小河.中医药科学研究的几个基本问题.医学争鸣,2011(1):11-15.

[7] 肖小河.转化医学中的中药关键科学问题研究(I):中药现代研究策论.北京:科学出版社,2011.

[8] 肖小河.转化医学中的中药关键科学问题研究(Ⅱ):中药药性寒热差异的生物学表征.北京:科学出版社,2010.

[9] 李振吉,黄建银,徐春波,等.新形势下的中医药国际标准化战略构想.世界中医药,2011,6(1):1-7.

[10] 陈士林,谢彩香,姚辉,等.中药资源创新方法研究.世界科学技术——中医药现代化,2008,10(5):1-9.

[11] 肖小河,王伽伯,代春美,等.面向临床的中药标准化研究.世界科学技术——中医药现代化,2010,12(4):617-622.

[12] 肖小河,金城,鄢丹,等.中药大质量观及实践.中草药,2010,41(4):505-508.

[13] 梁琼麟,罗国安,邹健强,等.中药复方新药创制及技术支撑体系.世界科学技术——中医药现代化,2008,10(3):1-7.

[14] 商洪才,张伯礼,李幼平,等.中医药临床疗效评价实践中的思路与方法.中国中西医结合杂志,2008,28(3):266-268.

[15] 刘保延,李洪皎,何丽云,等.证候疗效评价的研究进展.中医杂志,2009,50(5):397-421.

[16] 张贵君,罗容,王奕洁.中药药效组分理论与中药组分学.中药材,2007,30(2):125-126.

[17] 陈士林,姚辉,宋经元,等.基于DNA barcoding(条形码)技术的中药材鉴定.世界科学技术——中医药现代化,2007,9(3):7-12.

[18] 肖培根.21世纪中药与天然药物的研究和发展方向.中国中药杂志,2009:1-2.

[19] 肖小河,金城,赵中振,等.中药质量控制和评价模式的创新与发展.中国中药杂志,2007,32(13):1377-1381.

[20] 黄璐琦,肖培根,郭兰萍,等.分子生药学:一门新兴的边缘学科.中国科学C辑,2009,39(12):1101-1110.

[21] 陈士林,孙永珍,徐江,等.本草基因组计划研究策略.药学学报,2010,45(7):807-812.

[22] 鄢丹,任永申,骆骄阳,等.中药质量生物测定的思考与实践——以板蓝根为例.中国中药杂志,2010(19):2637-2640.

[23] J. B. Wang, H. P. Zhao, Y. L. Zhao, et al. Hepatotoxicity or Hepatoprotection? Pattern Recognition for the Paradoxical Effect of the Chinese Herb Rheum palmatum L. in Treating Rat Liver Injury. PLoS One, 2011, 6(9): 1-8.

[24] H. P. Zhao, Y. L. Zhao, J. B. Wang, et al. Expression of the difference between the Cold (Han) and

Hot (Re) natures of traditional Chinese medicines(Strobal and Rhubarb) based on the cold/hot plate differentiating assay. Sci China Ser C:Life Sci, 2009,52(12),1192 - 1197.

[25] W. J. Kong, J. B. Wang, Q. C. Zang, et al. A novel "tagret constituent knock - out" strategy coupled with TLC, UPLC - ELSD AND microcalorimetry for preliminary screening of antibacterial constituents in Calculus bovis. Journal of Chromatography B, 2011:3565 - 3573.

[26] Y. S. Ren, P. Zhang, D. Yan, et al. A strategy for the detection of quality fluctuation of a Chinese herbal injectionbased on chemical flngerprinting combined with biological flngerprinting. Journal of Pharmaceutical and Biomedical Analysis, 2011, 56:436 - 442.

[27] J. Y. Luo, D. Yan, D. Zhang, et al. Substitutes for endangered medicinal animal horns and shells exposed by antithrombotic and anticoagulation effects. Journal of Ethnopharmacology. 2011, 136 (1):210 - 216.

[28] 香山科学会议第 S13 次学术讨论会. 加快医学模式转换. 促进中国医药卫生体制改革的科学问题,2010.

[29] 黄璐琦,唐仕欢,李军德,等. 动物药材分子鉴定研究策略. 中国中药杂志,2011(3):234 - 236.

[30] 贾伟. 医学代谢组学. 上海:上海科学技术出版社,2011:1 - 5.

[31] 陆益红,黄青,樊夏雷,等. 代谢组学在中药安全性评价中的应用. 药学进展,2010,34(9):406 - 410.

[32] 王芹芹,张芳梅,王喜军. 基于代谢组学的中医证候本质研究进展. 世界科学技术——中医药现代化,2011,13(3):1674.

[33] 王毅,高秀梅,张伯礼,等. 论建立基于网络生物学的现代中药创制方法学. 中国中药杂志,2011,36(2):228 - 231.

[34] 贯彻六中全会精神:掀起弘扬中医药文化热潮. 中国中医药报,2011 - 11 - 25.

[35] Stefan R Bornstein1, Julio Licinio. Improving the efficacy of translational medicine by optimally integrating health care. academia and industry. Nature Medicine, 2011, 17:1567 - 1569.

撰稿人:肖小河　鄢　丹　马丽娜　袁海龙

# 中药药剂学学科发展研究

## 一、本学科发展现状

1. 学科内涵

中药药剂学是一门综合性应用技术学科，中药药剂现代化是解决中药现代化的前提。长期以来，中药制剂剂量大、水平低，“粗大黑”现状已成为制约中药现代化的瓶颈问题。经过近十年来的不懈努力，中药药剂学科在中药现代化方面迈出了一大步，形成了稳定的研究方向，建立了技术平台，取得了较为突出的成绩；在培养高质量高层次人才、实现中药现代化方面也发挥了主力军作用。

2. 学科发展战略目标

随着国家“十一五”科技计划的实施验收和“十二五”重大科技计划的推行，中药药剂学学科的发展面临了更多的机遇和挑战。中药药剂学学科领域在发展完善中药药剂学理论、开拓符合中药特点的新技术，应用新设备、新辅料，创制中药复方新型给药系统等方面取得了一系列新成果，推动中药药剂学科发展步入新的台阶，“创新药，创好药”已成为“十二五”期间中药药剂学的发展战略目标。

## 二、本学科发展成果

### (一)创建中药复方多元释药系统设计方法，形成独特优势

“质量源于设计”，现阶段中药制剂存在的问题归根结底是剂型的设计缺乏理论指导，从而影响了中药制剂的市场竞争力，制约着我国中药产业的发展。因此，迫切需要建立符合中药整体特点的制剂理论体系。“十一五”期间，科技部支持了中药复方释药系统设计理论的探索研究，推进了本专业领域学者从传统理论和现代科学相融合的角度，逐步形成符合中药整体特点的中药复方多元释药系统的设计思路方法，构建了中药新制剂的制备工艺与评价体系，并成功进行了新品种的示范性研究。

1. 中药复方多元释药系统的定义

中药复方多元释药系统(见下页示意图)是在继承和发展中医药理论的基础上，贯穿“理法方药”统一、“证(病)-方-剂”对应的思想精髓，遵循古人的施药思想和原则，以中医治疗法则为核心，以中药有效组分或中药效应组分为配伍形式，根据方中各药的药性、效应成分性质、作用特点，以及病(证)的特点，将不同有效组分或效应组方，按效应作用特点、理化性质、作用部位、作用速度等进行组合，并应用现代制剂技术，制成多种不同释药单元，最终根据治疗需要按一定的比例组合于同一释药系统中，从而达到中药多途径、多

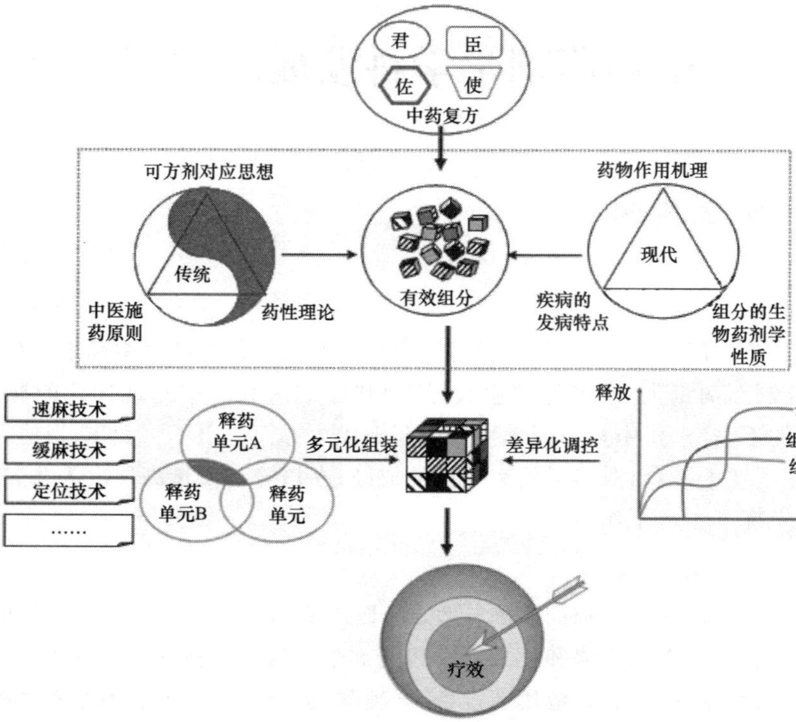


中药复方多元释药系统的研究思路图

环节、多靶点的整体治疗理念的中药新型释药系统。

中药复方多元释药系统总体设计思想是立足于中药复方多成分的整体作用特点，基于“理法方药”统一、“证(病)-方-剂”对应思想，遵循古人施药思想和原则，以中医治疗法则为核心，以中药有效组分或中药效应组分为配伍形式，根据方中各药的药性、效应成分性质、作用特点，以及病(证)的特点，将不同有效组分或效应组方，按效应作用特点、理化性质、作用部位、作用速度等进行组合，并根据治疗需要，应用现代制剂技术对各释药单元进行差异化调控，注重各释药单元的相互联系，最终组合于同一释药系统中，从而达到中药多途径、多环节、多靶点的整体治疗理念的中药新型释药系统。同时，运用“物质组释放量”、“生物效应计量”、“整合药动学”等整体评价技术对释药系统进行整体特性进行评价，从而充分体现和发挥中药制剂的整体作用特色。

2. 中药复方多元释药系统应用情况

通过复方丹参、大川芎、愈肠宁、芍药甘草汤等模型药物对中药复方多元释药系统的实践研究，表明中药复方多元释药系统研究思想充分发挥了中药复方整体作用特点，阐述了中药复方多元释药系统应用于中药新型释药系统研发的可行性，充分体现了中药多成分的整体作用理念，推动了中药制剂的技术升级，促进了中药制剂技术壁垒的形成，从而极大地推动中药制剂产业的发展，增强了企业的国际竞争力，为企业带来巨大的社会效益、经济效益和巨大发展的机遇。

## (二)现代制剂技术的适宜性研究与应用,提升了中药制剂的技术水平

"十一五"期间,国家支持了现代制剂技术在中药制剂中的适宜性研究,探索了中药制剂技术的共性问题,形成了一系列符合中药特点的新的释药技术与评价技术,提升了中药制剂的技术水平,为国家"十二五"重大新药创制研究奠定了坚实的基础。

1. 中药超微粉碎关键技术

中药材超微粉碎具有加速有效成分溶出、提高生物利用度、减少药材用量等优点,但是由于中药材粉碎规律不清、中药超微粉体的粒度如何控制等问题,使得超微粉碎技术在中医药领域并未得到广泛应用。制备了多种不同类别、不同粒径级别的中药材超微粉体,以中药材超微粉体的粉体性质、药剂学性质为基础,而不是仅以粉体粒径或破壁率为标准,进行中药材的超微粉碎程度研究,确定了中药材超微粉碎的适宜性和适宜超微粉碎中药材的超微粉碎程度,减少中药材超微粉碎的盲目性。

2. 中药经皮给药系统处方优化支撑技术

针对中药油水分散类、贴膏类外用制剂处方设计盲目、载药困难,稳定性和渗透性不佳等关键问题,探索了系列中药物料溶度参数、理化性质表征技术,基于溶度参数、有机概念图的处方设计技术和凝胶网络微结构性质、经皮渗透性的制剂性能评价技术,形成了基于表面活性剂组装的中药外用制剂载体技术(微乳、液晶、囊泡、脂质体等)和终端制剂共性技术(乳膏、凝胶、贴剂等),为中药外用皮肤局部制剂和经皮给药制剂提供了有效的技术支撑,继承和发扬了中药外治的特色疗法。

3. 符合中药特点的新释药技术

针对中药复方的作用特点和成分的复杂性,形成了一系列符合中药特点的新释药技术。

(1)中药缓控释"均衡释放"技术:在中药缓释制剂的研究中,辅料种类和用量的筛选是关键环节,如果适宜的辅料或辅料的组合能够调节不同成分的释放速度,使其在体内达到同步或趋近于同步的"均衡"释放,得到较为规则释药过程,就可以通过研究其中一个代表成分的释放规律来反映整个制剂的体内外过程。

(2)结肠定位技术:利用 pH -时滞和 pH -酶触多种释药结合模式,成功制成具有胃肠二步定位释药特点,形成了"一种剂型,胃肠二步释药"的结肠给药研究思路,制成了多层片、微丸和滴丸。在辅料、成型工艺方面满足中药复方制剂的制备需要,提升了中药制剂的研究水平,对于创建中药复方制剂定位定时结肠给药制剂的共性技术,具有指导性和示范性意义。

(3)中药分散片共性关键技术:应用数理统计方法——混料实验设计结合计算机 SAS 软件辅助计算,建立了制剂成型多种辅料种类、用量、配比的优选方法,筛选了适合中药特点的分散片预混辅料,解决中药分散片崩解困难的问题。

(4)中药喷雾剂技术:开展了基于控制微粒的表面几何形貌而不是通过微粒表面化学成分决定微粒间作用力的制粒方法提高气雾剂剂量均一性。该方法制备的药物微粒不受批次间化学成分波动而影响微粒分散性与分散稳定性,可广泛适用于提高不同物料特性

的中药、化学药或蛋白质药物的分散性与分散稳定性，以及剂量均一性。

(5)口腔贴片技术：以治疗口腔溃疡的有效中药——侧金盏为模型药物，提取分离其有效部位总黄酮，将该提取物和双层生物黏附贴片技术融合于一体，研制成目前国内外唯一一个治疗口腔溃疡的中药口腔贴片制剂。

(6)环形泡腾片促崩技术：采用环形片促崩技术可以有效加速中药泡腾片的崩解，环形片遇水后内外环两面同时与水接触，增大了片剂与水的接触面，减少辅料用量，降低生产成本，显著降低中药泡腾片的崩解时间，有效解决了中药泡腾片崩解慢技术瓶颈问题。

### 4. 符合中药特点的新的评价技术

针对中药复方多成分、多靶点的作用特色，探索了符合中药整体特点的评价技术方法。

(1)基于 kalman(滤波)原理的中药缓控释制剂多组分物质组释放溶出动力学评价方法：提出了基于多组分测定或物质组定量的中药物质组药物动力学基本方法和原理，初步建立了中药物质组释放动力学理论。采用 kalman 滤波法，基于中药物质组的整体定量特征，建立了定量测定中药物质组的计算方法，实现了以多组分为基础的中药物质组的整体评价。

(2)中药分散片溶出度与分散均匀性评价方法：以具有代表性有效成分的溶出度并结合代表全方成分溶出的自身对照检测方法，评价分散片的溶出效果，符合中药复方制剂多成分的特点。研究的分散片和普通固体制剂在模拟人工胃液、人工肠液中溶出行为，较目前中药分散片不进行溶出度研究的思路更深化一步，为中药分散片建立溶出度方法提供了科学依据。

(3)基于生物效应计量的中药粗糙集总量释放动力学评价方法：初步建立了基于生物效应或效价检测的中药复方制剂体外释放行为模式方法，如建立了基于中性粒细胞呼吸爆发效应的生物化学发光检测技术进行了中药复方制剂体外释放行为的评价方法，为其他配伍复杂、药味繁多的治疗冠心病类中药复方制剂的评价探索了一种新评价方法。

(4)基于总量统计矩原理的中药复方总量药物动力学评价方法：基于总量统计矩原理提出了"统计矩总量动力学"假说，实现了微观各单一成分动力学参数与宏观总量动力学参数的统一，沟通了单个成分药物动力学(微观，可测)与整体总量(宏观，可算)药物动力学表观参数的关系，从而可满足中医"整体观念"需要(总量统计矩动力学参数)。

(5)基于微渗析采样理论的药物动力学与药效动力学评价方法：建立了 MD /PK/PD 同步在线和非同步在线检测方法。随着新型探针的不断出现，有力地支持了 MD 技术在 PK - PD 结合研究中的应用。

(6)中药经皮给药系统经皮渗透动力学评价方法：采用偏光显微镜、DSC/DTA 热分析、近红外稳定性以及旋转/光学微流变测量技术，对中药油水分散类制剂微观组装微结构的构建、性质和稳定性进行定性定量评价；采用体外扩散池法、皮肤局部药物动力学、血液药物动力学方法评价中药外用制剂的经皮传递及皮肤深层组织的渗透动力学过程。

### 5. 从分子药剂学水平，开展了新型脂质递药技术改善中药活性成分跨膜导向研究

针对影响中药难溶性成分临床应用存在的生物利用度低等关键问题，以卵磷脂高分

子材料为载体，借助其弱键耦合作用及两亲性性能，研究新型导向型脂质递药系统的设计、组装与评价理论方法，以聚乳酸-羟基乙酸共聚物生物相容性材料为载体，开展了纳米粒鼻黏膜给药脑靶向的特性研究，改善中药活性成分的分子药剂学水平的递药能力，提高中药活性成分的透膜特性，从而改善中药活性成分的功效，充分发挥中药活性成分的作用。

## （三）新型辅料的研究与应用，提高了中药制剂水平

### 1. 开展了增溶性辅料的行业标准及规范化研究

开展了符合中药特点的增溶性辅料研究，重点研究了吐温-80的增溶适宜性研究，阐明了吐温-80的理化性质与其增溶能力的关系，以及可能产生安全性问题的物质基础，有利于提高吐温-80的质量控制标准，提高了中药药用辅料及其制剂水平。

### 2. 开展了中药直接压片辅料及技术研究

研究直接压片共处理辅料的粉体性质和成型性关系，结果表明通过共处理的方式能改善单个辅料的不良性质，发挥协同作用，使辅料整体性能提升，适合于粉末直接压片使用，为共处理辅料在中药制剂粉末直接压片工艺中应用提供了有效的技术支撑，有效地推动中药片剂的压片工艺水平的提高。

## （四）新的中药制剂设备提升了中药制剂的生产水平

### 1. 微波提取与干燥设备

采用因子设计系统地研究了影响微波提取的各种因素，通过理论和实践分析，形成了关于微波辅助提取的关键技术；系统研究了避免溢箱以及过度干燥的条件，形成了规律性认识，为微波技术在中药制药工艺中推广应用奠定了基础。

### 2. 膜分离关键技术设备

鉴于膜分离技术具有节能、高效、无相变化、耗能低、操作方便、无二次污染等特点，以无机陶瓷膜为主体的膜集成技术为基本平台，采用计算机辅助设计、单元模拟等现代高技术开展多学科联合攻关研究及其设备的工程化技术研究，形成具有自主知识产权的中药挥发油高效收集成套技术，为提高中药产品技术含量提供技术支撑。

### 3. 中药防黏冲压片机设备

针对现有常规压片机无法适应中药泡腾片的生产，设计研制了防黏装置，对预压轮进行了升级使其预压压力可以达到100kN，增加了贝加莱控制器，CPU运算速度提高15倍、增加了三轮双层填充系统，增强了产品流动性和均衡产品密度、采用了伺服电机代替同步电机，反应速度提高50倍，大大提高了现有设备防粘性能。

## （五）中药提取物物性表征的深入研究，推动了基础理论的发展

针对中药提取物的物料的晶型、粒径、粒径分布、粒子形态、比表面积、孔隙率、含水量、吸湿特性等物理性质会直接影响制剂的成型性能，中药药剂领域的专家对物料、中间

体所表现出的共性和特殊性进行了深入的评价与研究，在阐明中药浸膏粉体的结构、研究其物理化学性质、参数表征等方面正在形成热点，试图通过辅料改善中药的粉体学性质，通过基础理论和应用研究促进中药制剂研究水平的提高。

### （六）中药制剂多成分体内过程的研究

中药制剂研究已更多关注体内过程研究，从生物药剂学层面开展了中药制剂多成分的体内过程研究，尤其中药多成分相互作用对药物成分吸收、分布、代谢等过程的影响，以及体内外相关性研究等。开展了多成分的 PK - PD 评价研究，有利于阐释中药多成分、多靶点的相互作用。

## 三、本学科发展存在的问题

随着国家“十一五”等科技项目的实施，科研队伍逐渐壮大，研究实力已经显现。但中药药剂学科的基础研究较国外仍比较薄弱，尚缺乏符合自身特点的方法学，缺乏文献理论积淀和创新思维，产业基础比较薄弱。

1. 中药制剂的创新不足仍是严重制约中药制剂现代化的关键

中药现代化的关键是对中药的传承与创新，而制剂设计理论则是中药传承与创新的核心内容之一。现阶段中药制剂存在的问题归根结底在于缺乏适于自身特点剂型设计方法，走向“化学药研究模式”，或者仍停留在“粗、大、黑”，从而使得中药制剂难以实现现代化和国际化。因此，建立符合中药整体特点的制剂理论体系，才能真正实现对中药制剂的创新，才能保持中药制剂的市场竞争力，从而推动我国中药产业健康发展，最终使得中药制剂真正实现现代化和国际化。

2. 完善中药复方制剂的设计理论是促进中药药剂学科发展的核心

中药药剂学是中医药学的重要组成部分，其核心的指导理论是中医药理论。随着科学技术的发展而不断地发展和完善，一些新技术、新剂型的不断引入，促进了中药药剂学学科的发展，但同时也使中药药剂学的发展常常陷入了向化学药物制剂转变之嫌。因此，建立独立于药剂学之外的中药制剂理论，是保障中药药剂学自成体系、独立发展亟须解决的问题之一。

3. 上市中成药再评价是解决中成药临床安全使用的关键问题

我国中成药品种数量众多，雷同品种相互差异性不显著，特别是近年来中成药的安全、疗效、质量可控等问题正逐渐被重视，我国药品研发与管理长期以来重视审批，忽视上市后的再评价工作，然而在药品研发过程中对药物的不良反应、联合用药、用药对象等问题进行的研究是有限的，随着药品上市后，用药人群的不断扩大，药品使用过程出现的问题也会愈来愈多。因此，为保证中成药临床用药安全性和有效性，促进中药行业健康发展，实现中药产业技术升级，通过对上市后药品的再评价工作对中成药进行再评价具有重要的理论和现实意义。

## 四、本学科发展展望与对策

中医药现代化是我国中医药产业明确的奋斗目标和发展战略方向，中药制剂现代化是其关键环节，也是制约中医药现代化发展的关键问题和战略需求。为此，本学科提出“以中医药理论为核心和主线，完善中药制药的设计体系、制备技术体系和评价体系，从基本理论、设计思路、工艺技术、设备条件、质量控制和体内外评价等方面进行整体性探讨，发现和解决现代制药技术中共性技术问题，点面结合，抽提共性，系统研究”的发展战略。

中药制剂发生的一些安全性事件给中药制剂造成了信任危机，如“剂型先进，疗效下降”、“方灵药不灵”等现象，严重制约了中药制剂现代化的发展。现阶段中药制剂存在的问题归根结底在剂型的设计上缺乏理论指导，从而影响了中药制剂的市场竞争力，制约着我国中药产业的发展，为此本学科强调必须以中医药理论为指导，借鉴现代新型给药系统研究的成熟技术和方法，合理设计中药制剂，同时要加强中药制药学文献整理，制定行业标准技术方法和规范体系，加强符合中药制药特点的方法学研究和平台建设，促进人才培养，提高自主创新能力。

1. 继续深入中药药剂学的方法学研究

中药药剂学是中医药学的重要组成部分，其核心的指导理论是中医药理论。中药药剂学学科随着科学技术的发展而不断地发展和完善，一些新技术、新剂型的不断引入，促进了中药药剂学学科的发展，但同时也使得中药药剂学的发展陷入了向化学药物制剂转变之嫌。因此，如何保持中药药剂学的中医药特色而不是成为药剂学分支，成为保证中药药剂学独立、健康发展亟须解决的问题之一。中药药剂学方法学的构建思路：①明确中药药剂研究的指导原则和核心理念；②建立中药药剂研究的思维方法；③运用各种具体技术手段进行中药药剂学研究。

2. 建立和完善现代中药复方释药系统研究体系

继承中医药制剂思想，集成现代制药技术，建立和完善现代中药复方释药系统研究体系，提高中药制剂的创新能力。继续挖掘和继承中医药制剂思想，集成现代制药技术，提高中药制剂的创新能力。将中医药理论中的核心内容（中医药的辨证施治、中药复方的整体观、中药配伍理论、中药药性理论、中药复方功效的多样性和复杂性）合理应用到现代中药复方释药系统中，集成现代制药技术，进一步完善现代中药复方释药系统设计、制备与评价体系，使中医基础理论和组方理论同现代医学理论和新型释药系统无缝衔接，在国际药剂学科领域，凸现中药药剂学科的优势和特色。

3. 系统开展中成药再评价开发研究

与日本和欧美国家相比，我国药品再评价制度还较落后，评价体系和模式还不够规范。如现有对中成药的再评价研究文献中，数量较少且质量低下，特别是早期的中成药品种，基础研究和临床研究缺乏相应的研究资料，有的研究本身的设计、统计方法学不够规范。因此，开展系统评价研究，形成长效常态评价机制，建立规范化的评价体系势在必行。对已上市中成药在临床应用中的疗效、不良反应、质量可控性、工艺合理性、用药方案、费用效益等方面进行评价，以促进中成药质量提高，指导临床合理安全用药。通过方剂源考证，确认源于古方的中成药处方是否是公认的、药味及剂量是否正确合理，药效物质基础是否清楚、工艺和剂型选择是否有依据，质量控制标准是否可控、临床安全性和疗效是否可靠。

4. 促进中成药大品种的二次开发研究

近年来，国内一批有代表性的中药骨干企业，包括天津天士力集团、河北以岭制药集团、广州白云山和记黄埔中药有限公司等在内的国内大型医药生产企业通过不断加大现代中药产业研发的投资力度，初步建立了现代中药产品创新技术平台，强化了企业的持续创新能力，形成了强有力的技术壁垒，提升了企业的核心竞争力。

5. 加大对中药经典名方开发与制剂研究

随着现代制剂技术、制药设备和药用辅料的飞速发展，中药传统复方制剂也迎来了良好的发展机遇，传统经典名方更是经过广大患者临床应用被证明是疗效确切而毒副作用较小的。应用现代药物传递系统理念，结合中药复方传统施药特点、药物的理化性质以及所治疾病的特点，贯穿“理、法、方、药”统一、“证(病)-方-剂”对应的思想精髓，遵循中医施药原则与方法，从名方中筛选与现代疾病联系紧密并值得进一步开发的处方，既符合祖国传统医药要继承发展、要创新求变、要走向世界的需要，又是对中药新药开发模式的一种有益探索。

6. 探索组分中药的制剂研究

随着中药现代化的纵深发展，近年来“组分中药”的概念开始形成，而且已然成为中药新药研发的一种新思维、新模式，是以中医药理论为基础，遵循中药方剂的配伍理论与原则，由有效成分或有效部位配伍而成的现代中药。开展组分中药制剂的研究，在中医药理论和现代制剂理论的指导，运用现代制剂技术制备安全、有效、可控的组分中药制剂，是中药制剂研究与开发的新途径。

7. 继续推动新技术、新设备和新辅料在创制新剂型新制剂中的应用

将先进的粉碎、提取分离技术和设备引入中药药剂的研究和生产中，如超微粉碎、微波提取、$CO_2$ 超临界萃取、膜分离、大孔吸附树脂等，提高了中药制剂的品质。运用新技术、新辅料如微型包囊技术、包衣技术、固体分散技术、乳化技术、载体复合物制备技术、中药微粉物理复合技术等达到中药的掩味、物料的改性等目的，实现中药制剂的速释、缓控释、靶向性，同时提高药物制剂的稳定性和生产的顺应性，为中药制剂的现代化提供了技术支撑。

8. 继续加强中药提取物或药材粉末物理特性评价体系的研究

中药提取物或药材粉末物理特性评价体系的研究是中药制剂评价体系的重要组成部分。中药提取物或药材粉末的物理特性直接与制剂成型工艺有密切的关系，也直接影响到药物的溶解度、溶解速率、吸收、生物利用度等生物效应。对多数是未知成分的中药提取物来说，建立一套中药及其制剂“物理特性评价体系”，指导后续成型工艺的研究和生产是中药制剂研究和生产的重要基础和手段，并将着重于中药固体新型制剂的研发和质量

研究过程。

9. 制定中药制剂行业标准，形成系统的质量控制链

选择疗效明确、市场规模大的品种，按照行业标准体系构建思路和方法进行研究，分别考察中药材质量对中成药疗效的影响及评价方法、生产工艺、设备对中成药疗效的影响及评价方法、剂型、辅料对中成药疗效的影响及评价方法、质量控制指标与疗效相关性及多组分、多指标质量控制技术研究，建立以疗效为导向的标准体系模式，完成所选择品种的行业标准。

为此，提出中药制剂行业标准的制定原则：①符合国家标准规定；②能够建立标准与疗效、安全性的联系；③能形成技术壁垒或商业秘密；④代表同类中成药或者同品种中成药的先进水平；⑤与国家中医药科技和产业发展战略目标相结合；⑥发扬中医药特点，形成独特的标准化体系；⑦以满足市场需求为导向，标准要科学、可操作；⑧以企业作为标准工作的主体。

10. 继续加强中药制剂后备人才的培养与团队建设

加强中药制剂后备人才的培养，形成具有核心技术的科研团队，提升中药制剂的科研水平和创新能力。以国家级研究项目为支撑，建立中药制剂应用基础研究平台，依托学科新技术、设备仪器条件，逐步形成良好协作精神、锐意进取的科研团队，提升科研水平和能力，形成学科群优势，促进产学研联合，为中药制剂的可持续发展奠定基础。

总之，随着中药现代化的发展，中药药剂学科领域取得了可喜的成果，尤其中药复方新型给药系统设计方法、新技术、新设备、新辅料的研究方面成绩斐然。然而，中药制剂的临床疗效和创新能力有待进一步提高，一些重要理论和关键技术尚未取得突破性进展。如何传承中医药特色，完善中药制剂学理论，凝练核心技术，创新现代中药，提高产品的安全与疗效，仍然是中药药剂学科发展亟待解决的关键问题，也是中药药剂学进一步发展的战略目标与研究方向。

## 参考文献

[1] 岳鹏飞，吴彬，郑琴，等. 论中药复方缓控释制剂随方同步/异步释放行为评价模式的创新与商建. 中草药，2010，41(9)：1413－1417.

[2] 岳鹏飞，郑琴，朱根华，等. 基于物质粗糙集理论的中药复方缓释制剂“总量”释放动力学评价模式. 药学学报，2010，45(11)：1354－1360.

[3] 徐国良，汤喜兰，单义民，等. 以药效动力学方法评价复方丹参骨架缓释片的缓释作用. 中国临床药理学与治疗学，2010，15(7)：794－798.

[4] 张少锋，鄢丹，唐慧英，等. 基于微量量热技术的注射用增溶辅料生物安全性评价. 科学通报，2010，55(35)：3384－3390.

[5] Peng－Fei YUE，et al. Process optimization，Characterization and Evaluation in Vivo of Oxymatrine-Phospholipid Complex. International Journal of Pharmaceutics. 2010，387(1)：139－146.

[6] Peng Fei Yue，Xiu Yun Lu，Mei Xiang Liao，et al. The Effectof Oil Components and Homogenization

Conditionsonthe Physicochemical Properties of Zedoary Turmeric Oil Submicron Emulsions, J. Disper. Sci. Tech. 2010,31(11):1535 - 1540.

[7] 付小菊,冯怡,徐德生,等. 中药提取物吸湿特性表征方法再研究. 中成药,2010,32(12):2075 - 2079.

[8] 赵燕敏,夏爱晓,魏颖慧,等. 聚山梨酯 80 修饰的神经毒素纳米粒跨血脑屏障转运及细胞毒性. 药学学报,2010,45(10):1312 - 1316.

[9] 赵宁,程巧鸳,俞文英,等. 微透析技术在药动-药效学结合研究中的应用. International Journal of Pharm aceutical Research. 2008,35(2):100 - 105.

[10] 周绚,傅超美,何瑶,等. 不同骨架材料控制三七总皂苷多成分体外均衡释放的特征. Acta Pharmaceutica Sinica,2010,45(4):505 - 509.

[11] 贺福元,邓凯文,石继连,等. 中药有效成分群组方技术研究若干基础瓶颈问题及数理特征化思路的提出. 中药材,2009(1): 1 - 7.

[12] 王玉蓉,田景振. 物理药剂学. 北京:中国中医药出版社,2010:7.

撰稿人:杨　明　罗杰英　王玉蓉

# 中药实验药理与临床药理学科发展研究

## 一、本学科发展现状

中药药理学是隶属于中药学的学科，包括中药实验药理学和中药临床药理学。中药实验药理学是以中医药理论为指导，运用现代科学方法，研究中药与动物体相互作用和作用机制的学科。中药临床药理学是以中医药理论为指导，以患者为对象，利用现代理论和技术方法，研究药物的体内处置过程与人体间相互作用的规律和机制，探讨临床用药的安全性和有效性，制定个体化剂量方案，减少药物不良反应的新兴学科，是从事中药新药临床研究与评价的主干学科。中药药理学的主要任务是用现代科学技术方法阐释中药药性理论、中药防治疾病的作用及作用机制，为临床用药提供药效、药动和毒理学实验依据。其学科发展对于实现中药现代化、推进中医药事业的进步均具有十分重要的意义。

随着国家"863"、"973"和"十一五"支撑计划等立项实施，中药实验药理学研究领域不断拓展，研究技术方法愈来愈先进，研究目标更加明确。研究对象已由生药、饮片、煎剂逐渐发展到提取物、有效组分及有效成分，为阐明中药多层次、多靶点的作用机理奠定了扎实的实验和理论基础。同时，随着世界范围内中医药产品需求的日渐增加，对于中医和中药新药的临床疗效做出客观、科学、系统的评价已日显重要，为中药临床药理学科的发展带来了前所未有的机遇。近两年来，中药临床药理学科结合中医药学科特点，为致力于运用现代临床流行病学、药物流行病学等研究方法，推动中医药疗效和安全性评价等方面做出了很大的努力，取得了一定的成绩。

## 二、本学科发展成果

中药药理学的研究水平，依赖于数学、生物物理、生物化学、分子生物学、免疫学、现代心理学等学科的理论知识，依赖于吸取现代的先进技术和方法，在从整体、器官、细胞和分子水平和系统调控等环节阐释中药疗效和作用机理等方面，建立了一系列符合中医药特点的药效、药代、安全性评价的技术和方法。

### （一）中药实验药理学科发展成果

#### 1. 血清药理学理论和技术的引用，提升了中药实验药理学的研究水平

血清药理学是20世纪80年代末日本学者田代真一等提出的概念。中药血清药理学是指动物经口服给药后，间隔一定时间采血，分离血清，用含药血清测定生物学活性的体外实验方法或采用以整体动物口饲或灌胃给药后采集的含药血清，作用于培养细胞的血清药理学方法，模拟药物与机体的相互作用，避免或克服中药复方粗提物制剂直接体外用药的模糊性，使实验结果更具科学性和可信性。血清药理学在研究药物作用于神经、心血

管、呼吸、免疫、消化、生殖、泌尿、骨骼系统，以及在抗菌、抗炎、抗肿瘤、抗病毒等方面都得到应用，为中药实验药理学的研究提供了借鉴。近两年来，国内学者在运用血清药理学方法研究中药复方的药效、物质基础及作用机制等方面取得了一定成果，逐步完善了中药血清药理的方法学。通过研究中药及其复方对神经系统的调节作用、保护心肌细胞、促进血管内皮细胞增殖、预防哮喘、增强免疫，以及抗菌、抗炎、抗病毒、生殖系统研究，在涉及实验动物、给药剂量和给药方案、采血方案、血清灭活与保存、血清添加量和对照组的设立等方面建立了完整的实验方案，也得到了可信的实验结果，有效地阐明了药物在动物体内的活性及其机制。

2. 中药脑脊液药理方法的探索，提升了中药实验药理学的研究技术水平

药物是否能透过血脑屏障已成为研究中药神经保护作用的关键。同时，由于血清中含有多种活性酶及蛋白，对神经细胞均有一定的影响，利用含药脑脊液进行药物透过血脑屏障的研究不失为很好的新方法。例如，研究清脑益智方对谷氨酸损伤神经保护作用时采用含药脑脊液，实验结果显示，脑脊液药理方法适于中药有效成分通过血脑屏障的评价研究，尤适于作用于中枢神经系统的药效物质基础的研究。

3. 数据库的应用为中药实验药理数据处理提供了新手段

数据库和计算机自动控制、图像分析处理、多媒体等多种现代技术已在中药药理研究中得到广泛应用，使中药实验药理数据处理更加便捷。例如，中药复方数据库提供了大量临床验方数据信息，利用统计学方法可推断中药复方治疗类风湿性关节炎、病毒性心肌炎、高血压等疾病的用药规律，形成中药功能-药理-临床数据库系统，为研究者从多角度、多层次对数据信息的挖掘和应用，提供了先进的研究方法和辅助手段。

4. 现代分析检测方法的应用在中药实验药理研究中发挥着重要作用

药物效应检测手段的不断提高，例如膜片钳、细胞内微电极和离子选择性微电极、细胞因子、神经递质等生物活性物质测定，离子通道、基因、受体功能分析等先进技术也已进入中药药理学研究领域。基因探针、细胞重组等分子生物学技术用于中药对基因表达与调控的影响研究现已成为研究热点。近几年随着生物信息学的发展，基因芯片、受体研究、蛋白组等新技术已相继发展起来，在中药实验药理研究中发挥着重要作用。例如：

(1)基因芯片技术。基因芯片(genechip)又称 DNA 芯片，是指在固相载体上按照特定的排列方式固定大量序列已知的 DNA 片段，形成的 DNA 微矩阵。将样品基因组 DNA/RNA 通过体外转录、RT－PCR 扩增等技术掺入标记分子后，与位于微阵列上的已知序列杂交，通过激光共聚焦荧光检测系统对芯片进行扫描，检测杂交信号强度，经计算机软件数据分析，即可获得样品中大量的基因序列特征或基因表达特征信息。随着药物效应基因的变异与药物效应之间关系的研究深入，国内学者提出中药基因组学(TCM Genomics)的概念，旨在通过现代科技手段结合传统中药理论和现代科学理论，研究中药药性、功能主治与其特定疾病相关基因表达和调控的关联性，利用基因芯片技术，从分子水平特别是用功能或疾病基因组学的理论来诠释传统中药理论及作用机理。

(2)受体研究技术。受体研究是一个正在迅速发展的领域，是当今生命科学中最活跃的研究领域之一，药物在有效剂量范围内，可同时作用于多个受体。同一受体上可存在几

个药物作用位点，这一事实符合中药"多层次、多靶点"的思路。同时，受体研究与方法学的进展密切相关，除与放射性配基结合外，亲和层析、等电聚焦电泳、重组DNA、位点导向突变、单克隆抗体、Patch - clamp等技术也已正在被应用。

(3)蛋白组学技术。蛋白组学是从整体角度分析细胞内动态变化的蛋白质组成成分、表达水平与修饰状态，了解蛋白质间相互作用与联系，同时从更深层次上获得对疾病过程、细胞生命活动规律的认识。目前，蛋白组学已成为中药实验药理研究的重要手段，在中药作用机制、代谢研究中发挥了重要作用。

(4)代谢组学技术。代谢组学是继基因组学、转录组学和蛋白质组学之后，系统生物学研究不可缺少的重要基础学科之一。由于代谢组学强调将人体作为完整的系统来研究，从整体出发来考察疾病和药物对人体产生的影响，与中医学的思想相一致。在研究生命的内在规律，认识疾病的本质，从而阐明中药的效应物质基础和作用机制等方面，在中药实验药理研究中具有独特优势。近年来基于代谢组学的中医证候本质研究，包括动物造模的中医证候代谢组学和基于临床的证候代谢组学分析等，已推进代谢组学在中药实验药理学领域的广泛应用。

5. 证和病证结合动物模型的探索有利于推动中医药基础理论的发展

证和病证结合动物模型主要是指制作的模型动物身上，能反映疾病和中医证候的关联性，在动物体复制使其同时具有疾病和中医证候特征的模型，有利于推动中医药基础理论的发展。近两年来，国内学者运用大量实验药理学的方法和技术手段，揭示了血瘀证的基本病理过程和活血化瘀药的药理作用，促进了中医药基础理论的研究。例如，以冠心病为切入点，通过血瘀证文献的回顾性研究，在证候和疾病指标评价的基础上，采用冠脉介入法球囊拉伤冠状动脉内皮，复合高脂饲料喂养的方式，在实验小型猪体内建立新的冠心病痰瘀互结与瘀血阻脉两个常见证型的动物模型；采用证候客观化评分的方法，模拟动物在中医证候四诊方面表现，从生物学角度对其进行系统评价研究，以建立病证结合动物模型的拟临床评价方法，缩小了模型动物的客观表现与血瘀证实际临床表现的差距，从而保证了所复制冠心病证候动物模型的客观及与临床的相关性，并从病证结合的角度探讨和分析了血瘀证血管内皮细胞损伤模型的研制种类、方法和未来的研究前景，为中医证候模型的研究提供有益的思路。另外，国内专家还提出选用无创的或者微创的手段，以获取有价值实验数据的观点。

6. 中药复方的研究使中药实验药理学的研究进入了新阶段

强调中药复方的研究，使中药实验药理学研究更贴近中医临床，尽管难度很大，但国内学者的研究热情不减，研究方法日新月异，研究理论层出不穷，他们在阐明复方配伍的化学与生物学内涵上寻找出突破口。例如，以临床疗效确切、作用目标明确，能够体现中药复方君、臣、佐、使配伍规律，药味基础研究相对清楚的中药复方为研究重点，充分利用现代理论技术方法，进行药效物质差比构成与生物效应靶点反应特性的相关分析，以揭示复方配伍的科学内涵，摸索出一套研究复方药效的方法学。又如生脉饮的研究，使补益剂的研究在对实验性心肌缺血、抗氧化作用、对核酸、蛋白质代谢、抗突变及防衰老等方面有了重大突破。"气血并治方配伍规律和药效物质基础的研究"，利用计算机模拟仿真和智能辨识技术，研究出中药复方复杂成分与相关作用环节的非线性关系，结合光谱、质谱等手段分析了中药复方配伍全成分、各成分归属和配伍规律等，为中药配伍后化学物质变化的研究提供了借鉴。

中药信息学的研究已完成了中药复方配伍多维分析系统的分析流程，存储了大量可利用的中药信息数据，不断满足中药实验药理学多维数据分析的需求。

7. 中药安全性评价方法的研究推动了中药毒理学方法学和技术手段的更新

近年来，有关中药毒性的风波时有发生，如重金属含量超标，因应用不当或配伍产生的毒性等，对于中药毒副作用的判断标准和对有毒中药、有毒中药成分的基础研究显得很重要。为此，国内学者参照化学药品毒性研究方法，在中药毒性评价在方法学和技术手段方面形成了一套较成熟的方法，主要用于急性、亚急性和长期毒性实验研究。例如采用组织形态学及生化等指标检测。遗传毒性安全性评价体系的建立。引入细胞生物学技术用于观察中药在细胞水平上的毒性反应，采用细胞毒性试验 MTT 法，快速高效地检测药物对细胞增殖的影响及毒性反应，以及用血清药物体外实验法进行毒理学的研究，为从细胞分子水平阐明中药毒性机理排除干扰，避免假阳性、假阴性的结果等，推动了中药毒理学方法学和技术手段的更新。

另外，将分子生物学的方法应用于中药毒理学研究也是中药实验药理学近年研究的特点。如对中毒脏器中核酸的含量测定，对药物性损伤的肝细胞中药物代谢酶和抗氧化物酶活性的测定、毒理基因组学和蛋白组学的探讨等，均促进了从基因、分子水平探讨中药毒性产生机理与本质的深入研究。

## (二)中药临床药理学科发展成果

1. 中药药代动力学的研究在研究思路和方法学上取得进展

中药药代动力学是指在中医药理论指导下，利用动力学的原理与数学处理方法，定量描述中药有效成分、有效部位、单味中药和中药复方通过各种给药途径进入机体后吸收、分布、代谢和排泄等过程的动态变化规律。研究方法已涉及体内药物浓度法、生物效应法(药理效应法、毒理效应法、微生物指标法)等. 由于中药的复杂性，目前采用的方法都有一定的局限性，经过多年的研究，中药药代动力学在研究思路和方法学上取得了进展。例如，“复方效应成分动力学”假说、“血清药理学”方法、证治药动学、“指征药物代谢动力学”、中药胃肠动力学、群体药代动力学、微渗析在体取样技术等，拓宽了中药药代动力学的研究内容，并为中药复方配伍理论提供了新的研究思路方法。

2. 中医证候疗效评价方法学的探索已朝着规范化、精细化、客观化方向发展

中医证候疗效评价多以证候改善程度，即辨证论治治疗前后构成证候的症状、体征的变化程度，作为评价指标。一般采用 4 级标准进行评价，存在界点武断、主次要指标不能兼顾的缺点。为此，循证医学专家主张应用 Meta -分析和系统评价的方法来评价既往临床科研的质量，总结出最佳证据。系统评价的核心要义是针对临床问题收集相关的 RCT，采用临床流行病学的方法，去伪存真，系统评价其质量，合并分析有足够相似性的研究结果，在一定程度上减少了机遇的影响，已逐步成为目前中药新药临床疗效评估的重

要工具。在考察中医药临床疗效的综合效应方面，生存质量评价受到重视，量表学方法由于采用患者本人填写治疗前后的主观感觉，客观评价了药物疗效，更能体现以证候表现证据的中医诊疗特征，量表学方法也正朝着规范化、精细化、客观化方向发展。

3. 中药复方有效性的评价研究推动着循证药学在中医药领域的延伸

循证药学(evidence - based pharmacy，ESP)是循证医学在药学领域的延伸，即“遵循证据的药学”，是指临床药师搜集、评价科研证据(文献)，评估其在制订治疗方案中的作用，并以此做出临床药物治疗决策的临床实践方法图。循证药学多采用以预后指标为终点的多中心、大规模、前瞻性的随机对照试验，且尽可能对临床研究资料进行系统评价。目前，循证药学已在中药复方有效性研究领域得到延伸。例如名老中医经验方、院内制剂的研究开发，通过循证药学的客观评价，推动了中药新药的研发进度。

4. 中药复方有效性评价模式的建立提供了适于中医药临床疗效评价的手段

(1)标签驱动、问题主导的药物评价模式。在中成药的有效性评价上，选用合理的临床试验设计方法，明确中成药的适应证候、适应人群、适宜剂量和服用方法等，一种以标签驱动、问题主导的药物评价模式已经形成。

(2)差异性比较的药物评价模式。差异性是用于描述正在研究的新产品与现已上市的或正在研究的其他产品相比，有何独特之处的术语。差异性比较的药物评价模式以更好的防复发设计，更好的胃肠安全性设计，更好的患者依从性，更方便使用的剂型为基础。差异性评价模式是评价一种新药有无疗效的最主要的模式之一。

(3)基于因果关联分析的评价模式。基于因果关联分析的评价模式是“先因后果”的研究，是使随机对照试验成为“因果推断”的一般准则和多学科方法相结合的产物，已逐步被中医药临床疗效评价所利用。

5. 中药复方临床试验设计为中药复方临床试验提供了新思路方法

(1)成组序贯试验设计。成组序贯试验(group sequential trial)的特点是对每试验一个对象及时分析总结，一旦可下结论时，立即停止试验，既可避免盲目加大试验样本数而造成的浪费，又避免试验例数少而得不到准确结论的弊病。例如枳术丸序贯试验设计已获得较好的试验效率和结果。

(2)富集设计与中药复方临床试验。富集设计(enrichment design)最早使用于 1975 年一项为避免过度安慰剂使用的临床试验中。为鉴别出对药物敏感的患者而另行设置的对同一治疗因素或试验中不同治疗因素的另加的筛选过程，称为富集阶段，具有对阳性治疗手段评价的另外筛选过程的设计方法，称为富集设计。中药复方治疗相应的证候之所以能够实现富集，正是基于“方证相应”关系，以及“方”与“证”之间的高度一致性，并通过富集设计突显出来，即特别筛选出对中药复方疗效相对明显的证候人群，再对此类人群进一步招募富集，从而获得中药复方的适应证候。

6. 适应性设计的理念已应用于中成药临床试验

自适应性设计(adaptive design)研究在国外正方兴未艾，且已应用于实际临床试验中。由于中药复方往往含有多种药效物质，具有效应途径和靶标多以及效应强度低的作用特点，多以整合调节的综合效应为优势，反映在临床疗效上，呈现起效慢但作用时间持久以及远后效应和综合效应较好的特点。以往传统临床试验往往表现为样本量过低估计，使该样本量达不到预期的检验效能要求，而增加假阴性结果的概率，继而导致整个试验的失败。用于自适应设计的软件及程序有 East、PEST 和 ADDPLAN 软件，以及基于 FORTRAN、SAS、S-PLUS 等。软件的应用为自适应设计的设计和分析提供了有效手段。

国内自适应设计研究起步较晚，样本量再估算尚处于理论探讨和模拟试验阶段。但是中国中医科学院研究小组已经开展了华佗再造丸自适应试验设计终止技术研究、心血康胶囊治疗冠心病心绞痛血瘀证随机对照自适应临床试验，在动态干预疗效评价方面进行了尝试性探索。

7. 中成药安全性评价研究为中药药物流行病学研究奠定了基础

中药临床药理学科对中药注射液的安全性评价方面设立了多项课题，在不良反应监测方法、安全性信号评价、不良反应物质基础探索等方面展开了研究。例如：

（1）中药不良反应的因素分析研究方法探索。由于人们对中药的误解，认为中药出自天然、完全无毒副作用，有病治病，无病防病，导致使用不当。主要表现在超剂量使用、长期连续用药等。汇总影响 ADR 发生的因素有：①药物因素：包括药理作用、药物杂质、药物生物利用度改变等。②机体因素：包括种族、性别、年龄、病理状况、遗传因素。③给药方案：包括给药途径、给药间隔、时辰、给药剂量、连续用药时间、体外配伍和给药速度。④药物相互作用：包括吸收过程、竞争血浆蛋白、代谢过程和排泄过程的相互作用。

（2）药物不良反应数据挖掘方法的研究。药物不良反应数据挖掘方法的研究节省了大量的人力、物力、财力，而且弥补了“前瞻性研究不能对难于捕捉的、潜在的、发生率较低的不良反应进行有效地评价”的不足。通过数据挖掘，提取和判断某药品是否存在超过背景水平的不良事件，鉴定药品与不良事件的关联性，成为中药药物流行病学的新趋势。我国在利用不良反应开展药物流行病学研究工作起步较晚，但是目前已有部分省市不良反应中心（如北京市、广东省、江苏省等）、科研机构（如中国中医科学院、江苏省中医药研究院、广东工业大学等）针对国家自发呈报系统的数据，针对中成药的安全性信号，探索建立安全风险评估模型，开展了药物流行病学研究工作。

## 三、本学科发展存在的问题

虽然，中药实验药理学和中药临床药理学已经取得长足进步，但还存在以下不足之处。

1. 病证结合动物模型研究有待进一步完善

病证结合动物模型研究尚缺乏对“证”辨别的客观化、可定量的分析指标，缺少严格的实验设计和统计分析处理方法，还需做大量的工作。今后还应大力倡导在中医理论指导下，进一步加强和深化病证结合模型的研究，以提供更符合中医临床实际，更准确阐明中医理论的病证结合动物模型，进而揭示中医证的实质。

2. 对中药毒理认识尚存在误区

基于对中药药性平和、服用安全的误解,或对中药不良反应不切实际的夸大,缺少科学实验的分析与纠正,或毒性界定不统一,缺乏权威性,对中药毒理认识尚存在误区。

3. 安全性评价水平尚需提高

在上市前的临床试验中没有将特殊患者人群(如老年、儿童患者)纳入试验范围,受试者年龄范围窄,用药条件控制较严,有心肝肾功能异常、妊娠、精神异常、造血系统异常的患者一般不参加新药临床试验,使中药新药上市前的有效性和安全性评价内容不够充分和完善。现科技部及各级政府有关管理部门已对中药的安全性评价十分重视,在加强引导中药开发研究的同时,加强了对中药安全性评价研究的资金投入。中药安全性评价的研究条件得到改善,技术平台建设稳步推进。相信随着对中药安全性评价的重视,相关的研究水平很快会有所提高,对中药安全保障措施会进一步加强。

## 四、本学科发展展望与对策

中药药理学既是基础学科,又是应用学科,在阐释中药的药性、归经、功效理论;方剂的功能主治、组方原则、配伍原理、加减变化等原理研究;评价方剂治则、治法的临床药效、疗效原理以及不良反应等方面,在中药新药开发、研究和生产行业有着不可替代的支撑作用。今后应重点做好以下几方面的工作:

### (一)中药实验药理学科

1. 深化动物病证结合模型研究

建立适合于中药功效和机制研究的多种模型系统,同时建立具有客观性、敏感性、重现性,可定量或半定量科学评价的指标体系是当务之急,也是推进中药实验药理学科发展的重要内容。

2. 加强中药的毒性评价研究

建立适合中药毒理研究的系列毒理模型或研究平台,应用现代药理学方法,对有毒中药进行安全性评价,建立与国际接轨、科学可行的安全性评价标准和指标体系是指导用药安全、适应国际化要求的必然趋势。

3. 加强中药基础理论现代科学内涵的研究

建立中药药性药理研究的技术体系,采用现代科学手段全面、准确、深入揭示中药药性理论的科学内涵,重点是四气五味、归经、功效等研究是加强中药基础理论现代科学内涵研究的重点。

4. 加强复方作用机制与物质基础研究

在中医药理论指导下,对确有疗效的经方、验方进行组方配伍机制研究,阐明其药效物质基础及作用原理是中药实验药理学的重要研究方向。今后应在利用现代各种分析、分离、鉴别和效应检测手段,阐明中药多组分和多环节作用的特点,在建立中药复方活性组分评价体系的方法学和技术手段方面有所突破。

### (二)中药临床药理学科

1. 建立证候诊断指标与疗效评价指标体系

在诊断标准与疗效评定标准中，指标的敏感度和特异度侧重点有所不同。疗效评定指标的不敏感与证候相关疗效评定标准的缺乏，难以客观评价“辨证论治”为主的中医药治疗措施的有效性。因此，要建立符合中医药学自身特点的证候诊断和疗效评定指标体系。证候疗效评价应采用临床流行病学的方法，开展疾病进展过程中证候自然演变规律研究，明确证候变化与病情的相关性以及证候转变的拐点，在此基础上，运用系统科学的研究方法，将干预前后的病人状态作为整体，建立群体证候变化情况的评价方法。

2. 加强名老中医经验方的前瞻性临床设计

开展名老中医经验方的前瞻性临床试验设计，在规范性和实用性方面有待加强。应根据非临床系统研究的结果，严格遵循我国药物临床试验质量管理规范(GCP)原则，设计出严格规范的随机对照试验(RCT)，从有效性、安全性、卫生经济学、伦理学等方面综合评价中医药临床疗效。为充分发挥中医药疗效优势和特色，为中医药走向世界作出贡献。

3. 加强中成药不良反应因果关系评价方法的研究

对药物不良反应的因果关系评价方法目前多采用：①临床判断；②可能性(Bayes 定理)；③运算法则。

作为一门新兴的前沿技术，数据挖掘已在药品不良反应信号筛选评价中发挥着重要作用，且在不良反应发生规律等研究中显示很好的应用前景。随着数据挖掘技术及其相关领域新技术的发展，提出加强中成药不良反应因果关系评价方法的研究，发挥数据库挖掘、分析和规律探寻能力，在中药不良反应评价领域中发挥更好的作用。

总之，中药实验药理学和中药临床药理学科在吸取现代的先进技术和方法，建立一系列符合中医药特点的药效、药代、安全性评价技术方法上已取得一定进展，为中医药事业的发展作出了贡献。然而，在阐明中医药疗效优势特色，完善中药药理学理论方法技术等方面仍然是中药药理学科发展亟待解决的关键问题，也是中药药理学进一步发展的战略目标与研究方向。

## 参考文献

[1] 赵莹，刘庆山，徐斯凡. 中药血清药理学方法在生殖系统研究中的运用. 时珍国医国药，2011，22(4)：813 - 815.

[2] 徐祥，朱建华. 中药脑脊液药理学方法研究的概况. 科技信息，2011(1)：46 - 47.

[3] 陆益红，黄青，樊夏雷，等. 代谢组学在中药安全性评价中的应用. 药学进展，2010，34(9)：406 - 410.

[4] 唐斌，王磊. 药代动力学在中药研究中的应用进展. 西南国防医药，2010，20(12)：1380 - 1382.

[5] 陆益红,黄青,樊夏雷,等.代谢组学在中药安全性评价中的应用.药学进展,2010,34(9):406-410.

[6] 张崴,宋殿荣.妊娠期应用中药安全性研究进展.中国医药导刊,2010,12(7):1229-1232.

[7] Rubio J, Dang H, Gong M, Liu X, et al. Aqueous and hydroalcoholic extracts of Black Maca (Lepidium meyenii) improve scopolamine - induced memory impairment in mice. Food Chem Toxicol,2007,45(10):1882-90.

[8] 王建红,胡翊健,罗来成,等.复杂系统理论思路设计肾气丸右归丸右归饮3首补肾阳类方配伍规律研究.时珍国医国药,2011,22(1):13-14.

[9] Peng B, Chang Q, Wang L, et al. Suppression of human ovarian SKOV - 3 cancer cell growth by Duchesnea phenolic fraction is associated with cell cycle arrest and apotosis. Gynecologic Oncology, 2008,108:173-181.

[10] An L, Zhang YZ, Yu NJ, et al. Role for serotonin in the antidepressant - like effect of a flavonoid extract of Xiaobuxin - Tang. Pharmacology, Biochemistry and Behavior, 2008 (89):572-580.

[11] 胡建军.中药复方配伍多维分析系统中数据库的设计.计算机工程与设计,2010,31(4):911-914.

[12] An L, Zhang YZ, Yu NJ, et al. The total flavonoids extracted from Xiaobuxin - Tang up - regulate the decreased hippocampal neurogenesis and neurotrophic molecules expression in chronically stressed rats. Progress in Neuro - Psychopharmacology &Biological Psychiatry, 2008, 32 (6): 1484-1490.

[13] 高姗,徐康康.中药药代动力学研究进展.中国实用医药,2010,5(21):249-251.

[14] 李遇伯,李利新,张丽媛,等.代谢组学在中药药效物质基础和药物作用研究中的进展.中南药学,2010,8(6):465-469.

[15] 王芹芹,张芳梅,王喜军.基于代谢组学的中医证候本质研究进展.世界科学技术——中医药现代化,2011,13(3):1674.

[16] 周永红,陈利国,屈援,等.从病证结合角度分析血瘀证血管内皮细胞损伤模型的研究.中国中西医结合杂志,2011,3l(5):696-700.

[17] 黄碧燕.关于病证结合动物模型研究现状的思考.中国中医药信息杂志,2010(1):4-6.

[18] 刘凤斌,方积乾,王建华.中医药临床疗效评价的探讨.中药新药与临床药理,2004,4(7).

[19] 朱沛,朱克俭.中医证候疗效评价之我见.湖南中医杂志,2009,25(1):73-75.

[20] 商洪才,王保和,张伯礼.中药新药证候及疗效评价.中药新药与临床药理,2004,15(5):365-368.

[21] 李建生,余学庆,李素云.病证结合诊疗模式下实现证候疗效评价价值的可行途径.中华中医药杂志,2009,24(3):261-264.

[22] 汪受传,赵霞,任现志,等.基于证候动态变化的病毒性肺炎疗效评价方法研究.世界科学技术——中医药现代化,2008,10(5):10-15.

[23] 王志国.基于症状变化的中医疗效评价方法探讨.中华中医药学刊,2009,27(1):33-35.

[24] 刘保延,李洪皎,何丽云,等.证候疗效评价的研究进展.中医杂志,2009,50(5):397-421.

[25] 徐厚谦,曲争艳.生命质量量表在中医临床研究中的应用分析.陕西中医学院学报,2009,32(2):78-79.

[26] 郭蕾,王永炎,张志斌.关于证候概念的诠释.北京中医药大学学报,2003,26(2):5-8.

[27] Gallo P, Chuang - Stein C, Dragalin V, et al. Adaptive designs in clinical drug development - an executive summary of the PhRMA working group. J Biopharm Stat,2006,16:275-283.

[28] Christopher S, John A. Adaptive Clinical Trials Progress and Challenges. Drugs R. D. 2008, 9(4): 229 - 242.

[29] Mehta CR, Patel NR. Adaptive, group sequential and decision theoretic approaches to sample size determination. Statistics in Medicine, 2006, 25: 3250 - 3269.

[30] Wang S, Xia J, Yu L et al. Realization of simulations for blinded internal pilot study based on web. J Biomed Inform, 2009, 42: 262 - 271.

[31] Tharmanathan P, Calvert M, Hampton J, et al. The use of interim data and data monitoring committee recommendations in randomized controlled trial reports: frequency, implications, and potential sources of bias. BMC Med Res Methodol, 2008, 8: 12.

[32] Simon T, Verstuyft C, Mary Krause M, et al. Genetic determinants of response to clopidogrel and cardiovascular events. N Engl J Med, 2009, 360(4): 363 - 375.

[33] 陈易新. 药品不良反应监测报告系统敏感性影响因素分析. 药物流行病学杂志, 2009, 18(1): 1 - 4.

[34] 马光瑜, 邓剑雄, 江静. 广东省药品不良反应数据库中不合理用药情况分析. 今日药学, 2009, 19(3): 5 - 8.

[35] X Ye, Z Fu, H Wang, et al. A computerized system for signal detection in spontaneous reporting system of Shanghai China. Pharmacoepidemiol Drug Saf, 2009, 18(2): 154 - 158.

[36] 陈文戈, 李婵娟, 江静, 等. 基于 BCPNN 法的药品不良反应信号检测与自动预警技术研究. 计算机应用研究, 2009, 26(4): 1394 - 1397.

撰稿人:黄璐琪　焦亚斌　陈长勋

# ABSTRACTS IN ENGLISH

# Comprehensive Report

## Report of the Development of the Disciplines of Traditional Chinese Medicine

Traditional Chinese Medicine(TCM) is one of the important supports for the national health care system of our country,and plays a very important role in the maintenance of our national health service. TCM, as one of our national medical characteristics and important medical and health resources, manifests important features in our medical and health enterprise in China and has significant advantages. Since the China's communist party's $17^{th}$ congress, along with the in - depth implementation of concepts both of scientific development and of improving people's livelihood, TCM enterprise had drawn more attention than ever. The policy in the documents of both "*opinions on supporting and promoting the development of traditional Chinese medicine enterprise by the State Council*" and "*opinions on further emphasis on the important role of traditional Chinese medicine during the job of deepening medical and health structural reforms*" had provided a solid security policy for comprehensive, coordinated and sustainable development of TCM enterprise, and had made a comprehensive plan on how to better play the role of traditional Chinese medicine in the five - focus job of deepening medical reform. Since the national "Eleventh Five - Year", the state has increased the investment in TCM,and the value of TCM had been more fully exploited.

In recent years,taking both the enhancement of characteristics and advantages and the strengthening of inheritance and innovation of TCM as the main line, taking the capabilities of improving disease prevention and treatment as the center,and taking the innovative culture of excellent academicians as the focal point of efforts,the disciplines of TCM had been working hard to improve their service ability of scientific and technological support of TCM in meeting the social needs, such as in clinical development, in economic construction and in others, comprehensively pushing forward the rapid development of traditional Chinese medicine disciplines.

These include that, during the "national Eleventh Five - Year" period, (1) the ideas and experiences of 210 famous and senior academic medical experts of TCM were systemicly collected; the academic experiences of a group of senior TCM experts and national medical experts had been effectively heritted; and the work of digitally collection and protection of ancient Chinese medicine literature and other national medicine literature had been smoothly progressed in all areas; 16 TCM clinical research bases had been launched, invested and constructed by central goverment, and since then, promoting further construction of a large number of TCM clinical research bases, focus research departments and laboratories throughout the country, and further enhancing the research and innovation capacity in TCM; 93 key construction points of TCM disciplines had built up and obtained acceptance; 323 key construction points of TCM disciplines had been into a new round of construction; nearly 50 key TCM laboratories against infectious diseases had been set up; comprehensive measures to strengthen the management and protection of traditional Chinese medicine had been taken and the technological transformation and equipment renewal, as well as the pace of reconstruction and construction of GMP(good manufacturing practice) in TCM industry had been accelerated; and the fourth national census of traditional Chinese medicine resources had been carried out.

The concrete progress in TCM disciplines includes that: (1) the construction of TCM disciplines had been continuously improved, the discipline organizations and personnel constructions had been steadily developed, and the state's needs lead the development direction of TCM disciplines; (2) fruitful research results; (3) the ability of prevention and treatment of infectious diseases by Traditional Chinese Medicine had been greatly enhanced; (4) the TCM cultural development had been continuously deepened; (5) the construction of standardization and information technology implement in traditional Chinese medicine had solidly progressed; (6) the exchanges and cooperation in TCM between our country and other countries had been deepened and continued; and (7) there were many specific attention should be paid to a few events in traditional Chinese medicine which had good international influences: (a) Tu Yo - yo was rewarded by Lasker reward (for her invention of an anti - malarial drug, namely, artemisinin); (b) traditional Chinese medicine, namely, Danshen Pill had completed the clinical trial stage Ⅱ in FDA, U. S. A. (a clinical trial done in 15 clinical centers in New York city, Florida state, Dexas state, and California state, etc. , in the regions distributed wide in the United States of America, in full and strict accordance with international GCP(good clinical practice) standards of clinical trials); and (c) the therapeutic effect of TCM decoction in treating type - A influenza received international recognition and attention (the paper for this study becomes the first academic paper in China mainland, which was published in one of famous international SCI journals, with the method of randomized controlled trials for evaluation of traditional Chinese medicine decoction in treating type - A influenza).

At present, although the TCM disciplines had made great progress and development in recent years, there are many problems remained unresolved. The main problems in the development of the TCM disciplines are: (1) the weak foundation of development in traditional Chinese medicine, which requires the state to give further increased investment to strongly support its development, and only under the stronger policy support, can the problems be fully and continuously resolved; (2) the inadequately exhibited characteristics and advantages of traditional Chinese medicine, which restrainted an obvious exhibition of the clinical contribution of TCM, therefore the service fields of TCM need to be further expanded; and (3) insufficiency in inheritance and innovation in traditional Chinese medicine, which need to be vigorously pushed forward in the future.

Currently, according to the soul of the document, namely, "*the planning of development of traditional Chinese medicine enterprise in the national* 12$^{th}$ *five - year plan*", it is estimated that, in the future, the developing goals of TCM disciplines in our country within the next five years (i. e. within the national "twelveth five - year" plan) were, based on systematic collection and interpretation of the research fruits of traditional Chinese medicine, of national health theory, and of the unified terminology, to sum up the results of modern research, to obtain innovation, development, research of TCM, and to create new doctrines in the thinking mode, the physiology of Zang and Fu organs, the etiology and the pathogenesis, the syndrome differentiation and therapeutic methods, herbal theories, the prescription compatibility, the effect principle of both traditional Chinese medicine and of acupuncture, as well as effective modern principles of other non-drug therapy; and to clarify the scientific meaning of TCM theory, and therefore to form a theoretical system covering content from phenomenon description to nature clarification of TCM, and to provide new theoretical guidances for TCM clinic experience and clinical research.

Written by Li Lixiang

# Reports on Special Topics

## Discipline Development Report of Nei Jing Discipline

Nei Jing discipline, as a kind of basic discipline, is the science which focuses on studying the classic canon of TCM, Huangdi Nei Jing, and the related research. In recent years, the development of Nei Jing discipline is booming in various aspects. In academic research, a large number of scholarly articles are published, 886 pieces of literatures which make Nei Jing as the key word are newly included by CNKI from January 2009 to November 2011. At present, several main research projects in Nei Jing discipline are formed, including the research on five zangs generating five spirits theory, the research on the theory of four seasons, five internal organs as well as yin and yang, the research on Nei Jing theoretical system, the research on Nei Jing Qi transformation theory, the research on clinical application of Nei Jing. In personnel training and academic exchanges, some colleges and universities, such as Beijing University of Chinese Medicine, Guangzhou University of Traditional Chinese Medicine, annually provide courses of classical theories of Nei Jing. The society of Nei Jing discipline, China Association of Chinese Medicine, annually organized domestic or international Neijing Symposium.

Nei Jing discipline has made some achievements by now, which are as following. In order to emphasize on clinical application of Nei Jing, the clinical research work have been launched gradually, and the articles related to using Nei Jing theory to guide clinical practice have also significantly increased. In order to intensively study the theory of Nei Jing, We not only strengthen the research on medical theories, but also strengthen the study on relationship of Nei Jing discipline with other related humanities or natural sciences. In order to carry out research and innovation of Nei Jing, several major research projects supported by National 973 plan or National Natural Science Foundation have made important progress. In order to promote academic exchanges of Nei Jing, the academic exchange platform is constructed, and the contents of academic exchange are enriched. In order to explore educational reform of Nei Jing, much more efforts are made for training the tethers and exploring educational reform. In order to popularize scientific knowledge of Nei Jing, with the aid of TV media and publishing industry, a series of television lectures and popular science books gradually come into being. However, there are certain problems in the current situation of Nei Jing discipline, such as the unbalanced covrage of research area, the shortage of discipline personnel, the minor errors in popularizing scientific knowledge, the lackness of efforts to instructing clinical practice.

We are actively looking for solutions to the problems which exit in the development of Nei Jing discipline. At present, we try from the following aspects: paying more attention on the construction of Nei Jing discipline, strengthening personnel training, equalizering academic research, focusing on clinical guidance, standardizing the popularization of scientific knowledge. Based on its own characteristics, the prospects of Nei Jing discipline are exciting. The policy for the development of Nei Jing discipline is provided as the following : actively expanding the direction of academic research, enhancing the study level of clinical application, emphasizing on immature view of doctrines, reinforcing monographic study.

Written by He Juan, Zhai Shuangqing, Chen Zijie

## Discipline Development Report of Traditional Chinese Medicine Culture Discipline

In the last two years, the government, industry and society attach great importance to the study and communication of the traditional Chinese medicine culture, the strategic position of the traditional Chinese medicine culture has been fully affirmed, and the construction of traditional Chinese medicine culture discipline has achieved a breakthrough. Many colleges or universities of Chinese medicine carry out research on traditional Chinese medicine culture and related courses, so that the traditional Chinese medicine Humanities become provincial key disciplines. The traditional Chinese medicine Humanities is an emerging discipline, covering the fields of traditional Chinese medicine, philosophy, history, ethics, law and linguistics.

With the progress of the research on traditional Chinese medicine culture, Studies and Communication Centre of Traditional Chinese Medicine Culture have been established in Beijing University of Traditional Chinese Medicine, Shanghai University of Traditional Chinese Medicine, China Academy of Traditional Chinese Medicine. The Traditional Chinese medicine Culture Research Base has become the focus in the field of philosophy and social sciences. There are three main research areas of the base: (1) sorting and research of traditional Chinese medicine cultural resources, (2) theoretical research on traditional Chinese medicine cultural, (3) application research on traditional Chinese medicine cultural. The Experts Committee of Traditional Chinese medicine culture, which is attached to State Administration of Traditional Chinese Medicine, has been founded in Beijing. This Experts Committee, comprised of 21 experts, will be responsible for the following work, such as guiding, consulting and evaluating the cultural construction and popularization, organizing lectures, mining the resources of Traditional Chinese medicine culture, creating user-friendly, scientific and authoritative works of science popularization. In addition, In the past three years, the society of Traditional Chinese medicine culture, which is attached to China Association of Chinese Medicine, has organized symposium three times in Fuzhou, Yan'an, Wuxi. As far as the fruits achieved by Traditional Chinese Medicine Culture discipline, these show in the following areas(1)research on Chinese philosophy and methodology, (2) research on cultural connotation of the traditional Chinese medicine, (3) research on connotation, evaluation and promotion system of traditional Chinese medicine ethics, (4) compiling teaching materials of traditional Chinese medicine culture, (5) research on Chinese herb culture, (6) research on popularization and dissemination of traditional Chinese medicine culture.

However, there are certain problems in the current situation of Traditional Chinese Medicine Culture discipline. We need deepen the study on the system of discipline, select better methods used in the research on traditional Chinese medicine culture, explore more suitable patterns for training personnel of traditional Chinese medicine culture, and increase the fund to the research on traditional Chinese medicine culture. We are actively looking for solutions to problems which exit in the development of traditional Chinese medicine culture discipline. At present, we try from the following aspects。For example, the education on traditional Chinese medicine culture must be strengthened for the freshmen so that it can help them lay a firm foundation for professional ethnic. In addition, such advices to the government, to the society of traditional Chinese medicine culture discipline and to the professionals, are proposed for the development of traditional Chinese medicine culture discipline.

Written by Zhang Qicheng, Duan Xiaohua, Liu Lixiang, Zhou Xiaofei

## Discipline Development Report of Zhongjing's Academic Studies Discipline

The discipline of Zhongjing's academic Studies, as an important part of traditional Chinese medicine, is a subject which focuses on studying the Zhang Zhongjing's academic thoughts and syndrome – differentiation system. This discipline consists of two courses, which are Shanghanlun and Jinguiyaolue. This discipline has made considerable progress and encouraging results in many aspects such as theoretical research, prescription application, etc, which effectively promote the development and enhancement of Zhongjing's academic research.

The development of this discipline is flourishing. In the aspect of training personnel, the discipline of Shanghanlun is ratified key subject in first Affiliated Hospital of Guangzhou University of Traditional Chinese Medicine, Beijing University of Chinese Medicine, Fujian University of Traditional Chinese Medicine, Hubei College of Traditional Chinese Medicine and Gansu College of Traditional Chinese Medicine; the discipline of Jinguiyaolve is ratified key subject in Zhejiang University of Traditional Chinese Medicine and First Affiliated Hospital of Heilongjiang University of Traditional Chinese Medicine. Now, the research of this discipline is mainly in following areas: the investigation and comparative study of versions, clinical application of classical theory and prescriptions, multidisciplinary integration used in scientific research, study on education and pedagogy, organization and heritage of academic thinking, as well as academic exchanges. In addition, in foreign countries, especially in Japan and South Korea, the discipline has made tremendous progress in the academic research and education.

The discipline is always focusing on classical prescriptions and syndrome research, promoting scientific and technological achievements, and has achieved important progress in the following aspects: to explore the key theory and technology conduced to explain the connotation of the classical prescriptions and to develop the application of the classical prescriptions; to investigate the syndrome specification and syndromes law using the methods of data mining, evidence - based medicine principle, information technology; to study the dose of ancient and modern prescriptions ;to develop new drugs of traditional Chinese medicine.

However, there are some problems which is still existing in the development of this discipline, such as the shortage of talent pool. So, we are proposing these prospects and policy for the future of the discipline. Based on the research of Zhongjing's Academic Studies and the principle of syndrome - differentiation dependent diologe and treatment, we should focus on the following fields : systematization and inheritance of Zhongjing's diagnosis and treatment system, modern research on TCM syndromes specification and combination, the mechanism of classical prescriptions and the efficacy of classical prescriptions on common or refractory diseases, the research on combination rules of classical prescriptions, and the education of classical clinical theory of traditional Chinese medicine.

In short, the social development, as well as the new technologies or methods introduced, provide good opportunities and favorable conditions for the development of Zhongjing's academic studies discipline. In the next period of development of Zhongjing's Academic Studies disciple, we will further unify our thinking, strengthen cooperation, carry out a comprehensive, in - depth study in the field of education and teaching, discipline construction, medical services, scientific research, so as to achieve greater contribution to the Zhongjing's academic studies.

Written by Wang Qingguo, Li Yuhang, Zheng Fengjie

## Discipline Development Report of Diagnostics of Traditional Chinese Medicine

Diagnostics of traditional Chinese medicine is a subject which is concerned about how to examine condition and to discriminate syndromes. The corn continents include four kinds of diagnostic methods (e. g. looking, smelling, asking, and touching), as well as differentiation of diseases and syndromes. The diagnostic methods and differentiation of syndromes are the focus of this discipline.

As far as the development status of this discipline is concerned, diagnostics of traditional Chinese medicine has gained plenty of progress in the construction and development of discipline, in the construction of courses and teaching materials, in the training of personnel and the construction of talent pool, and in the academic exchanges at home and abroad, and in the study and invent of theories and equipments. In recent years, diagnostics of traditional Chinese medicine has achieved great progress in many aspects of research. The latest technology is introduced in the process of looking, smelling, and asking, touching with the principle of traditional Chinese medicine. We invent and develop many dialogical equipments for the diagnosis of diseases using the methods of traditional Chinese Medicine, such as visual pulse analyzer, acoustical pulse analyzer, portable combination four diagnosis and treatment instrument, wireless remote pulse analyzer, waves of pulse analyzer, double sensing pulse analyzer, microscope tongue analyzer, box tongue imagination analyzer, integrating sphere tongue imagination analyzer, tongue and face imagination diagnosis instrument, etc. Some instruments of diagnostics of traditional Chinese medicine are also used in the area of space medicine.

The research on the differentiation of syndromes are mainly concerned with standardizing the process of diagnosis as well as the diagnostic criteria. We have done plenty of experiments on biological basis (using the methods of metabolomics, proteomics, etc.) and animal models of syndromes. We have gained a breakthrough in the research on standardizing the process of diagnosis and the diagnostic criteria. In addition, a preliminary exploration has made in the identification of the health status. These studies lay a firm foundations and scientific basis for the innovation and development of health technology and equipment, for the project of prevention using the principle of traditional Chinese Medicine, for promoting China's health system reform.

Although, diagnostics of traditional Chinese medicine has made ?? tremendous progress in many aspects, such as scientific research, equipment development, theoretical innovation, we still have to clearly see that there are many problems in the development of this discipline. In order to facing challenges, finding a breakthrough in the development of the discipline we actively attempt from the following aspects. Since there is still a long distance before the traditional Chinese medicine diagnostic instruments can be really used in clinic practice, we should promote the propaganda, establish the diagnostic criteria, adopt more advanced technology, pay more attention to the intersection with other disciplines so as to find and establish new combination of points.

Written by Tian Yuanxiang, Xue Xiaolin, Wang Tianfang, Li Candong, Lu Xiaozuo, Wang Yiqin, Li Feng, Gan Huijuan

## Discipline Development Report of Diabetes Mellitus in Traditional Chinese Medicine

It is a long history that traditional Chinese medicine can prevent and treat diabetes. With thousands of years of practice, a lot of valuable experience have been accumulated, and a unique academic system has gradually formed. From the 90s of last century, the accelerated pace of modernization of traditional Chinese medicine also contributed to the process of the diagnosis and treatment of diabetes with the method of traditional Chinese medicine.

The discipline development report of prevention and treatment of diabetes using TCM from 2010 to 2011, and other disciplines related to diabetes complications are summed up in the following progress report.

From 2010 to 2011, with China's social and economic development, scientific and technological progress, this discipline is committed to collating and analyzing the plenty of literatures of the ancient medical books, carrying out clinical research as well as the experimental research, which greatly improve the discipline construction, enhance the academic standards and gain certain achievements. As far as the discipline research progress is concerned, many achievements are gained in theoretical research, clinical research, drug research and development, standardization of diagnosis and treatment, academic exchanges at home and abroad, and obtaining patent. Some new theories about the etiology, pathogenesis, diagnosis of diabetes are proposed. For example the pathological processes happened in spleen contributes to the type 2 diabetes, and the full, inside heat is the core pathogenesis. It is confirmed that the stagnation and heat in liver and stomach, gastrointestinal heat syndromes, qi stagnation phlegm obstruction, are the major syndromes performance. So that the treatment programs and main prescription are established according to the new views about diabetes. As far as the clinical research is concerned, some study results are achieved. Through a series of prospective, multicenter, randomized, controlled clinical studies, the independent hypoglycemic of traditional Chinese medicine is confirmed, the overall regulation efficacy of traditional Chinese medicine for treating metabolic syndrome is confirmed. The "11th Five - Year Plan" type 2 pre - diabetes (IGT) TCM treatment programs have been completed, which confirmed the effect of Chinese medicine for diabetes. This provides a new choice for the treatment of patients with IGT, also laid a foundation for medical interventions for pre - diabetes. The treatment of diabetic peripheral vascular disease using TCM is further validated through clinical studies. The clinical program which can prevent diabetic peripheral neuropathy pathway is formed. It is confirmed that TCM treatment program and its family of herbs are better than the internationally recognized ARB drug treatment programs as far as the effect of Diabetic nephropathy is concerned.

However there are still many problems existing in the discipline development. The multi – center, large sample, prospective, double – blind controlled, long – term observation of the studies are still less. The new drug research and development is still in a relatively low level, and lack of breakthrough. The interdisciplinary cooperation as well as international cooperation projects are still insufficient. Abiding by the government's health guidelines, we should pay more attention on the following work. : (1) to focus on the work of primary community; (2) to strengthen exchanges and cooperation between the region and to encourage interdisciplinary collaboration; (3) to establish clinical literature database through organizing and combing the ancient and modern literatures ; (4) to take advantage of traditional Chinese medicine "treating no disease" for the two – stage of diabetes prevention; (5) to strengthen international cooperation and to enhance discipline awareness.

Written by Tong Xiaolin, Liu Tonghua, Wang Jia

## Discipline Development Report of Rheumatology in Traditional Chinese Medicine

The rheumatism refer to a series common, multiple, refractory diseases, which have complex and diverse manifestations, and often do harm to multiple systems of the body, so as to cause serious harm to human health. The Rheumatology in Traditional Chinese Medicine has a long history. Since the beginning of the era of the "Huangdi Neijing", with thousands of years of medical practice, rheumatology in traditional Chinese medicine has accumulated valuable experience, formed a unique theoretical system. The rheumatism discipline in traditional Chinese medicine always pay more attention to traditional Chinese medicine inheritance and technological innovation, make academic development and improvement as their primary goal. With the development of natural science and the widespread application of advanced technology, diagnosis and treatment of rheumatism have gained enormous improvement. The rheumatology in traditional Chinese medicine becomes a very fast – growing discipline, and the research on rheumatology in traditional Chinese medicine has entered a new phase.

Under the leadership of the older experts, such as professor Lu Chi, Professor Wang Chengde, this discipline has made significant and encouraging results in the past two years. The diagnosis criteria and efficacy standards have been standardized. According to the principle of diagnosis and treatment based on syndrome differentiation, a series of new drugs have been researched and developed, such as Shirebi granule, Hanrecuoza granule. We have launched multi－center clinical research on rheumatoid arthritis (RA), systemic lupus erythematosus (SLE), ankylosing spondylitis (AS). The clinical efficacy is improved, and the scientific research level is enhanced. We adhere to the development of academic, actively carry out exchanges at home and abroad. Through the convening the National Conference of Rheumatology in Traditional Chinese Medicine, we gradually expand the academic impact of this discipline. In addition, we published a large number of academic works, popular science books, as well as professional papers, which provide a firm basis for the accumulation and dissemination of knowledge and experience.

In the aspect of disciplinary progress, we are committed to the inheritance and innovation of traditional Chinese medicine theory. We inherit the precious clinical experience of many old TCM doctors, standardize the diagnostic and treatment practices of rheumatic diseases, develop methods of efficacy evaluation, and carry out the research on the etiology, pathogenesis and treatment method of rheumatic diseases. We selected several diseases which can gain better therapeutic effects through the treatment in TCM, and launched a series of clinical research and biological research. These diseases include rheumatoid arthritis, systemic lupus erythematosus, ankylosing spondylitis, primary Sjogren's syndrome. We also launch many pharmacological experiments on commonly used Chinese medicine herbal, such as Aconitum, Aconitum, Gentiana and Clematis, so as to reveal the pharmacological efficacy of Chinese medicine on rheumatic diseases.

However, we must clearly see that there are still many problems in the development of this discipline. In order to actively promote the development of this discipline, we have to do more efforts on the following aspects: to standardize the medical terminology of many rheumatic diseases, to strengthen international and technological cooperation in the new drugs research and development, to make great efforts to train young clinical or research personnel, to win more support from management for the discipline's research and teaching.

Written by Wang Chengde, Zhang Huadong, Tang Xiaopo

## Development Research Report on the Discipline of Prevention and Treatment of AIDS in Traditional Chinese Medicine

AIDS (Acquired Immune Deficiency Syndrome) is a serious disease in the world. The Chinese government attaches great importance to AIDS prevention and control, and takes the job of fighting against AIDS as strategic issues of the social stability and economic development, and put the job into the government's work agenda. The great achievements of China's AIDS prevention and control by traditional Chinese medicine(TCM) has been highly appreciated by the related organizations of the United Nations, namely, the UNAIDS Theme Group and the United Nations Population Fund. In this article, the national policy against AIDS by TCM, the relative subject development, the relative scientific research fruits, and the existing problems are reviewed, and the most important works are proposed, i. e. , high - level Chinese medicine clinical research base, specialist hospitals, the experimental base platform, and the network of AIDS prevention clinics be established or built to ensure the quality and the reliablity of informations in clinical research, diagnosis and treatment. In Looking ahead into the future, it is thought that four issues should be strengthened and done, i. e. 1. to build the diagnosis and treatment system of AIDS in traditional Chinese medicine; 2. to strengthen the study on the early intervention of TCM and on the collaborative treatment of Chinese medicine with Western medicine on people living with HIV infection; 3. to strengthen the clinical research of opportunistic infections in AIDS by traditional Chinese medicine; and 4. to strengthen the relative basic researches on AIDS by traditional Chinese medicine.

Written by Xie Shiping, Guo Huijun

## Development Research Report on the Discipline of Periphral Vascular Disease in Traditional Chinese Medicine

It has a long history for traditional Chinese medicine in prevention and treatment of peripheral vascular diseases, and the TCM peripheral vascular subject is a young discipline. For the peripheral vascular disease, the intervention of traditional Chinese medicine has a good effect, and the special advantage is obvious. In this article, the relative subject development, the relative scientific research fruits, and the existing problems are reviewed, and it was thought that, the peripheral vascular disciplinary teams of traditional Chinese medicine has been growing, and the literature research, the inheritance of clinical experiences, and the standardization work have made important achievements, but obvious problems still remain in specialist resources, specialty inheritance, continuous education, topical medicine, and academic promotion, and so on. In Looking ahead into the future, it is thought that eight issues should be strengthened and done, i. e. , 1. to determine the advantageous peripheral vascular diseases which can be treated by tradional Chinese medicine; 2. to actively carry out the epidemiological survey of peripheral vascular disease in tradional Chinese medicine; 3. to make focus research for the treatment difficulties; 4. to establish the specialty and specialty evaluation system in peripheral vascular disease in traditioanl Chinese medicine; 5. to attache great importance to the experience inheritance of senior tradional Chinese doctors; 6. to strengthen the discipline system; 7. to strengthen the development of qualified personnel; and 8. to emphasize the research and the development of definitively effective tradional Chinese medicines.

Written by Chen Shuchang, Xu Xuying

# Development Research Report on the Discipline of Spleen – Stomach (Gastrointestinal) Diseases in Traditional Chinese Medicine

During the national "Eleventh Five – Year" period, the Branch Association of traditional Chinese Medicine Spleen – Stomach(gastrointestinal) Diseases had achieved gratifying results in aspects of the clinical, teaching, research, and academic exchanges. In this paper, the development of spleen – stomach (gastrointestinal) diseases subject in trasditional Chinese medicine ( TCM), the relative scientific research fruits, and the existing problems are reviewed, and it was thought that the theory inheritance of the spleen and stomach doctrine and innovative research, clinical research, basic research, academic exchanges and research platform, the development of specialty and special diseases, standardization formation on diagnostic and treatment practices, specialty works publication, and award – winning in sentific research, etc. , had achieved important results, but there is many issues remained unresolved, i. e. , the methods and the standard system of clinical evaluation in TCM Spleen – Stomach ( gastrointestinal ) Diseases has not been established, the clinical research methods need improvements, TCM differentiation type has not uniformed, the advantageous programs and the clinical efficacy evaluation methods in pharmaceutical intervention in the spleen and stomach disease are lacking, etc.. Looking into the future, it was proposed that the following six aspects be further strengthened: 1. that the classical theory and experience should be continued to collate, thus promoting the discipline innovation; 2. that the ideas and methods full of TCM characteristics in Spleen – Stomach ( gastrointestinal ) Diseases should be established; 3. that the concepts of a large discipline and multi – disciplinary cross should be tonified, in order to carry out the theoretical research; 4. the theory and methods of evidence – based medicine should be taken and involved; 5. the scientific method and the standard system of clinical evaluation in the discipline of the spleen and stomach disease – should be established; 6. the related disciplinary education system should be established, and clinical and basic research professionals training should be emphasized.

Written by Jiang Wei, Wang Hongbing, Wang Chuijie, Zhang Shengsheng

## Development Research Report on the Discipline of Otolaryngology in Traditional Chinese Medicine

In this article, the development of Otolaryngology subject in trasditional Chinese medicine ( TCM), the relative scientific research fruits, and the existing problems are reviewed, and it was thought that the academic development of TCM Discipline of Otolaryngology has made considerable progress, which are reflected not only in the basic researches, but also in the research and develop the standardized documents, which is of characteristics of traditional Chinese medicine, of scientificity, of rigor, and of standardization, to guide and promote the clinical work and the career development of traditional Chinese Medicine Department of Otolaryngology, based on carrying forward the tradition, the absorption of modern research, and these research methods'application. But there are still many deficiencies remains, i. e. the objective differentiation of syndromes, the evaluation of clinical efficacy, the prospective clinical research, the clinical facilities, and the development of new formulas. Looking into the future, it was proposed that the following three aspects be further strengthened: 1. in inheritance and fulfillment of traditional medical technology; 2. in combination of the local and the overall syndrome differentiations; and 3. in clinical study and exhibit the clinical advantages of traditional Chinese medicine.

Written by Liu Daxin

## Development Research Report on the Discipline of Patent Formulas in Traditional Chinese Medicine

Chinese medicine is an indispensable part of our national medicine system. In this article, by reviewing the summary of the discipline of patent formulas in Traditional Chinese Medicine in our country in recent years, including new theories, new ideas, new technologies, and new methods, we displayed the status and level of China's development achievements in this discipline, and pointed out the present problems and deficencies, and proposed the ideas, aims, and methods in the future development, which may provide important references for a sound and rapid development of disciplines of traditional Chinese patent medicine. Studies have shown that the main achievements are reflected in the progress of the modernization of Chinese medicine and innovative drug research, innovation of traditional Chinese medicine basic theory and research application, the formation of a number of influential Chinese medicine scientific research, the rapid development of scientific and technological progress which can prompt the Chinese medicine industry, thus, TCM enterprises gradually become the main body of scientific and technological innovation in traditional Chinese medicine. But the following question still remained unresolved, i. e., the combination between Modernization of Traditional Chinese Medicine development and clinical is not tight enough; studies in accordance with traditional Chinese medicine characteristics are less; and the relative investment should be further increase, and enterprises should further promote scientific and technological innovation. In looking ahead into the future, it is thought that many issues in translational medical research, TCM resources protection and sustainable use, TCM quality assessment and control system, and Chinese medicine safety evaluation and rational use, etc. should be further strengthened.

Written by Xiao Xiaohe, Yan Dan, Ma Lina, Yuan Hailong

## Development Research Report on the Discipline of Pharmacy in Traditional Chinese Medicine

Traditional Chinese Pharmacy is a comprehensive technical discipline, and the modernization of traditional Chinese pharmacy is the premise of the modernization of traditional Chinese medicine. In this paper, the discipline development, the scientific research fruits and the existing problems are summarized. It was thought that the main achievements are including the creation of Chinese herbal compound multi - herb delivery system, the suitability of research and the formation and application of the modern preparation technology with unique advantages, research and application of new accessory materials and new formulation design, and in – depth study of the characterization of physical properties of Chinese herb extracts, had enhanced the technical level of Chinese medicine preparation, and promoted the development of relative basic theory. The main problems include the lack of innovation of traditional Chinese medicine preparation, insufficiency of the design theory of traditional Chinese medicine, and the reevaluation of listed Chinese medicines. In looking ahead into the future, it was proposed that many issues be further strengthened, i. e. : 1. to continue to develop traditional Chinese medicine pharmacy studies; 2. to establish and perfect the modern traditional Chinese medicine medicine delivery system; 3. to systemizedly carry out researches in the re – evaluation and development in traditional potent Chinese medicine; 4. to increase the exploration and pharmacy research of famous classic traditional Chinese preparations; 5. explore the components of traditional Chinese medicine preparations; 6. to continue to promote new technologies, new equipment and new accessory materials into application in creating new types of preparations, and so on.

Written by Yang Ming, Luo jieying, Wang Yurong

## Development Research Report on the Discipline of Experimental Pharmacology and Clinical Pharmacology in Traditional Chinese Medicine

In this paper, development, the scientific research fruits and the existing problems in the discipline of experimental pharmacology and clinical pharmacology in traditional Chinese medicine are summarized. It was thought that the major achievements include two major parts, for the experimental pharmacology, the achievements included the theory and technology of serum pharmacology, Chinese medicine cerebrospinal fluid pharmacological methods, the application of databases, modern analysis and detection methods, and the study of evaluation methods in experimental pharmacology and safety of traditional Chinese medicine, etc. ; and for the clinical pharmacology, the achievements included pharmacokinetics of Chinese medicine, the syndromes evaluation methodology in Chinese medicine, the evaluation of the safety and effectiveness of Chinese herbal compound, and epidemiological studies on Chinese medicines. The main problems include: 1. animal model of combination of disease and syndrome needs to be further improved; 2. the understanding of Chinese medicine toxicology, and 3. the level of safety evaluation of therapy, need to be enhanced. In looking ahead into the future, for the Experimental Pharmacology in traditional Chinese medicine, it was proposed that four issues be further strengthened, i. e. : 1. animal model of combination of disease and syndrome; 2. Chinese medicine toxicity evaluation studies; 3. modern scientific connotation research in the basic theory of traditional Chinese medicine; and 4. researches in the mechanism of compounds action and their substance basis; At the same time, for the clinical pharmacology of traditional Chinese medicine discipline, it was proposed that three major issues be further strengthened, i. e. : 1. the establishment of syndrome Diagnostic indicators and Outcome Assessment System; 2. the prospective clinical study design for the experienced formulas of senior traditonal Chinese medical doctors; and 3. the research of evaluations on causal relationship in Chinese medicines' adverse reactions.

Written by Huang Luqi, Jiao Yabin, Chen Changxun